湖南省卫生服务需求与利用报告

——湖南省第二次卫生服务总调查研究

H N S W S F W X Q Y L Y B G

湖南省卫生健康委信息统计中心
中南大学湘雅公共卫生学院　组编

主　编：钟卫军

副主编：胡国清　史千山

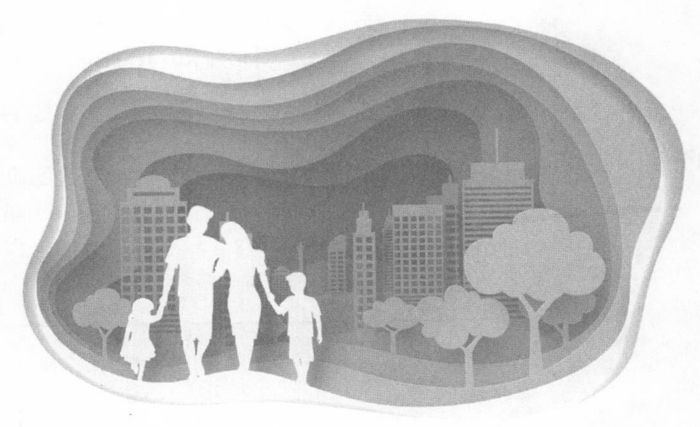

中南大學出版社
www.csupress.com.cn
·长沙·

图书在版编目(CIP)数据

湖南省卫生服务需求与利用报告：湖南省第二次卫生服务总调查研究／湖南省卫生健康委信息统计中心、中南大学湘雅公共卫生学院组编. 一长沙：中南大学出版社，2021.3

ISBN 978-7-5487-4199-2

Ⅰ.①湖… Ⅱ.①湖… ②中… Ⅲ.①公共卫生一卫生服务一研究报告一湖南 Ⅳ.①R199.2

中国版本图书馆 CIP 数据核字(2020)第 191757 号

湖南省卫生服务需求与利用报告

——湖南省第二次卫生服务总调查研究

HUNANSHENG WEISHENG FUWU XUQIU YU LIYONG BAOGAO

——HUNANSHENG DIERCI WEISHENG FUWU ZONGDIAOCHA YANJIU

湖南省卫生健康委信息统计中心
中南大学湘雅公共卫生学院 组编

主编　钟卫军

□**责任编辑**　刘　莉

□**责任印制**　易红卫

□**出版发行**　中南大学出版社

社址：长沙市麓山南路　　邮编：410083

发行科电话：0731-88876770　　传真：0731-88710482

□**印　　装**　长沙德三印刷有限公司

□**开　　本**　787 mm×1092 mm 1/16　□**印张** 23.5　□**字数** 586 千字

□**版　　次**　2021 年 3 月第 1 版　□2021 年 3 月第 1 次印刷

□**书　　号**　ISBN 978-7-5487-4199-2

□**定　　价**　78.00 元

编写人员名单

主　　编　钟卫军

副 主 编　胡国清　史千山

编写成员　彭曼华　谭　韦　王　萍

田婷婷　华俊杰　李若曈

李　婕　陈　波　王万慧

何节义　付艳红　高德悦

肖旺欣　李影子

序　言

调查研究是我们作出决策判断、制定出台政策措施的重要基础，也是我们了解政策实施效果、调整完善举措的重要途径。做好卫生健康领域的调查和分析，对于全面掌握我省卫生服务供需状况，进一步深化医药卫生体制改革，推动健康湖南建设具有十分重要的现实意义和指导作用。在第六次全国卫生服务调查的基础上，我们组织开展湖南省第二次卫生服务调查，调查覆盖全省14个市州，涉及140个村(社区)的8404户居民，具有规模大、范围广、人数多等特点。

调查结果充分说明了党的十八大以来我省卫生健康事业取得的长足进步，全省人民健康水平持续改善，人均预期寿命不断延长，妇幼健康等核心指标处于历史最好水平。“十三五”期间，我省卫生投入与筹资逐年增长，卫生资源供给能力持续增强，三级医院、每千人口医疗卫生机构床位、每千人口执业(助理)医师等数量稳步增加。全省医疗服务的可及性、效率和质量也在不断提高，门诊患者、住院患者、医院员工的满意率居全国前列。公共卫生服务体系不断健全，重大疾病防控成效显著。

调查结果也提示我们，随着工业化、城镇化、人口老龄化，以及疾病谱、生态环境、生活方式等不断变化，当前仍然面临多重疾病负担并存、多重健康影响因素交织的复杂状况，对卫生健康事业发展提出了更高的要求、更多的挑战。对此，我们应始终保持清醒的头脑，坚持深入基层调查研究，坚持实事求是，运用好调查分析结果，切实把调查成果转化为人民群众的健康福祉。

在湖南省第二次卫生服务总调查中，委直属单位、各地卫生健康行政部门高度重视，精心组织，圆满地完成了调查和分析任务。在此，我代表省卫生健康委对参加单位、组织者和全体调查人员表示衷心的感谢！

陈小春

2019年11月

前　言

2018 年，湖南省卫生健康委借助开展第六次国家卫生服务调查的契机，结合湖南省经济及卫生发展情况，在国家样本县/区的基础上增加样本点，在湖南省第一次卫生服务总调查的基础上，继续完成了湖南省第二次卫生服务总调查，全面了解当前湖南省居民的健康与卫生服务情况。调查结果客观反映了湖南省医疗卫生改革与发展取得的成就及存在的问题，为制订卫生事业发展规划、评价医药卫生改革实施效果提供重要依据。

本次调查由湖南省卫生健康委信息统计中心统一组织安排，中南大学湘雅公共卫生学院提供技术指导，各样本县(市、区)的卫生机构积极参与。按照《湖南省第二次卫生服务总调查指导手册》的要求，2018 年 7—8 月完成了调查准备及培训，9 月现场调查、数据上报、督导质控，10—12 月完成数据清理与初步分析。本次调查涉及 14 个市州的 14 个县(市、区)，采用多阶段抽样选取 8404 户城乡家庭参与调查。

调查数据处理采用分县(市、区)录入，调查指导员、县(市、区)级、省级、国家级逐级审核制度。调查指导员负责现场审核，县(市、区)级进行初次审核，省级对数据进行逻辑审查，最终报国家卫生健康委管理员，对于每级审核中出现的问题数据，工作人员都及时对原数据进行复查，确保其无误。数据整理、建库采用 Access 软件，采用个体加权的分析方法，并运用 SAS 软件中复杂抽样分析模块进行分析。

湖南省第二次卫生服务总调查研究涵盖了湖南省城乡居民的卫生服务需要与利用，城乡居民医疗保障，特殊人群的医疗保健等信息，具体内容包括：①湖南省城乡居民卫生服务需要、卫生服务利用及其影响因素。②医疗服务满意度及影响因素。③6 岁以下儿童医疗保健需要与利用、15 ~ 64 岁女性卫生保健及其影响因素、60 岁及以上老年人卫生服务需求与利用分析。④15 岁及以上居民自我健康评价情况。⑤健康相关行为与生活方式。⑥医疗保险。⑦湖南省第二次卫生服务总调查的主要发现和建议。⑧2013 年与 2018 年卫生服务需要和利用各主要指标比较。

湖南省卫生健康委信息统计中心全面统筹本次调查的数据分析和报告撰写工作，并委托中南大学湘雅公共卫生学院胡国清教授项目组负责，湖南省卫生健康委各部门领导对整个报告提出了宝贵意见，在此表示衷心感谢。

湖南省卫生健康委信息统计中心

2019 年 11 月

目 录

第一章

背　景

本章将对湖南省基本情况和2018年湖南省卫生服务总调查的设计方案进行简单介绍，对2013年与2018年样本统计学特征进行简单比较。

第一节　湖南省简介

一、湖南省概况

(一)辖区特点

湖南省位于我国中部、长江中游，因大部分区域处于洞庭湖以南而得名“湖南”，因省内最大河流湘江流贯全境而简称“湘”，省会驻长沙市。湖南自古盛植木芙蓉，五代时就有“秋风万里芙蓉国”之说，因此又有“芙蓉国”之称。

湖南地处东经108°47′~114°15′、北纬24°38′~30°08′，东西直线距离最宽667公里，南北直线距离最长774公里。截至2019年12月31日，全省辖13个地级市、1个自治州，共14个地级行政区划；68个县(其中7个自治县)、18个县级市、36个市辖区，共122个县级行政区划。

(二)地理情况

湖南省东以幕阜、武功诸山系与江西交界；西以云贵高原东缘连贵州；西北以武陵山脉毗邻重庆；南枕南岭与广东、广西相邻，北以滨湖平原与湖北接壤。省界极端位置，东为桂东县黄连坪，西至新晃侗族自治县韭菜塘，南起江华瑶族自治县姑婆山，北达石门县壶瓶山。土地总面积21.18万平方公里，占全国土地总面积的2.21%，在全国各省市区中居第10位。其中，平原277.86万公顷，盆地294.12万公顷，丘陵地326.22万公顷，山地1084.72万公顷，水面135.37万公顷，共有耕地面积378.76万公顷。

“三湘四水”是湖南的又一称谓，“三湘”因湘江流经永州时与“潇水”、流经衡阳时与“蒸水”和入洞庭湖时与“沅水”相汇而得名，分别称“潇湘”“蒸湘”“沅湘”；四水则指湘江、资江、沅江和澧水。

(三)人口与民族

湖南是一个多民族省。据“五普”调查，全省有汉族人口5686.35万人，占总人口的89.9%，少数民族人口641.07万人，占10.1%。少数民族中人口较多的是：土家族263.95万人，苗族192.15万人，侗族84.21万人，瑶族70.46万人，白族12.56万人，回族9.74万人，壮族2.36万人，蒙古族1.59万人，满族8206人，维吾尔族7939人。从行政区划上来看，湖南少数民族分布广泛，遍及全省14个市州及所辖各县市区，但多数在湘西、湘南一带，呈小聚居、大分散态势。全省有1个民族自治州(湘西土家族苗族自治州，辖1市7县)、7个民族自治县(城步、麻阳2个苗族自治县，新晃、芷江、通道3个侗族自治县，靖州苗族侗族自治县、江华瑶族自治县)、100个民族乡。此外，桑植县和张家界市永定区也享受自治地方优惠政策待遇。全省民族地区土地面积约占全省总面积的28%。

从数量上来看，少数民族人口100万以上的有湘西自治州、怀化、张家界，100万以下10万人以上的有永州、邵阳、常德市。少数民族呈大杂居、小聚居的态势，湘西自治州、怀化、张家界、永州、邵阳、常德等6市州集中了全省96.86%的少数民族人口，其他8个市州的少数民族人口总和只占全省的3.14%。

从民族分布来看，湖南几个人口较多的少数民族分布广泛，互相交错，形成“你中有我，我中有你”的格局。土家族主要分布在湘西自治州、张家界市和常德市，这3个市州有土家族244万人，占全省土家族人口的92.44%；苗族主要聚居在湘西自治州、怀化市和邵阳市，3州市苗族186.75万人，占全省苗族人口的97.19%；侗族主要集中在怀化市，有80.12万人，占全省侗族人口的95.97%；瑶族以永州市为主，有51.38万人，占全省瑶族人口的72.82%；白族主要分布在张家界市，有人口10.46万人，占全省白族人口的82.93%；回族是湖南少数民族中分布最广泛的民族，全省绝大部分县市区都有回族人口，主要分布在常德、邵阳两市，有6.77万人，占全省回族人口的69.62%；壮族分布较散，主要聚居地在永州市，有1.48万人，占全省壮族人口的62.64%；维吾尔族人口总量不大，主要分布在常德市，有0.57万人，占全省维吾尔族人口的72.02%。

从地理位置来看，湖南少数民族多分布在武陵山、雪峰山、南岭山脉及罗霄山等边远山区，而且大多集中在自北由西到南、与外省接壤的边界地区。如土家族、苗族主要集中在武陵山脉和雪峰山以西的地区，雪峰山南麓则为侗族的主要分布区域，湘南五岭山区以及罗霄山为瑶族的主要分布地。

2017年末全省常住人口6860.2万。其中，城镇人口3747.0万，城镇化率54.62%，比2016年末提高1.87个百分点。全年出生人口90.8万，出生率13.27‰；死亡人口48.4万，死亡率7.08‰；人口自然增长率6.19‰。0~15岁(含不满16周岁)人口占常住人口的比重为19.74%，比上年末提高0.03个百分点；16~59岁(含不满60周岁)人口比重为62.10%，下降0.58个百分点；60岁及以上人口比重为18.16%，提高0.56个百分点(表1-1-1)。

表 1－1－1 2017 年末湖南省常住人口数及构成

指标	年末数(万人)	比重(%)
常住人口	6860.2	100.0
其中：城镇	3747.0	54.6
乡村	3113.1	45.4
其中：男性	3534.8	51.5
女性	3325.4	48.5
其中：0～15 岁(含不满 16 周岁)	1353.9	19.7
16～59 岁(含不满 60 周岁)	4260.4	62.1
60 岁及以上	1245.9	18.2
其中：65 岁及以上	832.9	12.3

数据来源：《湖南省 2017 年国民经济和社会发展统计公报》。

说明：本部分资料来源于湖南省人民政府门户网站。

二、经济状况

(一)生产总值与产业结构

初步核算，2017 年全省地区生产总值 34590.6 亿元，比上年增长 8.0%。其中，第一产业增加值 3690.0 亿元，增长 3.6%；第二产业增加值 14145.5 亿元，增长 6.7%；第三产业增加值 16755.1 亿元，增长 10.3%。按常住人口计算，人均地区生产总值 50563 元，增长 7.4%。

全省三大产业结构为 10.7∶40.9∶48.4。规模以上服务业实现营业收入 3199.0 亿元，比上年增长 20.7%；实现利润总额 315.5 亿元，增长 35.0%。第三产业占地区生产总值的比重比上年提高 2.0 个百分点；工业增加值占地区生产总值的比重为 34.3%，比上年下降 1.6 个百分点；高新技术产业增加值占地区生产总值的比重为 23.5%，比上年提高 1.8 个百分点；非公有制经济增加值 20547.8 亿元，增长 8.4%，占地区生产总值的比重为 59.4%；战略性新兴产业增加 3914.7 亿元，增长 10.1%，占地区生产总值的比重为 11.3%，比上年提高 0.7 个百分点。第一、二、三产业对经济增长的贡献率分别为 4.9%、37.0% 和 58.1%。其中，工业增加值对经济增长的贡献率为 33.0%，生产性服务业增加值对经济增长的贡献率为 23.7%。资本形成总额、最终消费支出、货物和服务净流出对经济增长的贡献率分别为 48.6%、53.4% 和 －2.0%。

分区域看，长株潭地区生产总值 15171.7 亿元，比上年增长 8.7%；湘南地区生产总值 7198.7 亿元，增长 8.3%；大湘西地区生产总值 5865.5 亿元，增长 8.1%；洞庭湖地区生产总值 8161.6 亿元，增长 7.8%。

(二)财政收入

2017 年全省一般公共预算收入 4565.7 亿元，比上年增长 7.4%，其中，地方收入 2756.7 亿元，同口径增长 4.9%。地方收入中，税收收入 1758.8 亿元，增长 18.7%；非税收入 997.9 亿元，下降 13.0%。上划中央"两税"1366.3 亿元，增长 12.8%；上划中央所得税 437.8 亿元，增长 18.0%。

一般公共预算支出 6857.7 亿元，增长 8.2%。其中，社会保障和就业支出 1022.7 亿元，增长 17.0%；城乡社区事务支出 733.7 亿元，增长 14.5%；科学技术支出 90.2 亿元，增长 26.3%；住房保障支出 252.1 亿元，下降 17.4%。

(三)人均可支配收入

2017 年全省全体居民人均可支配收入 23103 元，比上年增长 9.4%，扣除价格因素实际增长 7.9%；人均可支配收入中位数 19628 元，增长 8.5%。城镇居民人均可支配收入 33948 元，增长 8.5%，扣除价格因素实际增长 6.8%；城镇居民人均可支配收入中位数 31600 元，增长 8.7%。农村居民人均可支配收入 12936 元，增长 8.4%，扣除价格因素实际增长 7.2%；农村居民人均可支配收入中位数 11877 元，增长 7.6%。城乡居民收入比为 2.62∶1，与上年持平。分区域看，长株潭地区居民人均可支配收入 36162 元，增长 8.8%；湘南地区居民人均可支配收入 21457 元，增长 8.9%；大湘西地区居民人均可支配收入 15674 元，增长 10.4%；洞庭湖地区居民人均可支配收入 21005 元，增长9.3%。贫困地区农村居民人均可支配收入 9268 元，增长 10.7%。外出农民工人均月收入 3844 元，增长 6.9%。

全省居民人均消费支出 17160 元，比上年增长 9.0%，扣除价格因素实际增长 7.5%。城镇居民人均消费支出 23163 元，增长 8.1%，扣除价格因素实际增长 6.4%；农村居民人均生活消费支出 11534 元，增长 8.5%，扣除价格因素实际增长 7.3%。恩格尔系数为 29.2%，比上年降低 1.4 个百分点，其中城镇为 28.4%，农村为 30.5%。

（说明：本部分资料来源于《湖南省 2017 年国民经济和社会发展统计公报》。）

三、社会保障状况

2017 年全省新增城镇就业人员 75.1 万人。农民工总量 1776.4 万人，比上年增长 1.8%。年末参加城镇基本养老保险职工人数 1279.4 万人，比上年末增加 75.5 万人。其中，参保职工 856.6 万人，参保离退休人员 422.8 万人。参加城乡基本医疗保险人数 6906.3 万人。其中，参加城镇职工基本医疗保险人数 867.2 万人，参加城乡居民基本医疗保险人数 6039.1 万人。参加失业保险职工人数 563.8 万人，增加 26.3 万人。参加工伤保险职工人数 782.8 万人。参加生育保险职工人数 561.9 万人。

年末领取失业保险金职工人数 14.6 万人。获得政府最低生活保障的城镇居民 76.6 万人，发放最低生活保障经费 34.8 亿元；获得政府最低生活保障的农村居民 124.9 万人，发放最低生活保障经费 37.8 亿元。

年末各类收养性社会福利单位床位 29.1 万张，收养各类人员 15.8 万人。城镇建立各种社区服务设施15195个，其中，综合性社区服务中心6565个。

全年销售社会福利彩票89.0亿元，筹集福彩公益金25.0亿元。

农村危房改造23.1万户，农村饮水安全巩固提升153.1万人，特困移民解困避险搬迁安置3.2万人。

（说明：本部分资料来源于《湖南省2017年国民经济和社会发展统计公报》。）

四、卫生资源状况

（一）卫生资源概况

1.医疗卫生机构总数

2017年末，全省医疗卫生机构总数为58648个，其中：医院1308个，基层医疗卫生机构56329个，专业公共卫生机构963个。2012年末，全省医疗卫生机构总数达58598个，其中：医院798个，基层医疗卫生机构57164个，专业公共卫生机构527个。

2017年末，全省医院构成：公立医院449个，民营医院859个。按等级分：三级医院73个，二级医院346个，一级医院382个，未定级医院507个。2012年末，医院构成：公立医院547个，民营医院251个。按等级分：三级医院51个，二级医院284个，一级医院198个，未定级医院265个。

2017年末，按床位数分：100张床位以下医院789个，100～199张床位医院225个，200～499张床位医院227个，500～799张床位医院103个，800张床位及以上医院98个。2012年末，按床位数分：100张床位以下医院383个，100～199张床位医院136个，200～499张床位医院155个，500～799张床位医院74个，800张床位及以上医院50个。

2017年末，全省基层医疗卫生机构中，社区卫生服务中心（站）745个，乡镇卫生院2230个，诊所（卫生所、医务室、护理站）10776个，村卫生室42148个。2012年末，基层医疗卫生机构中，社区卫生服务中心（站）604个，乡镇卫生院2291个，诊所（卫生所、医务室、护理站）9673个，村卫生室44373个。

2017年末，专业公共卫生机构中，妇幼保健机构138个，专科疾病防治机构84个，疾病预防控制中心147个，卫生监督机构135个。2012年末，专业公共卫生机构中，妇幼保健机构139个，专科疾病防治机构86个，疾病预防控制中心146个，卫生监督机构130个（表1－1－2）。

2.床位数

2017年末，全省医疗卫生机构床位45.22万张，其中：医院31.94万张（占70.62%），基层医疗卫生机构11.40万张（占25.20%），专业公共卫生机构1.88万张（占4.15%）。与2016年比较，床位增加2.4万张，其中：医院床位增加2.0万张，基层医疗卫生机构床位增加3887张。每千常住人口医疗机构床位数由2016年的6.27张增加到2017年的6.59张。2012年末，全省医疗机构床位29.44万张，其中：医院床位18.91万张（占64.24%），民营医院床位数1.6万张（占医院总床位的8.47%），比2011年提高1.23个百分点，基层医疗卫生机构9.25万张（占31.41%），每千人口医疗机构床位数由2011年3.96增加到2012年4.43张。

表1－1－2　2012年和2017年湖南省医疗卫生机构及床位数

项目	机构数(个)		医疗机构床位数(张)	
	2017年	2012年	2017年	2012年
总计	58648	58598	452242	294419
医院	1308	798	319364	189127
公立医院	449	547	239824	173100
民营医院	859	251	79540	16027
基层医疗卫生机构	56329	57164	113956	92490
社区卫生服务中心(站)	745	604	13238	6525
其中：政府办	448	359	11106	5578
乡镇卫生院	2230	2291	100372	77854
其中：政府办	2225	2289	100115	77706
诊所和医务室	10776	9673	0	0
村卫生室	42148	44373	0	0
专业公共卫生机构	963	527	18762	12681
妇幼保健机构	138	139	14252	9202
专科疾病防治机构	84	86	4510	3479
疾病预防控制中心	147	146	0	0
卫生监督机构	135	130	0	0
计划生育技术服务机构	439	6	0	0
其他机构	48	109	160	121

数据来源：1.2012年湖南省卫生事业发展统计情况。

2.《湖南省2017年卫生和计划生育事业发展统计公报》。

3.卫生人员总数

2017年末，全省卫生人员总数达53.67万人，比2016年增加2.11万人(增长4.1%)。2012年末，全省卫生人员总数达41.67万人，比2011年增加1.29万人(增长3.1%)。

2017年末，卫生人员总数中，卫生技术人员41.56万人，其他技术人员1.96万人，管理人员2.25万人，工勤技能人员3.45万人，村卫生室人员数5.39万人。2012年末，卫生人员总数中，卫生技术人员28.97万人，其他技术人员1.44万人，管理人员1.76万人，工勤技能人员2.67万人，村卫生室人员数6.83万人。

2017年末，卫生技术人员中，执业(助理)医师17.31万人(其中：执业医师13.26万人)，注册护士17.26万人。2012年末，卫生技术人员中，执业(助理)医师11.67万人(其中执业医师8.66万人)，注册护士11.29万人。

2017年，每千常住人口执业(助理)医师2.52人，每千常住人口注册护士2.52人，每千常住人口专业公共卫生机构人员 0.70 人。2012 年，每千常住人口执业(助理)医师 1.76 人，每千常住人口注册护士 1.70 人，每千常住人口专业公共卫生机构人员 0.51 人(表 1－1－3)。

表 1－1－3 湖南省卫生人员数(单位：万人)

项目	2017 年	2012 年
卫生人员总计	53.7	41.7
卫生技术人员	41.6	29.0
其中：执业(助理)医师	17.3	11.7
内：执业医师	13.3	8.7
注册护士	17.3	11.3
药师(士)	2.1	2.0
技师(士)	2.1	1.7
其他技术人员	2.0	1.4
管理人员	2.3	1.8
工勤技能人员	3.5	2.7
村卫生室人员数	5.4	6.8
执业(助理)医师	0.9	0.7
注册护士	0.1	<0.1
乡村医生	4.1	5.7
卫生员	0.4	0.4
每千人口执业(助理)医师(人)	2.5	1.8
每千人口注册护士(人)	2.5	1.7
每千人口专业公共卫生人员(人)	0.7	0.5

数据来源：1. 2012 年湖南省卫生事业发展统计情况；
2.《湖南省 2017 年卫生和计划生育事业发展统计公报》。

2017 年，卫生人员机构分布：医院 30.52 万人(占 56.87%)，基层医疗卫生机构 18.31 万人(占 34.12%)，专业公共卫生机构 4.77 万人(占 8.89%)。2012 年，卫生人员机构分布：医院 20.32 万人(占 48.76%)，基层医疗卫生机构 17.8 万人(占 42.72%)，专业公共卫生机构 3.41 万人(占 8.18%)(表 1－1－4)。

表 1－1－4 湖南省各类医疗卫生机构人员数(单位：万人)

项目	人员数		卫生技术人员	
	2017 年	2012 年	2017 年	2012 年
总计	53.7	41.7	41.6	29.0
医院	30.5	20.3	25.6	16.7
公立医院	24.0	18.7	20.6	15.5
民营医院	6.6	1.6	5.0	1.2

续表 1－1－4

项目	人员数		卫生技术人员	
	2017 年	2012 年	2017 年	2012 年
基层医疗卫生机构	18.3	17.8	12.2	10.3
社区卫生服务中心(站)	1.7	1.2	1.5	1.1
乡镇卫生院	8.5	7.7	7.3	6.4
专业公共卫生机构	4.8	3.4	3.7	2.7
疾病预防控制中心	1.0	1.0	0.7	0.7
卫生监督机构	0.4	0.3	0.3	0.3

数据来源：1. 2012 年湖南省卫生事业发展统计情况；

2.《湖南省 2017 年卫生和计划生育事业发展统计公报》。

(二)农村卫生资源状况

1. 农村三级医疗服务体系建设情况

2017 年底，全省 71 个县共设有县级医院 566 所、县级妇幼保健机构 71 所、县级疾病预防控制中心 73 所、县级卫生监督所 71 所，上述四类县级卫生机构共有卫生人员 13.05 万人。2012 年底，全省 87 个县(县级市)共设有县级医院 311 所、县级妇幼保健机构 71 所、县级疾病预防控制中心 73 所、县级卫生监督所 71 所，上述四类县级卫生机构共有卫生人员 8.23 万人。

2017 年底，全省 1532 个乡镇共设 2230 个乡镇卫生院(其中 1533 个建制乡镇卫生院)。乡镇卫生院共有床位 10.04 万张，卫生人员 8.55 万人(其中卫生技术人员 7.29 万人)。2012 年底，全省 2081 个乡镇共设 2291 个乡镇卫生院，床位 7.79 万张，卫生人员 7.66 万人(其中卫生技术人员 6.44 万人)(表 1－1－5)。

表 1－1－5　湖南省乡镇卫生院医疗服务情况

项目	2017 年	2012 年
乡镇数(个)	1532	2081
乡镇卫生院数(个)	2230	2291
床位数(万张)	10.0	7.8
卫生人员数(万人)	8.6	7.7
其中：卫生技术人员(万人)	7.3	6.4
内：执业(助理)医师(万人)	3.7	2.9
每千农业人口乡镇卫生院床位(张)	3.1	2.2
每千农业人口乡镇卫生院人员(人)	2.7	2.2
诊疗人次(万人次)	4258.8	4205.7

续表 1－1－5

项目	2017 年	2012 年
入院人数(万人)	378.6	330.1
医师日均担负诊疗人次	4.7	5.8
医师日均担负住院床日	1.8	1.8
病床使用率(%)	68.7	74.4
出院者平均住院日(日)	5.9	5.6

数据来源：1.2012 年湖南省卫生事业发展统计情况；
2.《湖南省 2017 年卫生和计划生育事业发展统计公报》。

2.农村卫生人员情况

2017 年底，全省 23906 个行政村，共设 42148 个村卫生室。村卫生室中，执业(助理)医师 8810 人、注册护士 621 人、乡村医生和卫生员 4.45 万人(其中乡村医生 4.08 万人)。每千农业人口村卫生室人员 1.73 人。2012 年底，全省 42018 个行政村，共设 44373 个村卫生室。村卫生室中，执业(助理)医师 7137 人、注册护士 303 人、乡村医生和卫生员 6.08 万人(其中乡村医生 5.65 万人)。每千农业人口村卫生室人员 1.93 人(表 1－1－6)。

表 1－1－6 湖南省村卫生室及人员数

项目	2017 年	2012 年
行政村数(个)	23906	42018
村卫生室数(个)	42148	44373
人员总数(人)	53895	68256
执业(助理)医师数(人)	8810	7137
注册护士数(人)	621	303
乡村医生和卫生员数(人)	44464	60816
其中：乡村医生(人)	40841	56545
每千农业人口村卫生室人员(人)	1.7	1.9

说明：乡镇卫生院在村设医疗点工作的执业(助理)医师和注册护士计入乡镇卫生院人员中，不作为村卫生室人员统计。

数据来源：1.2012 年湖南省卫生事业发展统计情况；
2.《湖南省 2017 年卫生和计划生育事业发展统计公报》。

(三)城市卫生资源状况

1.社区卫生服务体系建设

2017 年，全省设立社区卫生服务中心(站)745 个，其中：社区卫生服务中心 336 个，社区卫生服务站 409 个。2012 年底，全省已设立社区卫生服务中心(站)604 个，其中：社区卫生服务中心 267 个，社区卫生服务站 337 个。

2. 社区卫生人员情况

2017 年，社区卫生服务中心人员 14662 人，平均每个中心 43.64 人；社区卫生服务站人员 2612 人，平均每站 6.39 人。2012 年，社区卫生服务中心人员 9490 人，平均每个中心 36 人；社区卫生服务站人员 2676 人，平均每站 8 人(表 1－1－7)。

表 1－1－7　湖南省社区卫生服务情况

项目	2017 年	2012 年
社区卫生服务中心数(个)	336	267
床位数(张)	12176	5926
卫生人员数(人)	14662	9490
其中：卫生技术人员(人)	12603	8095
执业(助理)医师(人)	5328	3407
诊疗人次(万人次)	1007.4	578.7
住院人数(人)	327672	122124
医师日均担负诊疗人次(人)	7.6	6.8
医师日均担负住院床日(日)	1.3	0.8
病床使用率(%)	65.9	53.6
出院者平均住院日(日)	7.5	7.5
社区卫生服务站数(个)	409	337
卫生人员数(人)	2612	2676
其中：卫生技术人员(人)	2367	2365
执业(助理)医师(人)	1261	1144
诊疗人次(万人次)	235.4	192.1
医师日均担负诊疗人次(人)	7.2	7.0

数据来源：1. 2012 年湖南省卫生事业发展统计情况；

2.《湖南省 2017 年卫生和计划生育事业发展统计公报》。

第二节　调查设计与质量控制

一、调查背景与方法

湖南省第二次卫生服务总调查依托于第六次国家卫生服务调查。

第六次国家卫生服务调查采用多阶段分层整群随机抽样方法获取全国样本，样本县

（区）、样本乡镇（街道）、样本村（居委会）由国家卫生健康委统计信息中心统一抽取。

湖南省有 8 个县（区）被随机纳入国家点。在此基础上，湖南省卫生健康委做了扩大调整，调整后一共包含 14 个样本县（区），每个样本县（区）随机抽取 5 个样本乡镇（街道），每个样本乡镇（街道）随机抽取 2 个样本村（居委会），每个样本村（居委会）系统抽取 60 户，考虑到失访或拒绝调查，每个样本村（居委会）多抽 10 户作为备用户，共 8404 户纳入此次调查。

本次调查是利用平板电脑（PAD）开展面对面调查。调查员按照电子调查表项目，对调查户的所有成员逐一进行询问，离线填报电子调查表，调查指导员对每一户调查数据审核后，在线上报。

调查时间为 2018 年 9 月。

二、研究目的

湖南省第二次卫生服务总调查的目的是了解我省居民的卫生服务需要与利用、城乡居民医疗保障、特殊人群的医疗保健等信息，为我省医疗体制的改革实施和评价提供基础信息。具体目标包括：

（1）分析我省城乡居民卫生服务需求、卫生服务利用和生活质量情况及其影响因素，为卫生决策提供依据。

（2）分析我省城乡居民卫生服务满意度及其影响因素，为提高医疗卫生机构的服务水平提供参考。

（3）分析特殊人群如 6 岁以下儿童、15～64 岁育龄妇女、60 岁及以上老年人群的卫生保健情况及其影响因素，为提高特殊人群健康保健水平提供依据。

（4）分析我省慢性病与健康相关行为及影响因素，为慢性病防控提供事实依据。

（5）分析我省城乡居民的医疗保险及其筹资情况，为医保改革与评价提供参考。

三、指标分组

（一）城乡分组

城市是指行政区划为“市”的地区，农村是指行政区划为“县、县级市”的地区。本次调查“农村”均来自县城下辖“乡镇”，未考虑县城所属的城区。

（二）年龄分组

除特殊人群（如 6 岁以下儿童、60 岁以上老年人）外，均按 5 岁以下、5～24 岁、25～44 岁、45～64 岁、65 岁及以上五个年龄组进行统计。

（三）收入分组

分别以农村和城市居民人均年收入的五分位数（P_{20}，P_{40}，P_{60}，P_{80}）为界值划分等级。最低：农村人均年收入<4500元，城市人均年收入<10000元。较低：4500元≤农村人均年收入<8333.3元，10000元≤城市人均年收入<15000元。中等：8333.3元≤农村人均年收入<13333.3元，15000元≤城市人均年收入<22500元。较高：13333.3元≤农村人均年收入<20000元，22500元≤城市人均年收入<32500元。最高：农村人均年收入≥20000元，城市人均年收入≥32500元。

(四)BMI分级标准

BMI即体质指数，BMI=体重(千克)/[身高(米)]^2。根据国家卫生健康委发布的成人体重判定行业标准(WS/T 428—2013)，将BMI分级如下：偏瘦(BMI<18.5)、正常(18.5≤BMI<24.0)、超重(24.0≤BMI<28.0)和肥胖(BMI≥28.0)。

四、分析方法

(一)权重计算

对调查资料进行逻辑审核后，为确保本次调查的分析结果具有良好的外推性，根据本次卫生服务调查的目的及特点，采用多阶段抽样方法对数据进行权重计算。

根据湖南省行政区县的划分，将其分为城市(35个区)和农村(87个县)两层，而后在每层抽取的区或县中进行多阶段整群随机抽样，同样每个样本县(区)随机抽取5个样本乡镇(街道)，每个样本乡镇(街道)随机抽取2个样本村(居委会)，每个样本村(居委会)系统抽取60户。

抽样权重 w_i 为某 i 个体被抽选概率的倒数。即为

$$W_i = 1/p_i \qquad \text{公式(1)}$$

通过计算个体被抽选的概率即可算得其抽样权重。个体被抽选的概率，可通过其在每个阶段中被抽选概率的乘积算得。即 $\pi_{i,1}$，$\pi_{i,2|1}$，$\pi_{i,3|2|1}$，$\pi_{i,4|3|2|1}$ 分别为某个体 i 在第一阶段、第二阶段、第三阶段、第四阶段中被抽选的概率。因本次调查对每户人员进行整群抽样，故在入户后其被抽选的概率为1。故个体 i 被抽选的概率为：

$$\pi_i = \pi_{i,1} \times \pi_{i,2|1} \times \pi_{i,3|2|1} \times \pi_{i,4|3|2|1} \qquad \text{公式(2)}$$

故个体 i 被抽选的抽样权重为：

$$w_i = \frac{1}{\pi_{i,1} \times \pi_{i,2|1} \times \pi_{i,3|2|1} \times \pi_{i,4|3|2|1}} \qquad \text{公式(3)}$$

(二)方差估计

参照国内外相关研究，本研究采用泰勒级数法对方差进行估计，并给出指标的95%置信区间估计。

泰勒级数法是一种线性化方法，主要基于泰勒展开办法采用线性估计实现非线性估计，由此得到非线性估计量方差的近似估计。

基本原理为：假设 θ 为变量 X 的总体参数，θ_i 为变量 X 中第 i 小组的参数，故 $\theta = F(\theta_1$，

θ_2，…，θ_p）。设 $u_x = E(X)$，θ 可以展开成为关于 u_x 的泰勒级数，则 $\hat{\theta} = F(\theta_1, \theta_2, \cdots, \theta_p) + \sum_{i=1}^{p} \partial F_{\theta_i}(\theta_1, \theta_2, \cdots, \theta_p)(\hat{\theta}_i - u_x)$ + 高阶项，其中 $\partial F_{\theta_i}(\theta_1, \theta_2, \cdots, \theta_p)$ 是函数 F 对 θ_i 的一阶偏导数，如果“高阶项”部分可以忽略，则：

$$
\begin{aligned}
Var(\hat{\theta}) &= E[\hat{\theta} - \theta]^2 \\
&= E\left[\sum_{i=1}^{p} \partial F_{\theta_i}(\theta_1, \theta_2, \cdots, \theta_p)(\hat{\theta}_i - u_x)\right]^2 \\
&= Var\left(\sum_{i=1}^{p} Z_i\right)
\end{aligned}
$$

公式(4)

其中，Z_i 是第 i 个组对于 $\hat{\theta}$ 的泰勒化偏差，即 $Z_i = \partial F_{\theta_i}(\theta_1, \theta_2, \cdots, \theta_p)(\hat{\theta}_i - u_x)$。故此时计算 $\hat{\theta}$ 的方差，就转化为计算函数的泰勒偏差总和的方差。

(三)复杂抽样的非条件 logistic 回归分析中哑变量赋值说明

本报告中 logistic 回归分析的变量赋值采用 SAS 9.4 的哑变量赋值法。以自变量为收入水平为例：收入水平分为最低、较低、中等、较高、最高 5 组，选择最高收入组设为参照组。

通常做法是产生 4 个哑变量：X_1、X_2、X_3、X_4，哑变量的取值为 0，1。当 $X_1 = 0$，$X_2 = 0$，$X_3 = 0$，$X_4 = 0$ 时，为参照组(最高收入组)(表 1-2-1)。

表 1-2-1 常见哑变量设置

收入水平	设置变量			
	X_1	X_2	X_3	X_4
最低	1	0	0	0
较低	0	1	0	0
中等	0	0	1	0
较高	0	0	0	1
最高	0	0	0	0

在 logistic 回归中，logit$P$(最低) $= \alpha_0 + \alpha_1(X_1 = 1) + \alpha_2(X_2 = 0) + \alpha_3(X_3 = 0) + \alpha_4(X_4 = 0) = \alpha_0 + \alpha_1$

logit$P$(最高) $= \alpha_0 + \alpha_1(X_1 = 0) + \alpha_2(X_2 = 0) + \alpha_3(X_3 = 0) + \alpha_4(X_4 = 0) = \alpha_0$

此时收入水平最低组相对于最高组的优势比的自然对数为：

logit$P$(最低|最高) = logit$P$(最低) − logit$P$(最高) $= \alpha_1$

优势比 $OR_{最低|最高} = e^{\alpha_1}$。

SAS 9.4 中哑变量的赋值方法：产生 4 个哑变量，X_1、X_2、X_3、X_4，哑变量的取值为 −1，0，1。当 $X_1 = -1$，$X_2 = -1$，$X_3 = -1$，$X_4 = -1$ 时，为参照组(最高收入组)(表 1-2-2)。

表1-2-2　本报告中哑变量设置

收入水平	设置变量			
	X_1	X_2	X_3	X_4
最低	1	0	0	0
较低	0	1	0	0
中等	0	0	1	0
较高	0	0	0	1
最高	-1	-1	-1	-1

在 logistic 回归中，$\text{logit}P(\text{最低}) = \beta_0 + \beta_1(X_1 = 1) + \beta_2(X_2 = 0) + \beta_3(X_3 = 0) + \beta_4(X_4 = 0) = \beta_0 + \beta_1$

$\text{logit}P(\text{最高}) = \beta_0 + \beta_1(X_1 = -1) + \beta_2(X_2 = -1) + \beta_3(X_3 = -1) + \beta_4(X_4 = -1) = \beta_0 - \beta_1 - \beta_2 - \beta_3 - \beta_4$

收入水平最低组相对于最高组的优势比的自然对数为：

$\text{logit}P(\text{最低}|\text{最高}) = \text{logit}P(\text{最低}) - \text{logit}P(\text{最高}) = 2\beta_1 + \beta_2 + \beta_3 + \beta_4$

优势比 OR 最低|最高 $= e^{2\beta_1 + \beta_2 + \beta_3 + \beta_4}$

故此时不能直接用 e^{β_1} 作为最低组相对于最高组的优势比，经公式推导：$e^{2\beta_1 + \beta_2 + \beta_3 + \beta_4} = e^{\alpha_1}$。

因此，本报告 logistic 回归分析采用 *SAS* 9.4 哑变量赋值法得到的 *OR* 值，与通常哑变量赋值法得到的 *OR* 值相同。

(四)数据分析

对研究对象的基本情况采用率或构成比进行统计描述，采用 Rao－Scott 调整卡方检验比较不同特征居民间率或构成的差异，采用 t 检验比较不同特征居民间定量指标的差异，采用复杂抽样的非条件 logistic 回归分析影响因素。选择 $\alpha = 0.05$ 作为检验水准，所有分析均采用统计软件 SAS 9.4 中的复杂抽样计算模块实现。

五、调查质量控制

(一)调查方案的设计、论证

由国家卫生健康委统一组织有关专家进行调查方案设计、论证，并于2017年选取数个样本点进行预调查，其中我省慈利县为预调查样本点之一。

(二)调查人员的培训

按照国家卫生健康委统一的培训计划、统一培训内容和教材分三级培训。省级及国家样本区县调查管理人员和师资接受国家卫生健康委组织的统一培训；省级管理人员和师资负责组织和培训全省样本区县调查指导员与调查员；样本区县调查管理人员和师资在省级管理人员的协助下，负责组织和培训该样本区县未参与国家和省级培训的调查指导员与调查员。

（三）调查的组织实施

（1）组织领导：为确保卫生服务调查工作的顺利开展，做好调查的组织协调、技术指导和质量控制等环节，湖南省成立了由湖南省卫生健康委各有关处室负责人、中南大学湘雅公共卫生学院胡国清教授等人员组成的领导小组和专家组。各样本区县成立了相应的领导小组，负责本区县卫生服务调查工作的实施。

（2）现场督导：为保证调查过程的规范性，确保数据真实性，在国家卫生健康委统一组织下，先后开展国家级及省级督导工作，深入基层进行现场督导，对各样本县区的组织实施情况、现场调查情况和调查问卷质量进行重点检查，对发现的问题及时进行纠正，对不合格的调查问卷要求重新调查，并将全省的督导情况进行汇总，对存在的重点问题进行解释，并提供解决方案，对做得好的方法进行推广。

（3）宣传发动：为了让广大市民了解本次卫生服务调查的目的、意义及调查时间，调动市民的积极性，各区县卫生局充分利用广播电视、宣传资料、网络等方式进行宣传。

（4）经费保障：为保障卫生服务工作的顺利开展，湖南省在国家拨款的基础上，给予各样本区县一定的经费支持，确保调查工作保质保量并按时完成。

（四）数据审核

数据核查工作采取逐级审核制度，由调查员、调查指导员、区县级质量考核小组、省级管理员、国家卫生健康委管理员组成。

（1）调查员：现场调查中，在每户询问录入完毕后，调查员对填写内容进行全面检查，如有疑问重新询问核实，如有错误或遗漏及时改正或补填。

（2）调查指导员：对每户的调查表进行逐项审核，从正式调查开始后的当晚就逐日检查每份调查表的准确性和完整性，发现错（漏）项时，要求调查员在第二天重新询问予以补充更正；查看调查员行走路线，对调查过程进行核查；检查关键问题的录音，检验调查员对问题理解的准确性和询问技巧的掌握情况，判断调查结果的真实性。

（3）县（市、区）质量考核小组：全程监控调查质量，调查完成后进行复查考核。通过电话或再入户的方式对复核调查表的内容进行询问，复核调查结果与原调查结果进行比较，计算符合率。

（4）省级管理员：随机抽取部分上报的数据进行核查，核查有误则将核查结果反馈给样本区县进行修改，核查无误则统一上报国家卫生健康委。

（5）国家卫生健康委管理员：对各省数据进行质量考核，并将考核结果进行反馈。

第三节 样本的人口学特征概况

2018 年和 2013 年两次调查均采取多阶段分层整群随机抽样方法选择调查对象，2018 年共抽取样本8400户，备用户1400户，实际调查8404户，调查人数22532人，有效人数22530人，有效率为99.99%。2013年共抽取样本8400户，实际调查8400户，调查人数24286人，有效人数24282人，有效率为99.98%。

一、调查对象的人口学特征

2018年调查有效人数为22530人，其中男性和女性所占比例基本相当；农村地区人口比例(70.0%)远高于城市地区(30.0%)；45~54岁年龄组所占比例最大(20.9%)，15~24岁以下居民所占比例最小(4.0%)；汉族所占比例最大(77.7%)，其次为土家族(20.0%)和苗族(1.7%)。

2013年调查有效人数为24282人，其中男性和女性所占比例基本相当；农村地区人口比例(78.1%)远高于城市地区(21.9%)；45~54岁年龄组所占比例最大(17.7%)，5岁以下居民所占比例最小(7.2%)；汉族所占比例最大(76.8%)，其次为其他民族(21.0%)和苗族(1.8%)(表1-3-1)。

表1-3-1 湖南省两次卫生服务调查样本人口学特征

变量	调查人数(人)		构成(%)	
	2018年	2013年	2018年	2013年
合计	22530	24282	100.0	100.0
地区				
城市	11404	11966	30.0	21.9
农村	11126	12316	70.0	78.1
性别				
男性	11219	12184	49.4	50.1
女性	11311	12098	50.6	49.9
年龄组(岁)				
<5	1444	1660	6.4	7.2
5~14	2703	2753	12.1	12.0
15~24	1078	1646	4.0	7.3
25~34	2179	2463	8.6	9.9
35~44	2370	3297	10.0	13.4
45~54	4552	4377	20.9	17.7
55~64	3865	4267	17.9	17.3
≥65	4339	3819	20.0	15.1
民族				
汉族	20440	21436	77.7	76.8

续表 1-3-1

变量	调查人数(人)		构成(%)	
	2018 年	2013 年	2018 年	2013 年
壮族	6	54	<0.1	0.3
回族	41	48	0.1	0.1
苗族	207	265	1.7	1.8
侗族	30	—	0.1	—
土家族	1714	—	20.0	—
瑶族	82	—	0.3	—
其他	10	2476	0.1	21.0

—：因 2013 年卫生服务调查仅设置了汉族、壮族、回族、维吾尔族、蒙古族、藏族、满族、苗族和其他 9 个民族选项，未设置侗族、土家族、瑶族等少数民族选项，故此项数据缺失。

二、15 岁及以上调查对象的人口和社会学特征

2018 年调查 15 岁及以上居民共 18383 人，其中男性和女性所占比例基本相当；农村地区居民比例(69.4%)远高于城市地区(30.6%)；45～54 岁年龄组所占比例最大(25.6%)，15～24 岁居民所占比例最小(4.9%)；汉族所占比例最大(78.5%)，其次为土家族(19.3%)和苗族(1.5%)。

已婚居民占 82.3%，其次为丧偶(7.9%)和未婚(7.7%)居民；调查对象的文化程度均不高，其中初中居民所占比例最大，达 32.5%，其次为小学(29.3%)和高中(14.7%)。

在业居民所占比例最大，达 56.2%，其次为无业居民，占 24.6%。在业和离退休居民中，农民所占比例最大，达 41.5%，其次为工人(11.1%)。

2013 年调查 15 岁及以上居民共 19869 人，其中男性和女性所占比例基本相当；农村地区居民比例(76.7%)远高于城市地区(23.3%)；45～54 岁年龄组所占比例最大(21.9%)，15～24 岁居民所占比例最小(9.1%)；汉族所占比例最大(77.7%)，其次为其他民族(20.5%)和苗族(1.5%)。

已婚居民占 81.1%，其次为未婚(10.4%)和丧偶(7.2%)居民；调查对象的文化程度均不高，其中初中居民所占比例最大，达 33.2%，其次为小学(30.8%)和高中(12.6%)，技工学校所占比例最低，仅为 0.7%。

在业居民所占比例最大，达 66.3%，其次为无业居民，占 18.4%（表 1-3-2、表 1-3-3）。

表 1-3-2　湖南省两次卫生服务调查 15 岁及以上人口社会学特征

变量	调查人数(人)		构成(%)	
	2018 年	2013 年	2018 年	2013 年
合计	18383	19869	100.0	100.0
地区				
城市	9449	10165	30.6	23.3
农村	8934	9704	69.4	76.7
性别				
男性	8988	9770	48.3	49.0
女性	9395	10099	51.7	51.0
年龄组(岁)				
15~24	1078	1646	4.9	9.1
25~34	2179	2463	10.6	12.3
35~44	2370	3297	12.3	16.6
45~54	4552	4377	25.6	21.9
55~64	3865	4267	22.0	21.4
≥65	4339	3819	24.6	18.8
民族				
汉族	16802	17659	78.5	77.7
壮族	6	43	<0.1	0.3
回族	29	38	0.1	0.1
苗族	143	175	1.5	1.5
侗族	21	—	0.1	—
土家族	1313	—	19.3	—
瑶族	62	—	0.3	—
其他	7	1952	0.1	20.5
婚姻状况				
未婚	1538	2032	7.7	10.4
已婚	15225	16151	82.3	81.1
丧偶	1292	1377	7.9	7.2
离婚	305	283	1.8	1.2
其他	23	26	0.2	0.1
文化程度				
没上过学	1516	1955	8.4	11.3

续表 1－3－2

变量	调查人数(人)		构成(%)	
	2018 年	2013 年	2018 年	2013 年
小学	5329	5608	29.3	30.8
初中	6025	6539	32.5	33.2
高中	2577	2851	14.7	12.6
技工学校	185	180	0.6	0.7
中专(中技)	842	794	4.6	3.8
大专	1178	1092	6.1	4.6
本科及以上	731	850	3.6	3.0
就业状况				
在业	10068	11999	56.2	66.3
离退休	2024	2366	13.5	8.4
在校学生	565	712	2.6	3.8
失业	506	455	3.1	3.1
无业	5220	4337	24.6	18.4

—：因 2013 年卫生服务调查仅设置了汉族、壮族、回族、维吾尔族、蒙古族、藏族、满族、苗族和其他 9 个民族选项，未设置侗族、土家族、瑶族等少数民族选项，故此项数据缺失。

表 1－3－3 2018 年湖南省卫生服务调查 15 岁及以上人口职业类型

职业类型[1]	调查人数(人)	构成(%)
国家公务员	260	3.1
专业技术人员	1345	9.8
职员	1036	5.8
企业管理人员	307	2.4
工人	1422	11.1
农民	5014	41.5
现役军人	11	0.1
自由职业者	1173	7.8
个体经营者	974	9.1
其他	550	9.2

[1]：仅包括在业和离退休居民，共 12092 人。

第四节　调查家庭基本情况

一、调查样本与家庭规模

2018 年调查共调查了 14 个县(区)、8404 户、22532 人，有效应答 22530 人(有效率 99.99%)，家庭平均常住人口为 2.7 人。

2013 年调查共抽取了 14 个县(区)、8400 户、24286 人，有效应答 24282 人(有效率 99.98%)，家庭平均常住人口为 2.9 人(表 1－4－1)。

表 1－4－1　湖南省两次卫生服务总调查范围和规模

样本情况	合计		城市		农村	
	2018 年	2013 年	2018 年	2013 年	2018 年	2013 年
样本县(市)	14	14	7	7	7	7
样本户数	8404	8400	4202	4200	4202	4200
样本人数	22530	24282	11404	11966	11126	12316
家庭平均人口	2.7	2.9	2.6	2.9	2.7	2.9

二、家庭收入及支出

(一)家庭收入

2018 年居民家庭总收入：包括来自工资、经营、财产以及各种途径的转移收入，应扣减个人所得税、社会保障支出、赡养支出、利息支出等，不包括出售财物和借贷收入，也不包括遗产或一次性馈赠所得款项等。

2018 年，全省城市家庭人均年收入为 26487 元，农村家庭人均年收入为 16556 元。

2013 年城市居民家庭可支配收入：指被调查的城镇居民家庭在支付个人所得税、财产税及其他经常性转移支出后所余下的实际收入。

农村居民家庭纯收入：指农村常住居民家庭总收入中，扣除从事生产和非生产经营费用支出、缴纳税款和上缴承包集体任务金额以后剩余的，可直接用于进行生产性、非生产性建设投资、生活消费和积蓄的那一部分收入。

2013 年，全省城市家庭人均年可支配收入为 19406 元，农村家庭人均年纯收入为 8398 元。

(二)家庭支出

2018 年城市家庭人均年支出为 20949 元，农村为 14575 元；城市人均年食品支出(包括购买食品和饮食服务）为8369元，农村为5002元；城市人均年医疗支出（包括医疗器具、药品及医疗服务）为3339元，农村为3238元；城市人均年保健支出（包括保健器具、用品及服务）为607元，农村为110元。

2013年城市家庭人均年支出为13991元，农村为6737元；城市人均年食品支出为4713元，农村为2351元；城市人均年卫生支出为1524元，农村为905元（表1－4－2）。

表1－4－2 湖南省家庭人均年收入、支出及人均年食品、医疗、保健支出（元）

项目	合计		城市		农村	
	2018年	2013年	2018年	2013年	2018年	2013年
人均年收入	19571	10938	26487	19406	16556	8398
人均年支出	16512	8410	20949	13991	14575	6737
人均年食品支出	6024	2857	8369	4713	5002	2351
人均年医疗支出	3269	1048	3339	1524	3238	905
人均年保健支出	261	—	607	—	110	—

—：因2013年卫生服务调查未调查家庭保健支出，故此项数据缺失。

三、生活饮用水情况

城市经过集中净化处理的自来水饮用比例均高于农村（表1－4－3）。

四、家庭厕所类型

住户的厕所类型划分为水冲式卫生厕所、水冲式非卫生厕所、卫生旱厕、非卫生旱厕、公厕、无厕所和其他7种形式。城市使用水冲式卫生厕所、公厕的比例高于农村（表1－4－4）。

表1－4－3 2018年湖南省居民生活饮用水类型（%）

饮用水	合计		城市		农村	
	率	95%置信区间	率	95%置信区间	率	95%置信区间
集中净化处理的自来水	67.1	(50.8, 83.5)	84.5	(65.1, 100.0)	59.5	(35.5, 83.6)
受保护的井水或泉水	22.4	(5.5, 39.3)	14.0	(0.0, 32.8)	26.0	(0.0, 52.5)
不受保护的井水或泉水	9.4	(1.8, 17.0)	0.6	(0.0, 1.5)	13.2	(3.1, 23.3)
收集雨水	0.1	(0.0, 0.1)	0.0	(0.0, 0.0)	0.1	(0.0, 0.2)
江河湖泊沟塘水	0.1	(0.0, 0.2)	0.1	(0.0, 0.3)	0.1	(0.0, 0.3)
其他水源	0.9	(0.0, 1.9)	0.8	(0.0, 1.6)	1.0	(0.0, 2.6)

表 1-4-4　2018 年湖南省居民厕所类型(%)

饮用水	合计		城市		农村	
	率	95%置信区间	率	95%置信区间	率	95%置信区间
水冲式卫生厕所	76.1	(70.0, 82.3)	87.0	(77.4, 96.6)	71.4	(62.7, 80.2)
水冲式非卫生厕所	5.5	(0.7, 10.2)	1.4	(0.0, 3.9)	7.2	(0.0, 15.1)
卫生旱厕	7.9	(5.9, 9.9)	5.0	(0.0, 12.0)	9.1	(7.7, 10.6)
非卫生旱厕	7.4	(3.3, 11.5)	3.4	(0.0, 8.8)	9.1	(3.3, 15.0)
公厕	1.6	(0.0, 3.3)	2.7	(0.0, 7.9)	1.1	(0.0, 2.7)
无厕所	0.6	(0.2, 1.0)	0.5	(0.0, 1.0)	0.7	(0.1, 1.3)
其他	0.9	(0.0, 2.2)	0.1	(0.0, 0.1)	1.3	(0.0, 3.1)

五、贫困家庭比例以及致贫原因

(一)贫困发生率

2018 年农村居民贫困户比例稍低于城市，农村低保户比例高于城市居民(表 1-4-5)。

表 1-4-5　2018 年湖南省居民贫困户比例(%)

类型	合计		城市		农村	
	率	95%置信区间	率	95%置信区间	率	95%置信区间
贫困户	13.0	(8.8, 17.2)	5.3	(2.3, 8.4)	16.3	(11.3, 21.4)
低保户	7.3	(2.9, 11.7)	5.9	(3.1, 8.7)	7.9	(1.1, 14.6)

(二)致贫原因

2018 年城市和农村贫困家庭致贫的首要原因均为因疾病损伤影响劳动能力(表 1-4-6)。

表 1-4-6　2018 年湖南省贫困家庭的致贫原因构成情况(%)

原因	合计	城市	农村
因疾病损伤影响劳动能力	43.9	46.6	43.5
劳动力人口少	24.1	21.2	24.5
因治疗疾病的花费	19.2	16.7	19.6
其他	12.8	15.5	12.4

六、卫生服务可及性

(一)离最近医疗单位的距离

2018年距离最近医疗点在1公里以内的家庭所占比例，城市(63.3%)高于农村(53.2%)；在5公里以上的家庭所占比例，城市(0.6%)低于农村(1.9%)。

2013年距离最近医疗点在1公里以内的家庭所占比例，城市(72.5%)高于农村(53.1%)；在5公里以上的家庭所占比例，城市(0.9%)低于农村(1.6%)(表1-4-7)。

(二)到达最近医疗机构所需要时间

2018年10分钟内能到达最近医疗机构的家庭所占比例，城市(61.9%)与农村(62.2%)基本相当。

2013年10分钟内能到达最近医疗机构的家庭所占比例，城市(51.6%)高于农村(39.3%)(表1-4-7)。

表1-4-7 湖南省住户距最近医疗单位距离和时间构成情况(%)

距离和时间	合计		城市		农村	
	2018年	2013年	2018年	2013年	2018年	2013年
距离(公里)						
<1	56.2	57.6	63.3	72.5	53.2	53.1
1	22.6	20.9	23.8	16.5	22.0	22.2
2	14.0	12.9	8.7	7.7	16.3	14.5
3	4.4	6.0	2.8	1.8	5.1	7.3
4	1.3	1.2	0.7	0.6	1.6	1.4
≥5	1.5	1.5	0.6	0.9	1.9	1.6
时间(分钟)						
<5	29.2	14.7	24.6	13.7	31.2	15.0
5~9	33.0	27.5	37.3	37.9	31.1	24.3
10~14	22.1	26.4	22.5	30.5	21.9	25.2
≥15	15.7	31.4	15.6	17.9	15.8	35.5

(三)距离家庭最近医疗卫生机构构成情况

2018年城市地区离家最近的医疗卫生机构主要为诊所(24.7%)，农村地区离家最近的医疗卫生机构主要为村卫生室(53.6%)(表1-4-8)。

表 1－4－8　2018 年湖南省住户距离家庭最近医疗卫生机构构成情况（%）

机构类型	合计	城市	农村
诊所（卫生所、医务室）	16.4	24.7	12.7
门诊部（综合、中医、中西医结合、民族医、专科）	0.8	1.6	0.5
村卫生室	41.7	14.5	53.6
社区卫生服务站	2.6	8.3	0.1
社区卫生服务中心	4.7	15.2	0.2
乡镇卫生院	11.3	5.9	13.6
县/县级市/地（州、盟）辖市/省辖市区属医院	12.9	12.1	13.3
省辖市/地区/州/盟/直辖市区属医院	2.6	8.6	<0.1
省/自治区/直辖市属及以上医院	1.3	4.2	0.0
民营医院	5.6	4.6	6.0
其他	0.2	0.4	0.1

第五节　调查居民基本情况

一、性别构成

湖南省调查的男女比例相当，2013 年男性占 50.1%，女性占 49.9%。2018 年男性占 49.4%，女性占 50.6%（表 1－5－1）。

二、年龄构成

2018 年调查的 45～54 岁居民占总人口比例最大，为 20.9%；<5 岁儿童占6.4%；65 岁及以上老年人占 20.0%。

2013 年调查的 45～54 岁居民占总人口比例最大，为 17.7%；<5 岁儿童占7.2%；65 岁及以上老年人占 15.2%（表 1－5－2）。

三、年龄结构的性别差异

2018 年 25 岁以下居民在男性所占比例（24.4%）高于女性（20.7%）。2013 年 15 岁以下居民在男性所占比例（21.1%）高于女性（17.4%）（表 1－5－3）。

四、15 岁及以上居民的婚姻状况及其构成

2018 年不同婚姻状况居民所占比例依次为：已婚（82.3%）、丧偶（7.9%）、未婚（7.7%）、离婚（1.8%）、其他（0.2%）。相对于城市，农村未婚和离婚比例较低。

2013 年不同婚姻状况居民所占比例依次为：已婚（81.1%）、未婚（10.4%）、离婚（7.2%）、丧偶（1.2%）、其他（0.1%）。相对于城市，农村未婚比例较低，离婚比例较高（表 1－5－4）。

五、15 岁及以上居民的文化程度及其构成

（一）地区差异

2018 年城市以初、高中学历者居多，分别占 29.6%、21.5%；农村以小学、初中学历者居多，分别占 35.4%、33.8%。城市高中及以上学历者高于农村。

2013 年城市以初、高中学历者居多，分别占 29.7%、22.0%；农村以小学、初中学历者居多，分别占 35.8%、34.2%。城市高中及以上学历者高于农村（表 1－5－5）。

（二）年龄别差异

2018 年文化程度较低的居民主要集中在中、老年人。没上过学的居民中，65 岁及以上居民占 60.3%；大学及以上的居民中，25～34 岁居民占 44.1%。

2013 年文化程度较低的居民主要集中在中、老年人。没上过学的居民中，65 岁及以上居民占 53.5%；大学及以上的居民中，25～34 岁居民占 34.4%（表 1－5－6）。

六、15 岁及以上居民的就业状况及其构成

2018 年居民在业比例为 56.2%，无业比例为 24.6%。2013 年居民在业比例为 66.3%，无业比例为 18.5%（表 1－5－7）。

表 1－5－1 湖南省调查居民性别分布情况

性别	合计				城市				农村			
	人数（人）		构成（%）		人数（人）		构成（%）		人数（人）		构成（%）	
	2018 年	2013 年	2018 年	2013 年	2018 年	2013 年	2018 年	2013 年	2018 年	2013 年	2018 年	2013 年
男性	11219	12184	49.4	50.1	5626	5958	48.2	49.4	5593	6226	49.9	50.3
女性	11311	12098	50.6	49.9	5778	6008	51.8	50.6	5533	6090	50.1	49.7

表 1-5-2　湖南省调查居民年龄分布情况

年龄组(岁)	合计				城市				农村			
	人数(人)		构成(%)		人数(人)		构成(%)		人数(人)		构成(%)	
	2018年	2013年	2018年	2013年	2018年	2013年	2018年	2013年	2018年	2013年	2018年	2013年
<5	1444	1660	6.4	7.2	719	648	6.7	5.1	725	1012	6.3	7.8
5~14	2703	2753	12.1	12.0	1236	1153	10.1	9.0	1467	1600	12.9	12.9
15~24	1078	1646	4.0	7.3	646	943	4.4	8.1	432	703	3.8	7.1
25~34	2179	2463	8.6	9.9	1418	1520	12.3	14.2	761	943	7.0	8.7
35~44	2370	3297	10.0	13.4	1433	1764	12.7	14.9	937	1533	8.9	13.0
45~54	4552	4377	20.9	17.7	2073	2064	18.7	17.1	2479	2313	21.8	17.9
55~64	3865	4267	17.9	17.3	1721	1991	15.9	16.4	2144	2276	18.8	17.5
≥65	4339	3819	20.0	15.2	2158	1883	19.2	15.3	2181	1936	20.4	15.1

表 1-5-3　湖南省调查居民性别年龄构成(%)

年龄组(岁)	合计				城市				农村			
	男性		女性		男性		女性		男性		女性	
	2018年	2013年	2018年	2013年	2018年	2013年	2018年	2013年	2018年	2013年	2018年	2013年
<5	7.00	8.0	5.9	6.4	7.2	5.8	6.3	4.4	6.9	8.6	5.8	7.0
5~14	13.2	13.1	10.9	11.0	11.0	10.7	9.3	7.3	14.2	13.7	11.7	12.0
15~24	4.2	7.1	3.9	7.6	4.7	8.8	4.2	7.5	3.9	6.6	3.7	7.6
25~34	8.1	9.6	9.2	10.2	11.7	12.7	12.9	15.6	6.5	8.8	7.5	8.6
35~44	9.7	12.9	10.3	14.0	12.6	14.6	12.7	15.1	8.5	12.4	9.3	13.6
45~54	20.1	17.3	21.6	18.1	17.7	16.4	19.7	17.7	21.1	17.6	22.4	18.2
55~64	18.1	16.9	17.8	17.6	15.5	15.4	16.2	17.4	19.1	17.4	18.5	17.7
≥65	19.7	15.1	20.4	15.2	19.6	15.6	18.8	15.0	19.7	15.0	21.1	15.2

表 1-5-4　湖南省 15 岁及以上居民婚姻状况

性别	合计				城市				农村			
	人数(人)		构成(%)		人数(人)		构成(%)		人数(人)		构成(%)	
	2018年	2013年	2018年	2013年	2018年	2013年	2018年	2013年	2018年	2013年	2018年	2013年
未婚	1538	2032	7.7	10.4	933	1199	9.2	13.2	605	833	7.0	9.6

续表 1-5-4

性别	合计				城市				农村			
	人数(人)		构成(%)		人数(人)		构成(%)		人数(人)		构成(%)	
	2018年	2013年	2018年	2013年	2018年	2013年	2018年	2013年	2018年	2013年	2018年	2013年
已婚	15225	16151	82.3	81.1	7744	8093	82.4	78.4	7481	8058	82.3	81.9
丧偶	1292	1377	7.9	7.2	562	649	5.7	6.0	730	728	8.9	7.6
离婚	305	283	1.8	1.2	200	208	2.5	2.2	105	75	1.5	0.9
其他	23	26	0.2	0.1	10	16	0.2	0.2	13	10	0.2	0.1

表 1-5-5 湖南省 15 岁及以上居民受教育程度状况

受教育程度	合计				城市				农村			
	人数(人)		构成(%)		人数(人)		构成(%)		人数(人)		构成(%)	
	2018年	2013年	2018年	2013年	2018年	2013年	2018年	2013年	2018年	2013年	2018年	2013年
没上过学	1516	1955	8.4	11.3	342	450	3.0	3.2	1174	1505	10.8	13.7
小学	5329	5608	29.3	30.8	1831	1884	15.6	14.2	3498	3724	35.4	35.8
初中	6025	6539	32.5	33.2	3138	3347	29.6	29.7	2887	3192	33.8	34.2
高中	2577	2851	14.7	12.6	1719	1979	21.5	22.0	858	872	11.7	9.8
技工学校	185	180	0.6	0.7	137	144	0.8	1.8	48	36	0.6	0.4
中专(中技)	842	794	4.6	3.8	638	606	7.1	7.2	204	188	3.5	2.8
大专	1178	1092	6.1	4.6	979	960	13.0	12.3	199	132	3.1	2.2
本科及以上	731	850	3.6	3.0	665	795	9.5	9.7	66	55	1.1	1.0

表 1-5-6 湖南省 15 岁及以上居民不同受教育程度的年龄构成(%)

年龄组(岁)	没上过学		小学		初中		高中		技工学校		中专(中技)		大专		大学及以上	
	2018年	2013年	2018年	2013年	2018年	2013年	2018年	2013年	2018年	2013年	2018年	2013年	2018年	2013年	2018年	2013年
15~24	0.8	0.6	0.4	0.4	3.4	9.2	13.7	23.2	36.0	37.2	7.8	15.6	10.4	23.4	10.6	30.5
25~34	1.0	1.4	2.3	3.7	11.6	16.8	10.3	13.1	32.9	13.4	21.4	31.6	28.4	29.9	44.1	34.4
35~44	3.9	5.1	6.2	14.3	15.4	22.6	11.7	13.8	11.4	20.2	20.3	20.5	24.5	19.9	24.6	18.7

续表 1-5-6

年龄组（岁）	没上过学		小学		初中		高中		技工学校		中专（中技）		大专		大学及以上	
	2018年	2013年	2018年	2013年	2018年	2013年	2018年	2013年	2018年	2013年	2018年	2013年	2018年	2013年	2018年	2013年
45～54	9.7	9.6	28.5	20.4	31.4	30.0	23.7	26.6	12.9	14.5	21.7	6.6	20.3	12.9	11.0	10.0
55～64	24.3	29.7	24.3	34.8	21.5	12.8	30.8	16.5	3.7	2.5	11.9	13.2	9.2	9.4	5.5	2.3
≥65	60.3	53.5	38.3	26.4	16.8	8.6	9.8	6.8	3.1	12.3	17.0	12.6	7.2	4.5	4.1	4.1

表 1-5-7　湖南省 15 岁及以上居民就业状况

职业类型	合计				城市				农村			
	人数（人）		构成（%）		人数（人）		构成（%）		人数（人）		构成（%）	
	2018年	2013年	2018年	2013年	2018年	2013年	2018年	2013年	2018年	2013年	2018年	2013年
在业	10068	11999	56.2	66.3	4632	5106	47.0	49.9	5436	6893	60.2	71.2
离退休	2024	2366	13.5	8.4	1833	2157	25.2	24.6	191	209	8.4	3.5
在校学生	565	712	2.6	3.8	327	411	2.7	4.5	238	301	2.5	3.6
失业	506	455	3.1	3.1	195	293	2.0	3.2	311	162	3.6	3.0
无业	5220	4337	24.6	18.5	2462	2198	23.1	17.8	2758	2139	25.3	18.6

七、15 岁及以上居民的职业类型及其构成

2018 年调查询问了 12092 名在业和离退休居民，其中，农民所占比例最高，为 41.5%（表 1-5-8）。

表 1-5-8　2018 年湖南省 15 岁及以上居民职业类型

职业类型	合计		城市		农村	
	人数（人）	构成（%）	人数（人）	构成（%）	人数（人）	构成（%）
国家公务员	260	3.1	194	4.2	66	2.6
专业技术人员	1345	9.8	1168	19.9	177	5.1
职员	1036	5.8	932	14.2	104	1.9
企业管理人员	307	2.4	279	4.8	28	1.3

续表 1-5-8

职业类型	合计		城市		农村	
	人数(人)	构成(%)	人数(人)	构成(%)	人数(人)	构成(%)
工人	1422	11.1	1181	22.4	241	5.8
农民	5014	41.5	780	6.2	4234	57.9
现役军人	11	0.1	6	0.1	5	0.1
自由职业者	1173	7.8	901	11.1	272	6.3
个体经营者	974	9.1	642	10.5	332	8.5
其他	550	9.2	382	6.7	168	10.4

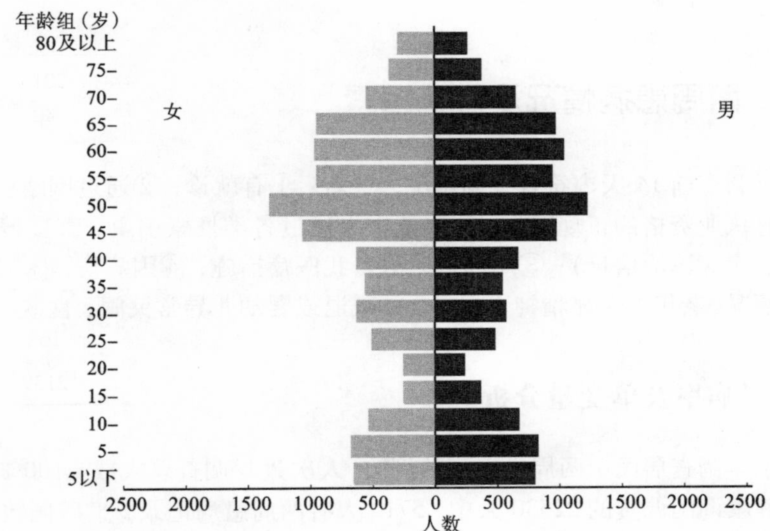

图 1-5-1 2018 年湖南省卫生服务总调查居民年龄构成金字塔

第二章

卫生服务需要及影响因素

卫生服务需要主要包括两周患病情况和慢性病患病情况。本章主要从两周患病和慢性病患病情况入手，探讨卫生服务需要的影响因素。

第一节　两周患病情况及影响因素

两周患病指调查前14天内符合下列情况之一者：①有就诊；②通过网络咨询过医生（必须咨询的是具有执业资格的正规医生，不包括个人通过各类搜索引擎，直接搜索得到、未经正规医生审核的疾病诊治信息）；③用药或采取自我医疗措施；④因病伤，休工、休学或卧床一天及以上的情况（老年人明显精神不振、食欲减退或婴幼儿异常哭闹、食欲减退等）。

一、两周患病率及单变量分析

两周患病率＝调查居民中两周内患病的例数（人次数）/调查总人数×100%。

本次家庭健康询问调查的22530人中，5712人有两周患病记录，患病例数为6745人次，两周患病率为33.3%（95%置信区间为28.7%～37.9%）（表2-1-1）。

（一）两周患病率

不同年龄组间两周患病率不同，5～24岁年龄组患病率最低（10.3%），65岁及以上年龄组患病率最高（62.7%）。25岁以上居民中，随着年龄的升高，患病率逐渐上升。

女性患病率（35.2%）高于男性（31.4%），且女性的慢性病持续到两周内患者高于男性。

中等收入水平组患病率最低（29.7%），收入低于中等水平，随着收入水平的降低，患病率逐渐上升，收入高于中等水平，随着收入水平的升高，患病率也逐渐上升。

不同地区间两周患病率的差异无统计学意义（表2-1-1）。

（二）两周患病类型构成

两周患病居民中，71.8%为慢性病持续到两周内患者，23.9%为两周内新发疾病患者，仅4.3%为急性病两周前开始发病患者（表2-1-1）。

城市地区的慢性病持续到两周内的比例高于农村，而农村地区的两周内新发的比例高于城市。

5 岁以下居民最高的为两周内新发，所占比例超过 90%；而 5 岁及以上居民中，慢性病持续到两周内所占比例逐渐升高，两周内新发所占比例逐渐降低（表 2－1－1）。

表 2－1－1　湖南省居民两周患病率概况及两周患病类型构成

变量	调查人数	患病人次	两周患病类别加权构成（%）			两周患病率（%）		χ^2	P
			两周内新发	急性病两周前开始发病	慢性病持续到两周内	率	95% 置信区间		
合计	22530	6745	23.9	4.3	71.8	33.3	(28.7, 37.9)		
地区								0.22	0.64
城市	11404	3654	18.8	3.7	77.5	33.8	(29.6, 38.0)		
农村	11126	3091	26.2	4.6	69.3	33.1	(25.9, 40.3)		
性别								13.87	<0.01*
男性	11219	3164	25.4	4.4	70.2	31.4	(27.1, 35.7)		
女性	11311	3581	22.6	4.3	73.2	35.2	(30.2, 40.1)		
年龄组（岁）								1045.58	<0.01*
<5	1444	269	92.2	4.5	3.3	20.0	(13.4, 26.6)		
5～24	3781	325	78.6	5.8	15.7	10.3	(7.1, 13.5)		
25～44	4549	624	40.9	7.7	51.4	15.5	(13.3, 17.8)		
45～64	8417	2923	17.5	4.8	77.7	38.4	(33.0, 43.8)		
≥65	4339	2604	13.4	2.7	83.9	62.7	(56.8, 68.6)		
收入水平[1]								9.94	0.04*
最低	4660	1488	25.5	4.7	69.8	36.3	(30.1, 42.5)		
较低	4773	1430	27.8	4.3	67.9	33.1	(28.1, 38.1)		
中等	5278	1477	23.6	3.4	73.1	29.7	(26.7, 32.7)		
较高	3737	1163	23.3	3.1	73.6	31.2	(26.7, 35.7)		
最高	4061	1177	20.3	5.5	74.3	36.3	(26.2, 46.4)		

*：P<0.05；

[1]：由于存在缺失，亚组合计不等于总调查人数。

二、多变量分析

两周患病居民中，对其患病的影响因素进行非条件 logistic 回归分析（$\alpha=0.05$），变量赋值见表 2－1－2。

分析结果显示，两周患病与性别和年龄有关。男性患病风险是女性的 0.89 倍（$OR=0.89$）。5 岁以下、5～24 岁、25～44 岁及 45～64 岁居民两周患病风险分别是 65 岁及以上居民的 0.26、0.12、0.19 和 0.53 倍（表 2－1－3）。

表 2-1-2　两周患病影响因素的赋值说明

变量名称	赋值说明
Y(是否患病)	是=1，否=0
X_1(地区)	农村=1，城市=-1
X_2(性别)	男性=1，女性=-1
X_3(年龄组)	X_{31}=<5岁，X_{32}=5~24岁，X_{33}=25~44岁，X_{34}=45~64岁，X_{35}≥65岁(以≥65岁为对照)
X_4(收入水平)	X_{41}=最低，X_{42}=较低，X_{43}=中等，X_{44}=较高，X_{45}=最高(以最高为对照)

表 2-1-3　两周患病影响因素的非条件 logistic 回归结果

变量	b	S_b	t	P	$\hat{OR}$	$\hat{OR}$的95%置信区间	
						下限	上限
性别(以女性为对照)			11.34	<0.01*			
男性	-0.13	0.03	-4.12	<0.01*	0.89	0.82	0.96
年龄组(以≥65岁为对照)			1221.94	<0.01*			
<5岁	-1.33	0.17	-7.71	<0.01*	0.26	0.18	0.39
5~24岁	-2.09	0.12	-17	<0.01*	0.12	0.10	0.16
25~44岁	-1.68	0.06	-29.86	<0.01*	0.19	0.17	0.21
45~64岁	-0.63	0.05	-12.87	<0.01*	0.53	0.48	0.59

*：P<0.05。

第二节　两周患病的疾病构成

一、调查居民两周患病的疾病构成

按照疾病系统分析两周患病率，排在前五位的分别是：循环系统疾病，呼吸系统疾病，内分泌、营养代谢疾病及免疫疾病，肌肉、骨骼系统和结缔组织疾病，消化系统疾病(表 2-2-1)。

按照疾病别分析两周患病率，处于前五位的分别是：高血压病，糖尿病，急性鼻咽炎(普通感冒)，急性咽、喉、扁桃体和气管等上呼吸道感染，脑血管病(表 2-2-2)。

二、不同年龄组居民两周患病的疾病构成

1. 5 岁以下居民

5 岁以下居民以呼吸系统疾病为主，占 81.1%(表 2-2-3)。两周所患疾病以急性咽、

喉、扁桃体和气管等上呼道感染为主，占32.6%（表2－2－4）。

2.5～24岁居民

5～24岁居民以呼吸系统疾病为主，占63.0%（表2－2－5）。两周所患疾病以急性鼻咽炎（普通感冒）为主，占25.6%（表2－2－6）。

3.25～64岁居民

25～64岁居民以循环系统疾病为主，占35.3%（表2－2－7）。两周所患疾病以高血压病为主，占27.4%（表2－2－8）。

4.65岁及以上居民

65岁及以上居民以循环系统疾病为主，占53.3%（表2－2－9）。两周所患疾病以高血压病为主，占40.5%（表2－2－10）。

表2－2－1　湖南省居民疾病系统别两周患病率及构成

顺位	合计			城市			农村		
	疾病名称	率（%）	构成（%）	疾病名称	率（%）	构成（%）	疾病名称	率（%）	构成（%）
1	循环系统疾病	13.0	39.0	循环系统疾病	14.9	44.0	循环系统疾病	12.2	36.8
2	呼吸系统疾病	6.0	18.1	内分泌、营养代谢疾病及免疫疾病	5.2	15.3	呼吸系统疾病	6.6	20.0
3	内分泌、营养代谢疾病及免疫疾病	3.6	10.8	呼吸系统疾病	4.6	13.7	肌肉、骨骼系统和结缔组织疾病	3.4	10.4
4	肌肉、骨骼系统和结缔组织疾病	3.1	9.4	肌肉、骨骼系统和结缔组织疾病	2.5	7.3	内分泌、营养代谢疾病及免疫疾病	2.9	8.9
5	消化系统疾病	2.5	7.6	消化系统疾病	2.2	6.4	消化系统疾病	2.7	8.1
6	泌尿生殖系统疾病	1.4	4.3	泌尿生殖系统疾病	1.0	2.9	泌尿生殖系统疾病	1.6	4.9
7	其他[1]	0.8	2.5	其他[1]	0.7	2.2	其他[1]	0.9	2.6
8	皮肤和皮下疾病	0.6	1.7	神经系病	0.6	1.7	皮肤和皮下疾病	0.6	1.8
9	神经系病	0.5	1.4	皮肤和皮下疾病	0.6	1.7	损伤和中毒	0.5	1.5
10	损伤和中毒	0.4	1.2	精神病	0.6	1.6	神经系病	0.4	1.3
合计		32.0	96.0	疾病名称	32.7	96.8		31.8	96.2

[1]：其他指妊娠监护、绝育、为特殊治疗住院、个人和人群的检查以及其他原因。

表 2－2－2　湖南省居民疾病别两周患病率及构成

顺位	合计			城市			农村		
	疾病名称	率（%）	构成（%）	疾病名称	率（%）	构成（%）	疾病名称	率（%）	构成（%）
1	高血压病	10.0	30.0	高血压病	12.0	35.6	高血压病	9.1	27.5
2	糖尿病	3.1	9.3	糖尿病	4.7	14.0	糖尿病	2.4	7.3
3	急性鼻咽炎（普通感冒）	2.2	6.5	急性鼻咽炎（普通感冒）	1.7	5.1	急性鼻咽炎(普通感冒)	2.4	7.1
4	急性咽、喉、扁桃体和气管等上呼吸道感染	1.7	5.1	急性咽、喉、扁桃体和气管等上呼吸道感染	1.1	3.2	急性咽、喉、扁桃体和气管等上呼吸道感染	2.0	5.9
5	脑血管病	1.4	4.1	椎间盘疾病	1.0	3.0	脑血管病	1.7	5.2
6	椎间盘疾病	1.3	4.0	其他运动系病[2]	0.9	2.8	椎间盘疾病	1.5	4.5
7	其他运动系病[2]	1.2	3.5	其他类型心脏病[1]	0.9	2.6	流行性感冒	1.2	3.7
8	流行病感冒	1.1	3.3	脱位，扭伤和劳损	0.9	2.6	其他原因	0.7	2.2
9	其他类型心脏病[1]	0.7	2.1	急、慢性胃肠炎	0.9	2.6	类风湿性关节炎	0.7	2.1
10	类风湿性关节炎	0.6	1.9	其他原因	0.7	2.0	其他类型心脏病[1]	0.6	1.9
合计		23.2	69.8		24.8	73.5		22.3	67.3

[1]：其他类型心脏病指除开急性风湿热、慢性风湿性心脏病、心绞痛、急性心肌梗死、其他缺血性心脏病、肺源性心脏病的心脏病；

[2]：其他运动系病指除开类风湿性关节炎、椎间盘疾病、骨髓炎的疾病。

表 2－2－3　湖南省 5 岁以下居民疾病系统别两周患病率及构成

顺位	合计			城市			农村		
	疾病名称	率（%）	构成（%）	疾病名称	率（%）	构成（%）	疾病名称	率（%）	构成（%）
1	呼吸系统疾病	16.0	81.1	呼吸系统疾病	13.1	79.7	呼吸系统疾病	17.3	81.6
2	消化系统疾病	1.9	9.6	消化系统疾病	1.6	9.7	消化系统疾病	2.0	9.5
3	其他[1]	0.8	4.2	其他[1]	0.9	5.4	其他[1]	0.8	3.8
4	皮肤和皮下疾病	0.4	1.9	皮肤和皮下疾病	0.4	2.5	皮肤和皮下疾病	0.4	1.7
5	泌尿生殖系统疾病	0.2	0.9	耳和乳突疾病	0.1	0.8	泌尿生殖系统疾病	0.3	1.3
6	先天异常	0.2	0.9	损伤和中毒	0.1	0.8	先天异常	0.3	1.2

续表 2-2-3

顺位	合计			城市			农村		
	疾病名称	率（%）	构成（%）	疾病名称	率（%）	构成（%）	疾病名称	率（%）	构成（%）
7	血液和造血器官疾病	0.1	0.3	血液和造血器官疾病	0.1	0.6	内分泌、营养和代谢疾病及免疫疾病	0.1	0.4
8	内分泌、营养和代谢疾病及免疫疾病	0.1	0.3	肌肉、骨骼系统和结缔组织疾病	0.1	0.5	眼及附器疾病	0.1	0.3
9	眼及附器疾病	0.0	0.2	泌尿生殖系统疾病	0.0	0.1	血液和造血器官疾病	0.1	0.2
10	耳和乳突疾病	0.0	0.2	—			—		
合计		19.7	99.7		16.5	100.0		21.2	100.0

[1]：其他指妊娠监护、绝育、为特殊治疗住院、个人和人群的检查以及其他原因。

表 2-2-4 湖南省 5 岁以下居民疾病别两周患病率及构成

顺位	合计			城市			农村		
	疾病名称	率（%）	构成（%）	疾病名称	率（%）	构成（%）	疾病名称	率（%）	构成（%）
1	急性咽、喉、扁桃体和气管等上呼道感染	6.5	32.6	急性鼻咽炎（普通感冒）	5.6	33.8	急性咽、喉、扁桃体和气管等上呼道感染	7.2	33.7
2	急性鼻咽炎（普通感冒）	5.2	26.2	急性咽、喉、扁桃体和气管等上呼道感染	4.9	29.6	急性鼻咽炎(普通感冒）	5.0	23.5
3	流行性感冒	3.8	19.1	流行性感冒	1.6	9.3	流行性感冒	4.8	22.5
4	急、慢性胃肠炎	0.9	4.5	肺炎	0.9	5.1	急、慢性胃肠炎	1.1	4.9
5	其他消化系统疾病[1]	0.7	3.8	其他消化系统疾病[1]	0.7	4.4	其他消化系统疾病[1]	0.8	3.5
6	其他原因	0.6	3.0	其他原因	0.7	4.4	其他原因	0.5	2.5
7	肺炎	0.5	2.5	急、慢性胃肠炎	0.5	3.3	肺炎	0.3	1.6
8	皮炎	0.2	1.1	其他呼吸系统疾病（含急性下呼吸道感染）[2]	0.3	1.8	体征、病状和不明确情况	0.3	1.3

续表 2-2-4

顺位	合计 疾病名称	率（%）	构成（%）	城市 疾病名称	率（%）	构成（%）	农村 疾病名称	率（%）	构成（%）
9	体征、病状和不明确情况	0.2	1.0	其他皮肤和皮下组织疾病[3]	0.2	1.5	其他先天异常	0.3	1.2
10	其他口腔或唾液腺及颌疾病	0.2	0.9	其他口腔或唾液腺及颌疾病	0.2	1.4	皮炎	0.3	1.2
合计		18.9	94.7		15.8	94.7		20.6	96.0

[1]：其他消化系统疾病指除开牙齿疾患、其他口腔或唾液腺及颌疾病、急慢性胃肠炎、阑尾疾病、腹腔疝、肠梗阻、慢性肝病和肝硬变、胆结石症和胆囊炎外的消化系统疾病；

[2]：其他呼吸系统疾病（含急性下呼吸道感染）指除开急性鼻咽炎（普通感冒）、急性咽、喉、扁桃体和气管等上呼道感染、流行性感冒、肺炎、慢性咽、喉炎、肺气肿、其他慢性阻塞性肺病（COPD，含慢支等）、哮喘的呼吸系统疾病；

[3]：其他皮肤和皮下组织疾病指除开痈和疖、皮炎的皮肤和皮下组织疾病。

表 2-2-5　湖南省 5～24 岁居民疾病系统别两周患病率及构成

顺位	合计 疾病名称	率（%）	构成（%）	城市 疾病名称	率（%）	构成（%）	农村 疾病名称	率（%）	构成（%）
1	呼吸系统疾病	6.5	63.0	呼吸系统疾病	4.4	61.1	呼吸系统疾病	7.3	63.4
2	皮肤和皮下疾病	0.7	7.1	消化系统疾病	1.1	15.0	皮肤和皮下疾病	0.8	7.4
3	消化系统疾病	0.6	6.3	其他[1]	0.5	6.4	泌尿生殖系统疾病	0.6	5.5
4	其他[1]	0.5	4.8	皮肤和皮下疾病	0.4	5.9	其他[1]	0.5	4.4
5	泌尿生殖系统疾病	0.5	4.8	肌肉、骨骼系统和结缔组织疾病	0.4	5.0	消化系统疾病	0.5	4.3
6	肌肉、骨骼系统和结缔组织疾病	0.3	3.1	眼及附器疾病	0.1	1.9	耳和乳突疾病	0.4	3.1
7	耳和乳突疾病	0.3	2.6	泌尿生殖系统疾病	0.1	1.8	肌肉、骨骼系统和结缔组织疾病	0.3	2.7
8	损伤和中毒	0.2	2.0	损伤和中毒	0.1	1.5	损伤和中毒	0.2	2.2
9	良性、原位及动态未定肿瘤	0.1	1.2	耳和乳突疾病	0.1	0.7	良性、原位及动态未定肿瘤	0.2	1.5
10	眼及附器疾病	0.1	1.0	神经系病	0.0	0.4	血液和造血器官疾病	0.1	1.1
合计		9.9	95.8		7.1	99.7		10.9	95.4

[1]：其他指妊娠监护、绝育、为特殊治疗住院、个人和人群的检查以及其他原因。

表 2－2－6　湖南省 5～24 岁居民疾病别两周患病率及构成

顺位	合计			城市			农村		
	疾病名称	率（%）	构成（%）	疾病名称	率（%）	构成（%）	疾病名称	率（%）	构成（%）
1	急性鼻咽炎（普通感冒）	2.6	25.6	急性鼻咽炎（普通感冒）	1.8	24.4	急性鼻咽炎（普通感冒）	3.0	25.9
2	急性咽、喉、扁桃体和气管等上呼道感染	2.4	22.9	急性咽、喉、扁桃体和气管等上呼道感染	1.2	16.6	急性咽、喉、扁桃体和气管等上呼道感染	2.8	24.3
3	流行性感冒	1.3	12.6	流行性感冒	1.1	15.5	流行性感冒	1.4	12.0
4	其他皮肤和皮下组织疾病[1]	0.5	4.7	急、慢性胃肠炎	0.6	8.7	其他泌尿系统疾病[2]	0.6	5.2
5	其他原因	0.5	4.6	其他原因	0.4	5.5	其他皮肤和皮下组织疾病[1]	0.6	5.1
6	其他泌尿系统疾病[2]	0.4	4.2	其他消化系统疾病[4]	0.3	3.5	其他原因	0.5	4.4
7	急、慢性胃肠炎	0.3	2.5	其他运动系病[3]	0.2	3.4	中耳炎和乳突炎	0.3	2.2
8	其他运动系病[3]	0.2	2.4	皮炎	0.2	3.1	其他运动系病[3]	0.2	2.2
9	皮炎	0.2	2.1	其他皮肤和皮下组织疾病[1]	0.2	2.8	牙齿疾患	0.2	2.1
10	牙齿疾患	0.2	1.9	其他呼吸系统疾病（含急性下呼吸道感染）[5]	0.2	2.3	皮炎	0.2	1.9
合计		8.6	83.5		6.2	85.8		9.8	85.3

[1]：其他皮肤和皮下组织疾病指除开痈和疖、皮炎的皮肤和皮下组织疾病；

[2]：其他泌尿系统疾病指除开肾炎和肾变病、肾盂炎、泌尿系统结石的泌尿系统疾病；

[3]：其他运动系病指除开类风湿性关节炎、椎间盘疾病、骨髓炎的疾病；

[4]：其他消化系统疾病指除开牙齿疾患、其他口腔或唾液腺及颌疾病、急慢性胃肠炎、阑尾疾病、腹腔疝、肠梗阻、慢性肝病和肝硬变、胆结石症和胆囊炎外的消化系统疾病；

[5]：其他呼吸系统疾病（含急性下呼吸道感染）指除开急性鼻咽炎（普通感冒）、急性咽、喉、扁桃体和气管等上呼道感染、流行性感冒、肺炎、慢性咽、喉炎、肺气肿、其他慢性阻塞性肺病（COPD，含慢支等）、哮喘的呼吸系统疾病。

表 2-2-7 湖南省 25～64 岁居民疾病系统别两周患病率及构成

顺位	合计			城市			农村		
	疾病名称	率（%）	构成（%）	疾病名称	率（%）	构成（%）	疾病名称	率（%）	构成（%）
1	循环系统疾病	10.9	35.3	循环系统疾病	11.7	39.7	循环系统疾病	10.6	33.4
2	呼吸系统疾病	4.4	14.2	内分泌、营养和代谢疾病及免疫疾病	4.1	14.0	呼吸系统疾病	4.7	14.7
3	内分泌、营养和代谢疾病及免疫疾病	3.7	12.0	呼吸系统疾病	3.8	13.0	肌肉、骨骼系统和结缔组织疾病	4.0	12.7
4	肌肉、骨骼系统和结缔组织疾病	3.6	11.7	肌肉、骨骼系统和结缔组织疾病	2.7	9.2	内分泌、营养和代谢疾病及免疫疾病	3.5	11.2
5	消化系统疾病	2.8	9.0	消化系统疾病	2.4	8.1	消化系统疾病	3.0	9.4
6	泌尿生殖系统疾病	1.8	5.7	泌尿生殖系统疾病	1.1	3.8	泌尿生殖系统疾病	2.1	6.6
7	其他[1]	0.8	2.5	精神病	0.8	2.6	其他[1]	0.8	2.5
8	皮肤和皮下组织疾病	0.5	1.7	其他[1]	0.7	2.5	神经系病	0.6	1.8
9	神经系病	0.5	1.7	皮肤和皮下组织疾病	0.6	2.1	恶性肿瘤	0.5	1.6
10	恶性肿瘤	0.4	1.3	神经系病	0.4	1.3	皮肤和皮下组织疾病	0.5	1.6
合计		29.5	95.3		28.3	96.3		30.3	95.6

[1]：其他指妊娠监护、绝育、为特殊治疗住院、个人和人群的检查以及其他原因。

表 2-2-8 湖南省 25～64 岁居民疾病别两周患病率及构成

顺位	合计			城市			农村		
	疾病名称	率（%）	构成（%）	疾病名称	率（%）	构成（%）	疾病名称	率（%）	构成（%）
1	高血压病	8.3	27.4	高血压病	9.6	33.2	高血压病	7.7	25.0
2	糖尿病	2.8	9.4	糖尿病	3.5	12.3	糖尿病	2.5	8.2
3	急性鼻咽炎（普通感冒）	1.8	6.1	急性鼻咽炎（普通感冒）	1.4	5.0	急性鼻咽炎(普通感冒)	2.0	6.6

续表 2-2-8

顺位	合计			城市			农村		
	疾病名称	率（%）	构成（%）	疾病名称	率（%）	构成（%）	疾病名称	率（%）	构成（%）
4	椎间盘疾病	1.7	5.6	椎间盘疾病	1.2	4.3	椎间盘疾病	1.9	6.2
5	其他运动系病[1]	1.4	4.7	其他运动系病[1]	1.1	3.8	脑血管病	1.7	5.4
6	脑血管病	1.2	4.1	急性咽、喉、扁桃体和气管等上呼道感染	0.9	3.1	其他运动系病[1]	1.6	5.1
7	急、慢性胃肠炎	1.2	4.0	急、慢性胃肠炎	0.9	3.1	急、慢性胃肠炎	1.3	4.3
8	急性咽、喉、扁桃体和气管等上呼道感染	1.0	3.4	流行性感冒	0.6	2.3	急性咽、喉、扁桃体和气管等上呼道感染	1.1	3.6
9	其他原因	0.6	2.1	其他原因	0.6	2.1	其他女性生殖器官疾病[2]	0.7	2.2
10	其他女性生殖器官疾病[2]	0.6	1.9	其他类型心脏病[3]	0.6	1.9	其他原因	0.7	2.1
合计		20.8	68.8		20.4	71.0		21.3	68.7

[1]：其他运动系病指除开类风湿性关节炎、椎间盘疾病、骨髓炎的疾病；

[2]：其他女性生殖器官疾病指除开输卵管炎和子宫阴道脱垂的女性生殖器官疾病；

[3]：其他类型心脏病指除开急性风湿热、慢性风湿性心脏病、心绞痛、急性心肌梗死、其他缺血性心脏病、肺源性心脏病的心脏病。

表 2-2-9　湖南省 65 岁及以上居民疾病系统别两周患病率及构成

顺位	合计			城市			农村		
	疾病名称	率（%）	构成（%）	疾病名称	率（%）	构成（%）	疾病名称	率（%）	构成（%）
1	循环系统疾病	33.4	53.3	循环系统疾病	41.2	56.0	循环系统疾病	30.2	52.3
2	内分泌、营养和代谢疾病及免疫疾病	7.3	11.6	内分泌、营养和代谢疾病及免疫疾病	14.1	19.1	呼吸系统疾病	8.0	12.2
3	呼吸系统疾病	7.0	11.1	呼吸系统疾病	4.3	5.9	肌肉、骨骼系统和结缔组织疾病	5.4	8.1
4	肌肉、骨骼系统和结缔组织疾病	5.0	8.0	肌肉、骨骼系统和结缔组织疾病	4.1	5.6	内分泌、营养和代谢疾病及免疫疾病	4.5	8.0

续表 2-2-9

顺位	合计			城市			农村		
	疾病名称	率（%）	构成（%）	疾病名称	率（%）	构成（%）	疾病名称	率（%）	构成（%）
5	消化系统疾病	3.4	5.5	消化系统疾病	2.5	3.4	消化系统疾病	3.8	7.0
6	泌尿生殖系统疾病	1.6	2.5	神经系病	1.7	2.4	泌尿生殖系统疾病	1.6	3.8
7	其他[1]	1.2	2.0	泌尿生殖系统疾病	1.6	2.2	其他[1]	1.3	2.5
8	神经系病	0.8	1.3	眼及附器疾病	1.1	1.5	损伤和中毒	1.0	1.2
9	损伤和中毒	0.8	1.3	其他[1]	0.9	1.3	皮肤和皮下疾病	0.7	1.1
10	皮肤和皮下疾病	0.6	1.0	皮肤和皮下疾病	0.6	0.8	神经系病	0.5	1.0
合计		61.1	97.5		72.1	98.1		57.0	97.8

[1]：其他指妊娠监护、绝育、为特殊治疗住院、个人和人群的检查以及其他原因。

表 2-2-10 湖南省 65 岁及以上居民疾病别两周患病率及构成

顺位	合计			城市			农村		
	疾病名称	率（%）	构成（%）	疾病名称	率（%）	构成（%）	疾病名称	率（%）	构成（%）
1	高血压病	25.4	40.5	高血压病	31.9	43.3	高血压病	22.8	39.1
2	糖尿病	6.8	10.8	糖尿病	13.4	18.2	糖尿病	4.1	7.1
3	脑血管病	2.7	4.4	其他类型心脏病[1]	2.8	3.8	脑血管病	3.2	5.5
4	其他类型心脏病[1]	2.2	3.6	其他循环系统疾病[2]	2.6	3.6	急性咽、喉、扁桃体和气管等上呼道感染	2.0	3.5
5	椎间盘疾病	1.8	2.9	脑血管病	1.6	2.2	其他类型心脏病[1]	2.0	3.4
6	急、慢性胃肠炎	1.7	2.7	其他缺血性心脏病[3]	1.6	2.2	椎间盘疾病	1.9	3.3
7	类风湿性关节炎	1.7	2.7	椎间盘疾病	1.4	1.9	急、慢性胃肠炎	1.9	3.3
8	急性鼻咽炎（普通感冒）	1.7	2.6	其他神经系疾患[4]	1.4	1.9	急性鼻咽炎（普通感冒）	1.8	3.1
9	急性咽、喉、扁桃体和气管等上呼道感染	1.6	2.5	其他运动系病[5]	1.4	1.9	类风湿性关节炎	1.8	3.1

续表 2-2-10

顺位	合计			城市			农村		
	疾病名称	率（%）	构成（%）	疾病名称	率（%）	构成（%）	疾病名称	率（%）	构成（%）
10	流行性感冒	1.5	2.5	类风湿性关节炎	1.3	1.8	流行性感冒	1.7	2.9
合计		47.1	75.1		59.5	80.7		43.4	74.5

[1]：其他类型心脏病指除开急性风湿热、慢性风湿性心脏病、心绞痛、急性心肌梗死、其他缺血性心脏病、肺原性心脏病的心脏病；

[2]：其他循环系统疾病指除开急性风湿热、慢性风湿性心脏病、心绞痛、急性心肌梗死、其他缺血性心脏病、肺源性心脏病、其他类型心脏病、高血压病、脑血管病和下肢静脉曲张的循环系统疾病；

[3]：其他神经系疾患指除开脑膜炎、癫痫、急性感染性多发性神经炎和帕金森病的神经系统疾病；

[4]：其他运动系病指除开类风湿性关节炎、椎间盘疾病、骨髓炎的疾病。

第三节 两周患病天数及所致卧床、休工、休学情况

一、每千人口两周患病天数

调查居民中，平均每千人口两周患病天数为2781.8天。

不同年龄组间千人口两周患病天数不同，45岁以下居民千人口患病天数较短，45岁以后随年龄升高患病天数逐渐升高，65岁及以上居民平均为5245.1天（$F=15.27$，$P<0.05$）（表2-3-1）。

不同性别间千人口两周患病天数不同，男性居民千人口患病天数较短，平均为2629.5天，女性居民千人口患病天数平均为2930.2天。

不同地区千人口两周患病天数的差异无统计学意义。

表2-3-1 湖南省居民千人口两周患病天数

变量	调查人数	患病天数	标准差	95%置信区间	t/F	P
合计	22530	2781.8	188.8	(2370.5, 3193.1)		
地区					-1.77	0.10
城市	11404	3163.2	115.9	(2879.6, 3446.7)		
农村	11126	2618.7	286.5	(1917.7, 3319.6)		
性别					3.36	0.01*
男性	11219	2629.5	176.9	(2244.1, 3014.9)		
女性	11311	2930.2	204.4	(2485.0, 3375.5)		

续表 2-3-1

变量	调查人数	患病天数	标准差	95%置信区间	t/F	P
年龄组(岁)					15.27	<0.01*
<5	1444	1096.1	175.7	(713.3, 1478.9)		
5~24	3781	598.3	103.7	(372.4, 824.1)		
25~44	4549	1278.4	104.0	(1051.8, 1505.0)		
45~64	8417	3416.2	270.3	(2827.3, 4005.0)		
≥65	4339	5245.1	264.2	(4669.5, 5820.6)		

*: $P<0.05$。

二、两周患病所致卧床、休工、休学情况

(一)两周患病所致卧床情况

1. 卧床率

本次调查两周患病所致卧床率为3.5%。

城市的卧床率为2.3%，农村的卧床率明显高于城市，达4.1%($\chi^2=653.68$, $P<0.05$)。

不同年龄组居民中，5~24岁居民的卧床率偏小，仅0.7%，25岁以后随年龄升高卧床率逐渐升高，65岁及以上居民的卧床率达6.4%($\chi^2=76.78$, $P<0.05$)。

不同性别间两周患病所致卧床率差异无统计学意义(表2-3-2)。

表2-3-2　湖南省居民两周患病所致卧床率

变量	调查人数	卧床人数	加权卧床率(%)		χ^2	P
			率	95%置信区间		
合计	22530	693	3.5	(2.3, 4.8)		
地区						
城市	11404	273	2.3	(2.1, 2.5)	653.68	<0.01*
农村	11126	420	4.1	(2.5, 5.6)		
性别					2.63	0.10
男性	11219	329	3.2	(2.4, 4.0)		
女性	11311	364	3.9	(2.1, 5.6)		
年龄组(岁)					76.78	<0.01*
<5	1444	21	2.9	(0, 5.3)		
5~24	3781	27	0.7	(0.4, 1.0)		

续表 2-3-2

变量	调查人数	卧床人数	加权卧床率(%)		χ^2	P
			率	95%置信区间		
25~44	4549	72	2.1	(1.3, 2.8)		
45~64	8417	312	4.1	(2.7, 5.5)		
≥65	4339	261	6.4	(4.4, 8.3)		

*: $P<0.05$。

2. 卧床天数

调查居民中，平均每千人口两周患病所致卧床天数为35.3天。

不同年龄组间千人口两周患病所致卧床天数不同，25岁以上随着年龄升高卧床天数逐渐增加，65岁及以上居民卧床天数达63.5天($F=7.23$, $P<0.05$)(表2-3-3)。

不同地区、不同性别间千人口两周患病所致卧床天数的差异无统计学意义。

表2-3-3 湖南省居民千人口两周患病所致卧床天数

变量	调查人数	卧床天数	标准差	95%置信区间	t/F	P
合计	22530	35.3	5.6	(23.1, 47.6)		
地区					1.46	0.17
城市	11404	23.0	0.8	(21.3, 24.7)		
农村	11126	40.6	7.2	(25.0, 56.2)		
性别					1.38	0.19
男性	11219	32.0	3.6	(24.2, 39.8)		
女性	11311	38.6	7.9	(21.4, 55.7)		
年龄组(岁)					7.23	0.01*
<5	1444	29.3	16.5	(0, 65.1)		
5~24	3781	7.0	1.2	(4.3, 9.7)		
25~44	4549	20.7	3.5	(13.2, 28.3)		
45~64	8417	40.5	6.5	(26.5, 54.6)		
≥65	4339	63.5	9.0	(44.0, 83.1)		

*: $P<0.05$。

(二)两周患病所致休工情况(仅针对≥15岁的在业居民)

1. 休工率

本次调查的15岁及以上在业居民中，两周患病所致休工率为1.1%。

城市的休工率为0.5%，农村的休工率明显高于城市地区，达1.8%($\chi^2=2392.46$, $P<0.05$)。

男性的休工率为1.9%，女性的休工率为0.9%，低于男性($\chi^2=12.65$，$P<0.05$)。

45~64岁居民的休工率与其他年龄组相比较高，达2.0%($\chi^2=30.06$，$P<0.05$)(表2-3-4)。

表2-3-4　湖南省≥15岁在业居民两周患病所致休工率

变量	调查人数	休工人数	加权卧床率(%)		χ^2	P
			率	95%置信区间		
合计	18383	224	1.1	(0.9，1.8)		
地区					2392.46	<0.01*
城市	9449	62	0.5	(0.3，0.8)		
农村	8934	162	1.8	(1.2，2.3)		
性别					12.65	<0.01*
男性	8988	142	1.9	(1.2，2.6)		
女性	9395	82	0.9	(0.5，1.3)		
年龄组(岁)					30.06	<0.01*
15~24	1078	6	0.6	(0，1.4)		
25~44	4549	44	0.9	(0.5，1.2)		
45~64	8417	143	2.0	(1.2，2.8)		
≥65	4339	31	0.8	(0.4，1.3)		

*：$P<0.05$。

2. 休工天数

调查的15岁及以上在业居民中，平均每千人口两周患病所致休工天数为13.8天。

不同地区间千人口两周患病所致休工天数不同，城市为5.4天，农村为17.5天，农村明显高于城市($t=2.79$，$P<0.05$)。

不同性别间千人口两周患病所致休工天数不同，男性居民的休工天数为18.9天，高于女性居民的9.0天($t=-4.05$，$P<0.05$)。

不同年龄组千人口两周患病所致休工天数的差异无统计学意义(表2-3-5)。

表2-3-5　湖南省≥15岁在业居民千人口两周患病所致休工天数

变量	调查人数	休工天数	标准差	95%置信区间	t/F	P
合计	18383	13.8	2.1	(9.2，18.4)		
地区					2.79	0.01*
城市	9449	5.4	1.0	(3.2，7.6)		
农村	8934	17.5	2.6	(11.9，23.1)		

续表 2-3-5

变量	调查人数(人)	休工天数	标准差	95%置信区间	t/F	P
性别					-4.05	<0.01*
男性	8988	18.9	3.2	(12.0, 25.9)		
女性	9395	9.0	1.9	(4.9, 13.1)		
年龄组(岁)					0.37	0.72
15~24	1078	6.5	5.1	(0, 13.9)		
25~44	4549	8.6	9.4	(5.2, 11.9)		
45~64	8417	19.9	22.9	(12.3, 27.5)		
≥65	4339	8.3	56.7	(3.8, 12.8)		

*：$P<0.05$。

(三)两周患病所致休学情况

按照中国现行的教育制度，从幼儿园、小学、初中、高中到大学涵盖的年龄阶段为3~25岁，本书即按照此范围计算两周患病所致的休学率及休学天数。

1. 休学率

本次调查的在校学生中，两周患病所致休学率为1.0%。

男性的休学率为1.5%，明显高于女性的0.5%($\chi^2=4.77$，$P<0.05$)。

不同地区、不同年龄组间两周患病所致休学率的差异无统计学意义(表2-3-6)。

表2-3-6　湖南省在校学生两周患病所致休学率

变量	调查人数	休学人数	加权卧床率(%)		χ^2	P
			率	95%置信区间		
合计	4501	36	1.0	(0.5, 1.5)		
地区					0.20	0.65
城市	2242	23	1.1	(0.8, 1.5)		
农村	2259	13	1.0	(0.3, 1.6)		
性别					4.77	0.03*
男性	2372	24	1.5	(0.6, 2.4)		
女性	2129	12	0.5	(0.0, 0.9)		
年龄组(岁)					1.43	0.23
3~4	582	12	1.8	(0.4, 3.2)		
5~25	3919	24	0.9	(0.2, 1.5)		

*：$P<0.05$。

2. 休学天数

调查的在校学生中，平均每千人口两周患病所致休学天数为 10.0 天。

不同地区、性别、年龄组间千人口两周患病所致休学天数的差异均无统计学意义（表 2 - 3 - 7）。

表 2 - 3 - 7　湖南省在校学生千人口两周患病所致休学天数

变量	调查人数(人)	休学天数	标准差	95%置信区间	t/F	P
合计	4501	10.0	2.2	(5.3, 14.8)		
地区					-1.44	0.18
城市	2242	11.3	1.7	(7.5, 15.1)		
农村	2259	9.6	3.0	(3.1, 16.1)		
性别					-1.55	0.15
男性	2372	15.0	4.3	(5.6, 24.3)		
女性	2129	4.5	1.9	(0.3, 8.7)		
年龄组(岁)					-2.11	0.06
3 ~4	582	18.1	6.5	(4.0, 32.1)		
5 ~25	3919	8.8	2.9	(2.4, 15.2)		

第四节　两周发病情况及影响因素

一、两周发病率及单变量分析

两周发病率 = 调查居民中两周内新发病例数/调查总人数 ×100%。

本次家庭健康询问调查的 22530 人中，1482 人患病类型为两周内新发，两周内新发例数为 1606 人次，两周发病率为 8.0%（95%置信区间：6.5% ~9.4%）。

不同地区间两周发病率不同，农村的发病率（8.7%）远高于城市（6.4%）（χ^2 = 35.97，P < 0.05）。

不同年龄组间两周发病率不同，25 ~44 岁年龄组发病率最低（6.3%），5 岁及以上年龄组发病率较高（18.4%）（χ^2 = 82.15，P < 0.05）。45 岁及以上居民中，随着年龄的升高发病率逐渐上升。

不同性别、收入水平间两周发病率的差异无统计学意义（表 2 - 4 - 1）。

表 2－4－1　湖南省居民两周发病率概况

变量	调查人数	两周内新发病人次	两周发病率(%)		χ^2	P
			率	95%置信区间		
合计	22530	1606	8.0	(6.5, 9.4)		
地区					35.97	<0.01*
城市	11404	713	6.4	(5.3, 7.4)		
农村	11126	893	8.7	(6.8, 10.5)		
性别					0.12	0.73
男性	11219	803	8.0	(6.3, 9.7)		
女性	11311	803	7.9	(6.7, 9.2)		
年龄组(岁)					82.15	<0.01*
<5	1444	239	18.4	(11.9, 24.9)		
5～24	3781	259	8.1	(5.7, 10.4)		
25～44	4549	276	6.3	(5.3, 7.4)		
45～64	8417	532	6.7	(5.4, 8.0)		
≥65	4339	300	8.4	(5.5, 11.3)		
收入水平[1]					8.13	0.08
最低	4660	336	9.3	(5.7, 12.8)		
较低	4773	376	9.2	(6.9, 11.5)		
中等	5278	367	7.0	(5.8, 8.2)		
较高	3737	266	7.3	(5.8, 8.8)		
最高	4061	256	7.4	(5.4, 9.4)		

*：$P<0.05$；

[1]：由于存在缺失，亚组合计不等于总调查人数。

二、多变量分析

两周发病居民中，对其发病的影响因素进行非条件 logistic 回归分析（$\alpha=0.05$），变量赋值见表 2－4－2。

分析结果显示，两周发病与地区和年龄有关。

农村地区居民两周发病的风险是城市地区居民的 1.41 倍（$OR=1.41$）。

5 岁以下、5～24 岁居民两周发病的风险分别是 65 岁及以上居民的 3.36、1.30 倍（表 2－4－3）。

表 2－4－2　两周发病影响因素的赋值说明

变量名称	赋值说明
Y(是否发病)	是 =1，否 =0
X_1(地区)	农村 =1，城市 = －1
X_2(性别)	男性 =1，女性 = －1
X_3(年龄组)	X_{31} = <5 岁，X_{32} =5～24 岁，X_{33} =25～44 岁，X_{34} =45～64 岁，X_{35} = ≥65 岁(以≥65 岁为对照)
X_4(收入水平)	X_{41} = 最低，X_{42} = 较低，X_{43} = 中等，X_{44} = 较高，X_{45} = 最高(以最高为对照)

表 2－4－3　两周发病影响因素的非条件 logistic 回归结果

变量	b	S_b	$Wald\chi^2$	P	$O\hat{R}$	$O\hat{R}$的 95% 置信区间	
						下限	上限
常数项	－3.01	0.14	－21.01	<0.01*			
地区(以城市为对照)	0.35	0.14	2.49	0.03*	1.41	1.05	1.91
年龄组(以≥65 岁为对照)			430.36	<0.01*			
<5 岁	1.21	0.11	11.04	<0.01*	3.36	2.64	4.26
5～24 岁	0.26	0.11	2.48	0.03*	1.30	1.03	1.64
25～44 岁	0.03	0.12	0.26	0.80	1.03	0.79	1.35
45～64 岁	－0.02	0.16	－0.14	0.89	0.98	0.69	1.40

*：$P<0.05$。

第五节　慢性病患病率与疾病构成

一、慢性病患病率

本次调查对慢性病患病的定义是：被调查者在调查前半年内有经过医务人员明确诊断的各类慢性病，包括慢性非感染性疾病和慢性感染性疾病，或半年以前经医生诊断有慢性病并在调查前半年内有发作同时采取了治疗措施如服药、理疗等。

慢性病人次患病率是指半年内慢性病的患病例数占调查居民总数的比例，其中患病例数是指患者半年内所患的慢性病类别数之和。

慢性病人数患病率是指半年内慢性病的患病人数占调查居民总数的比例。

湖南省 15 岁及以上居民近半年内慢性病患病率为 58.0%（95% 置信区间为 50.2%～65.8%）。

农村居民近半年内慢性病患病率高于城市居民，慢性病患病率达 60.2%（χ^2 =8.78，$P<0.05$）。

随年龄增长近半年内慢性病患病率呈现增加趋势，最高的为65岁及以上居民，慢性病患病率达96.8%，最低的为15～24岁居民，慢性病患病率仅6.7%（$\chi^2=574.14$，$P<0.05$）。

不同性别间近半年内慢性病患病率的差异无统计学意义（表2－5－1）。

表2－5－1　湖南省15岁及以上居民近半年内慢性病患病率

变量	调查人数	患病人次	慢性病患病率（%）		χ^2	P
			率	95%置信区间		
合计	18383	9282	58.0	(50.2, 65.8)		
地区					8.78	<0.01*
城市	9449	4540	52.9	(47.4, 58.4)		
农村	8934	4742	60.2	(49.9, 70.5)		
性别					1.00	0.32
男性	8988	4408	56.7	(49.2, 64.3)		
女性	9395	4874	59.1	(51.0, 67.3)		
年龄组（岁）					574.14	<0.01*
15～24	1078	45	6.7	(1.5, 11.9)		
25～34	2179	210	11.3	(8.7, 14.0)		
35～44	2370	487	23.7	(19.9, 27.4)		
45～54	4552	1908	50.6	(39.1, 62.1)		
55～64	3865	2676	76.1	(63.3, 88.9)		
≥65	4339	3956	96.8	(89.2, 104.4)		

*：$P<0.05$。

二、慢性病患病构成

（一）15岁及以上居民近半年内慢性病患病构成

湖南省15岁及以上居民近半年内慢性病患病率居前五位的疾病系统依次是：循环系统疾病，肌肉、骨骼系统和结缔组织疾病，内分泌、营养和代谢疾病及免疫疾病，消化系统疾病和呼吸系统疾病（表2－5－2）。近半年内慢性病患病率居前五位的疾病分别是：高血压病，糖尿病，椎间盘疾病，脑血管病，急、慢性胃肠炎（表2－5－3）。

（二）不同年龄居民近半年内慢性病患病构成

1.15～34岁居民

湖南省15～34岁居民近半年内慢性病患病居前五位的疾病系统依次是：消化系统疾病，

泌尿生殖系统疾病，肌肉、骨骼系统和结缔组织疾病，呼吸系统疾病，精神病（表2－5－4）。近半年内慢性病患病率居前五位的疾病分别是：椎间盘疾病，急、慢性胃肠炎，泌尿系统结石，其他精神障碍，其他泌尿系统疾病（表2－5－5）。

2. 35～64 岁居民

湖南省35～64岁居民近半年内慢性病患病居前五位的疾病系统依次是：循环系统疾病，肌肉、骨骼系统和结缔组织疾病，内分泌、营养和代谢疾病及免疫疾病，消化系统疾病、泌尿生殖系统疾病（表2－5－6）。近半年内慢性病患病率居前五位的疾病分别是：高血压病，椎间盘疾病，糖尿病，脑血管病，急、慢性胃肠炎（表2－5－7）。

3. 65 岁及以上居民

湖南省65岁及以上居民近半年内慢性病患病居前五位的疾病系统依次是：循环系统疾病，肌肉、骨骼系统和结缔组织疾病，内分泌、营养和代谢疾病及免疫疾病，消化系统疾病和呼吸系统疾病（表2－5－8）。近半年内慢性病患病率居前五位的疾病分别是：高血压病，糖尿病，椎间盘疾病，脑血管病，其他类型心脏病（表2－5－9）。

表2－5－2　湖南省15岁及以上居民近半年内慢性病系统别患病率及构成

顺位	合计			城市			农村		
	疾病名称	率（%）	构成（%）	疾病名称	率（%）	构成（%）	疾病名称	率（%）	构成（%）
1	循环系统疾病	25.7	44.4	循环系统疾病	26.6	50.3	循环系统疾病	25.3	42.1
2	肌肉、骨骼系统和结缔组织疾病	8.6	14.8	内分泌、营养和代谢疾病及免疫疾病	8.8	16.7	肌肉、骨骼系统和结缔组织疾病	10.0	16.6
3	内分泌、营养和代谢疾病及免疫疾病	6.6	11.5	肌肉、骨骼系统和结缔组织疾病	5.4	10.3	消化系统疾病	7.0	11.6
4	消化系统疾病	5.8	10.0	呼吸系统疾病	3.2	6.1	内分泌、营养和代谢疾病及免疫疾病	5.7	9.5
5	呼吸系统疾病	3.1	5.4	消化系统疾病	3.1	5.9	泌尿生殖系统疾病	3.5	5.8
6	泌尿生殖系统疾病	3.1	5.3	泌尿生殖系统疾病	2.1	4.0	呼吸系统疾病	3.1	5.1
7	神经系病	1.1	1.8	神经系病	1.0	1.9	神经系病	1.1	1.8
8	恶性肿瘤	0.6	1.1	精神病	0.5	1.0	恶性肿瘤	0.7	1.2
9	精神病	0.6	1.0	恶性肿瘤	0.4	0.8	传染病	0.7	1.1
10	传染病	0.5	0.9	皮肤和皮下组织疾病	0.3	0.7	精神病	0.6	1.0
合计		55.7	96.2		51.6	97.6		57.6	95.7

表 2-5-3　湖南省 15 岁及以上居民近半年内慢性病疾病别患病率及构成

顺位	合计			城市			农村		
	疾病名称	率（%）	构成（%）	疾病名称	率（%）	构成（%）	疾病名称	率（%）	构成（%）
1	高血压病	17.3	29.8	高血压病	19.6	37.0	高血压病	16.3	27.1
2	糖尿病	5.4	9.4	糖尿病	7.7	14.5	椎间盘疾病	5.9	9.9
3	椎间盘疾病	5.1	8.8	椎间盘疾病	3.2	6.1	脑血管病	4.7	7.7
4	脑血管病	3.6	6.2	其他类型心脏病[1]	2.1	4.0	糖尿病	4.5	7.4
5	急、慢性胃肠炎	2.5	4.4	其他缺血性心脏病[3]	1.7	3.1	急、慢性胃肠炎	3.0	5.0
6	其他运动系病[1]	2.0	3.5	急、慢性胃肠炎	1.4	2.7	其他运动系病[1]	2.5	4.1
7	其他类型心脏病[2]	1.9	3.3	其他循环系统疾病[4]	1.4	2.6	其他类型心脏病[2]	1.8	3.0
8	类风湿性关节炎	1.4	2.4	类风湿性关节炎	1.2	2.4	泌尿系统结石	1.6	2.6
9	泌尿系统结石	1.3	2.3	脑血管病	1.2	2.2	类风湿性关节炎	1.5	2.5
10	其他慢性阻塞性肺病（COPD，含慢支等）	1.3	2.3	其他慢性阻塞性肺病（COPD，含慢支等）	1.1	2.1	胆结石症和胆囊炎	1.4	2.4
合计		42.0	71.4		40.6	76.8		43.2	71.7

[1]：其他运动系病指除开类风湿性关节炎、椎间盘疾病、骨髓炎外的疾病；

[2]：其他类型心脏病指除开急性风湿热、慢性风湿性心脏病、心绞痛、急性心肌梗死、其他缺血性心脏病、肺原性心脏病外的心脏病；

[3]：其他缺血性心脏病指除开心绞痛和急性心肌梗死的缺血性心脏病；

[4]：其他循环系统疾病指除开急性风湿热、慢性风湿性心脏病、心绞痛、急性心肌梗死、其他缺血性心脏病、肺原性心脏病、其他类型心脏病、高血压病、脑血管病、下肢静脉曲张的疾病。

表 2-5-4　湖南省 15～34 岁居民近半年内慢性病系统别患病率及构成

顺位	合计			城市			农村		
	疾病名称	率（%）	构成（%）	疾病名称	率（%）	构成（%）	疾病名称	率（%）	构成（%）
1	消化系统疾病	2.1	21.4	呼吸系统疾病	1.1	17.2	消化系统疾病	2.8	23.1
2	泌尿生殖系统疾病	1.3	13.5	消化系统疾病	1.1	16.8	泌尿生殖系统疾病	2.0	16.5
3	肌肉、骨骼系统和结缔组织疾病	1.2	12.5	精神病	1.0	15.1	肌肉、骨骼系统和结缔组织疾病	1.6	12.9

续表 2-5-4

顺位	合计			城市			农村		
	疾病名称	率（%）	构成（%）	疾病名称	率（%）	构成（%）	疾病名称	率（%）	构成（%）
4	呼吸系统疾病	1.1	11.6	肌肉、骨骼系统和结缔组织疾病	0.7	11.4	呼吸系统疾病	1.2	9.6
5	精神病	1.0	10.2	循环系统疾病	0.6	9.7	精神病	1.0	8.5
6	传染病	0.5	4.7	内分泌、营养和代谢疾病及免疫疾病	0.5	8.3	传染病	0.7	6.0
7	循环系统疾病	0.5	4.7	泌尿生殖系统疾病	0.3	4.9	神经系病	0.4	3.6
8	内分泌、营养和代谢疾病及免疫疾病	0.4	3.6	皮肤和皮下组织疾病	0.2	3.5	良性、原位及动态未定肿瘤	0.4	3.5
9	神经系病	0.3	3.4	先天异常	0.2	3.2	循环系统疾病	0.4	2.9
10	先天异常	0.3	3.0	神经系病	0.2	2.9	先天异常	0.4	2.9
合计		8.7	88.6		6.0	92.9		10.9	89.6

表 2-5-5　湖南省 15～34 岁居民近半年内慢性病疾病别患病率及构成

顺位	合计			城市			农村		
	疾病名称	率（%）	构成（%）	疾病名称	率（%）	构成（%）	疾病名称	率（%）	构成（%）
1	椎间盘疾病	1.0	10.0	其他精神障碍[1]	0.8	12.3	急、慢性胃肠炎	1.4	11.2
2	急、慢性胃肠炎	0.9	9.0	高血压病	0.5	8.5	椎间盘疾病	1.3	10.7
3	泌尿系统结石	0.6	6.3	慢性肝病和肝硬变	0.5	8.3	其他泌尿系统疾病[2]	0.9	7.6
4	其他精神障碍[1]	0.6	6.1	椎间盘疾病	0.5	8.2	泌尿系统结石	0.9	7.1
5	其他泌尿系统疾病[2]	0.6	5.6	慢性咽、喉炎	0.4	6.2	其他精神障碍[1]	0.5	3.9
6	高血压病	0.4	4.4	泌尿系统结石	0.3	4.1	其他消化系统疾病[3]	0.5	3.8
7	慢性肝病和肝硬变	0.4	4.3	其他运动系病[4]	0.2	3.3	精神分裂症	0.4	3.5
8	其他消化系统疾病[3]	0.4	3.6	其他消化系统疾病[3]	0.2	3.2	胆结石症和胆囊炎	0.4	3.5

续表 2－5－5

顺位	合计 疾病名称	率（%）	构成（%）	城市 疾病名称	率（%）	构成（%）	农村 疾病名称	率（%）	构成（%）
9	慢性咽、喉炎	0.4	3.6	哮喘	0.2	3.2	乙型肝炎	0.4	3.2
10	精神分裂症	0.3	3.3	甲状腺功能亢进	0.2	3.1	高血压病	0.4	2.9
合计		5.5	56.2		3.9	60.3		7.0	57.4

[1]：其他精神障碍是指除开老年，老年前期器质性精神病、精神分裂症、抑郁症的其他精神疾病；

[2]：其他泌尿系统疾病是指除开肾炎和肾变病、肾盂炎和泌尿系统结石的其他泌尿系统疾病；

[3]：其他消化系统疾病是指除开牙齿疾患，其他口腔或唾液腺及颌疾病，急、慢性胃肠炎，消化性溃疡，阑尾疾病，腹腔疝，肠梗阻，慢性肝病和肝硬变，胆结石症、胆囊炎，其他消化系统疾病；

[4]：其他运动系病指除开类风湿性关节炎、椎间盘疾病、骨髓炎外的疾病。

表 2－5－6 湖南省 35～64 岁居民近半年内慢性病系统别患病率及构成

顺位	合计 疾病名称	率（%）	构成（%）	城市 疾病名称	率（%）	构成（%）	农村 疾病名称	率（%）	构成（%）
1	循环系统疾病	21.3	39.0	循环系统疾病	21.2	45.2	循环系统疾病	21.3	37.0
2	肌肉、骨骼系统和结缔组织疾病	9.1	16.7	内分泌、营养和代谢疾病及免疫疾病	7.6	16.2	肌肉、骨骼系统和结缔组织疾病	10.3	18.0
3	内分泌、营养和代谢疾病及免疫疾病	6.6	12.2	肌肉、骨骼系统和结缔组织疾病	6.0	12.8	消化系统疾病	7.8	13.5
4	消化系统疾病	6.5	11.9	呼吸系统疾病	3.4	7.3	内分泌、营养和代谢疾病及免疫疾病	6.2	10.8
5	泌尿生殖系统疾病	3.2	6.0	消化系统疾病	3.4	7.2	泌尿生殖系统疾病	3.8	6.6
6	呼吸系统疾病	2.8	5.1	泌尿生殖系统疾病	1.9	4.0	呼吸系统疾病	2.5	4.3
7	神经系病	0.8	1.4	神经系病	0.7	1.6	神经系病	0.8	1.4
8	恶性肿瘤	0.7	1.3	恶性肿瘤	0.6	1.2	恶性肿瘤	0.7	1.3
9	传染病	0.6	1.0	精神病	0.5	1.2	传染病	0.7	1.2
10	精神病	0.5	1.0	血液和造血器官疾病	0.3	0.7	良性、原位及动态未定肿瘤	0.6	1.1
合计		52.1	95.6		45.6	97.2		54.8	95.2

表 2-5-7　湖南省 35~64 岁居民近半年内慢性病疾病别患病率及构成

顺位	合计			城市			农村		
	疾病名称	率（%）	构成（%）	疾病名称	率（%）	构成（%）	疾病名称	率（%）	构成（%）
1	高血压病	14.6	26.9	高血压病	16.8	35.8	高血压病	13.8	23.9
2	椎间盘疾病	5.5	10.1	糖尿病	6.3	13.4	椎间盘疾病	6.2	10.8
3	糖尿病	5.1	9.3	椎间盘疾病	3.8	8.2	糖尿病	4.6	8.0
4	脑血管病	3.5	6.3	急、慢性胃肠炎	1.5	3.3	脑血管病	4.5	7.9
5	急、慢性胃肠炎	2.9	5.3	其他类型心脏病[2]	1.5	3.2	急、慢性胃肠炎	3.4	5.9
6	其他运动系病[1]	2.3	4.3	慢性咽、喉炎	1.2	2.6	其他运动系病[1]	2.9	5.0
7	泌尿系统结石	1.5	2.8	类风湿性关节炎	1.2	2.5	泌尿系统结石	1.8	3.2
8	消化性溃疡	1.3	2.4	其他缺血性心脏病[3]	1.0	2.2	消化性溃疡	1.7	2.9
9	其他类型心脏病[2]	1.2	2.3	其他慢性阻塞性肺病（COPD，含慢支等）	1.0	2.1	胆结石症和胆囊炎	1.3	2.3
10	胆结石症和胆囊炎	1.2	2.2	其他运动系病[1]	1.0	2.1	其他慢性阻塞性肺病（COPD，含慢支等）	1.2	2.1
合计		39.1	71.8		35.3	75.3		41.4	72.0

[1]：其他运动系病指除开类风湿性关节炎、椎间盘疾病、骨髓炎外的疾病；

[2]：其他类型心脏病指除开急性风湿热、慢性风湿性心脏病、心绞痛、急性心肌梗死、其他缺血性心脏病、肺源性心脏病外的心脏病；

[3]：其他缺血性心脏病指除开心绞痛和急性心肌梗死的缺血性心脏病。

表 2-5-8　湖南省 65 岁及以上居民近半年内慢性病系统别患病率及构成

顺位	合计			城市			农村		
	疾病名称	率（%）	构成（%）	疾病名称	率（%）	构成（%）	疾病名称	率（%）	构成（%）
1	循环系统疾病	52.5	54.2	循环系统疾病	62.6	57.8	循环系统疾病	48.4	52.5
2	肌肉、骨骼系统和结缔组织疾病	12.0	12.4	内分泌、营养和代谢疾病及免疫疾病	19.1	17.6	肌肉、骨骼系统和结缔组织疾病	13.6	14.8
3	内分泌、营养和代谢疾病及免疫疾病	10.7	11.0	肌肉、骨骼系统和结缔组织疾病	8.1	7.4	内分泌、营养和代谢疾病及免疫疾病	7.3	7.9

续表 2-5-8

顺位	合计			城市			农村		
	疾病名称	率（%）	构成（%）	疾病名称	率（%）	构成（%）	疾病名称	率（%）	构成（%）
4	消化系统疾病	6.3	6.5	呼吸系统疾病	4.7	4.3	消化系统疾病	7.1	7.7
5	呼吸系统疾病	5.3	5.5	消化系统疾病	4.3	4.0	呼吸系统疾病	5.6	6.0
6	泌尿生殖系统疾病	3.8	3.9	泌尿生殖系统疾病	4.2	3.9	泌尿生殖系统疾病	3.6	3.9
7	神经系病	2.2	2.3	神经系病	2.4	2.2	神经系病	2.1	2.3
8	恶性肿瘤	0.8	0.9	其他[1]	0.7	0.6	恶性肿瘤	1.0	1.1
9	眼及附器疾病	0.6	0.6	眼及附器疾病	0.6	0.6	眼及附器疾病	0.6	0.6
10	其他[1]	0.5	0.6	皮肤和皮下组织疾病	0.5	0.5	传染病	0.6	0.6
合计		94.7	97.9		107.1	98.9		89.9	97.5

[1]：其他指妊娠监护、绝育、为特殊治疗住院、个人和人群的检查以及其他原因。

表 2-5-9　湖南省 65 岁及以上居民近半年内慢性病疾病别患病率及构成

顺位	合计			城市			农村		
	疾病名称	率（%）	构成（%）	疾病名称	率（%）	构成（%）	疾病名称	率（%）	构成（%）
1	高血压病	34.4	35.6	高血压病	43.1	39.8	高血压病	31.0	33.6
2	糖尿病	9.7	10.0	糖尿病	17.6	16.2	椎间盘疾病	7.8	8.4
3	椎间盘疾病	6.7	6.9	其他类型心脏病[1]	5.6	5.2	脑血管病	7.4	8.1
4	脑血管病	6.2	6.4	其他缺血性心脏病[2]	4.6	4.3	糖尿病	6.6	7.1
5	其他类型心脏病[1]	4.8	5.0	其他循环系统疾病[4]	4.3	3.9	其他类型心脏病[1]	4.5	4.8
6	其他缺血性心脏病[2]	3.3	3.4	椎间盘疾病	4.1	3.8	类风湿性关节炎	3.1	3.3
7	类风湿性关节炎	2.9	3.0	脑血管病	3.1	2.9	急、慢性胃肠炎	2.9	3.1
8	急、慢性胃肠炎	2.7	2.8	类风湿性关节炎	2.5	2.3	其他缺血性心脏病[2]	2.8	3.0
9	其他慢性阻塞性肺病（COPD，含慢支等）	2.6	2.6	其他慢性阻塞性肺病（COPD，含慢支等）	2.4	2.2	其他运动系病[3]	2.7	2.9

续表 2-5-9

顺位	合计			城市			农村		
	疾病名称	率（%）	构成（%）	疾病名称	率（%）	构成（%）	疾病名称	率（%）	构成（%）
10	其他运动系病[3]	2.4	2.5	急、慢性胃肠炎	2.3	2.1	其他慢性阻塞性肺（COPD，含慢支等）	2.6	2.8
合计		75.7	78.2		89.6	82.7		71.3	77.3

[1]：其他类型心脏病指除开急性风湿热、慢性风湿性心脏病、心绞痛、急性心肌梗死、其他缺血性心脏病、肺源性心脏病的心脏病；

[2]：其他缺血性心脏病指除开心绞痛和急性心肌梗死的缺血性心脏病；

[3]：其他运动系病指除开类风湿性关节炎、椎间盘疾病、骨髓炎的疾病；

4：其他循环系统疾病指除开急性风湿热、慢性风湿性心脏病、心绞痛、急性心肌梗死、其他缺血性心脏病、肺源性心脏病、其他类型心脏病、高血压病、脑血管病、下肢静脉曲张的疾病。

第六节　高血压、糖尿病患病情况及影响因素

一、高血压患病情况及影响因素

（一）≥15 岁居民高血压患病率

本次调查对高血压患病的定义是指被调查者在调查前半年内自报患有被医生确诊的高血压病。

15～34 岁组仅有 12 例自报患有高血压，故本次报告主要分析 35 岁及以上被调查者的高血压患病率（表 2-6-1）。

表 2-6-1　湖南省 15 岁及以上居民高血压患病率

年龄组（岁）	调查人数（人）	患病人数	患病率（%）		χ^2	P
			率	95%置信区间		
合计	18383	3091	17.3	(15.3，19.3)		
15～34	3257	12	0.4	(0.2，0.7)	598.64	<0.01*
35～44	2370	83	3.4	(2.7，4.1)		
45～54	4552	544	13.4	(10.2，16.6)		
55～64	3865	926	22.3	(18.5，26.2)		
≥65	4339	1526	34.5	(30.6，38.3)		

*：$P<0.05$。

（二）≥35 岁居民高血压患病率及单变量分析

湖南省 35 岁及以上居民近半年内高血压患病率为 20.4%，95% 置信区间为 18.1% ~ 22.7%。

不同地区间高血压患病率差异有统计学意义($\chi^2 = 18.10$，$P < 0.05$)。

不同年龄间高血压患病率不同，最高的为 65 岁及以上居民(34.5%)，最低的为 35 ~ 44 岁居民(3.4%)($\chi^2 = 260.88$，$P < 0.05$)。随着年龄的升高，高血压患病率升高。

不同 BMI 值居民间高血压患病率不同，最高的为肥胖居民(30.4%)，最低的为偏瘦居民(14.7%)($\chi^2 = 155.14$，$P < 0.05$)。随着 BMI 的增加，高血压患病率升高。

不同性别、收入水平间高血压患病率的差异无统计学意义(表 2 - 6 - 2)。

表 2 - 6 - 2　湖南省 35 岁及以上居民近半年内高血压患病率

变量	调查人数	患病人次	高血压患病率(%)		χ^2	P
			率	95% 置信区间		
合计	15126	3079	20.4	(18.1, 22.7)		
地区					18.10	0.01 *
城市	7385	1688	24.4	(22.8, 25.9)		
农村	7741	1391	18.8	(15.9, 21.6)		
性别					2.23	0.14
男性	7415	1191	19.7	(17.5, 21.8)		
女性	7711	1345	21.1	(18.3, 23.8)		
年龄组(岁)					260.88	<0.01 *
35 ~ 44	2370	83	3.4	(2.7, 4.1)		
45 ~ 54	4552	544	13.4	(10.2, 16.6)		
55 ~ 64	3865	926	22.3	(18.5, 26.2)		
≥65	4339	1526	34.5	(30.6, 38.3)		
收入水平[1]					5.87	0.21
最低	3143	706	23.4	(18.3, 28.5)		
较低	3027	629	19.8	(15.8, 23.7)		
中等	3352	644	19.5	(17.5, 21.5)		
较高	2596	527	20.4	(17.3, 23.4)		
最高	2998	571	19.6	(16.6, 22.5)		
BMI 分级					155.14	<0.01 *
偏瘦	1474	210	14.7	(11.6, 17.8)		
正常	8614	1443	16.9	(15.1, 18.7)		

续表 2-6-1

变量	调查人数	患病人次	高血压患病率(%)		χ^2	P
			率	95%置信区间		
超重	4094	1107	26.7	(24.8, 28.7)		
肥胖	944	319	30.4	(22.3, 38.5)		

*: $P<0.05$;

[1]: 表示存在缺失值，故与调查的总例数略有出入。

(三)不同年龄组居民高血压患病的地区差异

对不同年龄组居民的高血压患病率进行比较，55~64 岁和 65 岁及以上居民间不同地区高血压患病率差异有统计学意义，城市地区的患病率均高于农村地区(表 2-6-3)。

表 2-6-3 湖南省 35 岁及以上居民近半年内高血压患病率的地区差异

年龄组(岁)	地区	调查人数	患病人数	高血压患病率(%)		χ^2	P
				率	95%置信区间		
35~44	城市	1433	51	3.9	(3.2, 4.6)	2.09	0.15
	农村	937	32	3.1	(2.1, 4.1)		
45~54	城市	2073	265	13.9	(10.6, 17.2)	0.06	0.80
	农村	2479	279	13.2	(9.0, 17.5)		
55~64	城市	1721	492	30.4	(28.1, 32.7)	13.61	0.01*
	农村	2144	434	19.4	(15.4, 23.4)		
≥65	城市	2158	880	43.1	(38.9, 47.3)	104.00	<0.01*
	农村	2181	646	31.0	(27.1, 34.9)		

*: $P<0.05$。

(四)多变量分析

在 35 岁及以上的高血压患者中，对其患病的影响因素进行的非条件 logistic 回归分析($\alpha=0.05$)，变量赋值见表 2-6-4。

分析结果显示：高血压患病与地区、年龄和 BMI 分级有关。

农村居民患高血压的风险是城市的 0.69 倍($OR=0.69$)。

35~44 岁、45~54 岁和 55~64 岁居民患高血压的风险分别是 65 岁及以上居民的 0.05、0.24 和 0.49 倍。

偏瘦、正常居民患高血压的风险分别是肥胖居民的 0.22 和 0.36 倍(表 2-6-5)。

表 2-6-4　高血压患病影响因素的赋值说明

变量名称	赋值说明
Y(是否患病)	是=1，否=0
X_1(地区)	农村=1，城市=-1(以城市为对照)
X_2(性别)	男性=1，女性=-1(以女性为对照)
X_3(年龄组)	X_{31}=35～44岁，X_{32}=45～54岁，X_{33}=55～64岁，X_{34}=≥65岁(以≥65岁为对照)
X_4(收入水平)	X_{41}=最低，X_{42}=较低，X_{43}=中等，X_{44}=较高，X_{45}=最高(以最高为对照)
X_5(*BMI*分级)	X_{51}=偏瘦，X_{52}=正常，X_{53}=超重，X_{54}=肥胖(以肥胖为对照)

表 2-6-5　高血压患病影响因素的非条件 logistic 回归结果

变量	b	S_b	$Wald\chi^2$	P	$\hat{OR}$	$\hat{OR}$的95%置信区间	
						下限	上限
常数项	0.48	0.27	3.17	0.08			
地区(以城市为对照)			14.30	0.01*			
农村	-0.37	0.10	14.30	0.01*	0.69	0.57	
年龄(以≥65岁为对照)			3780.93	<0.01*			
35～44岁	-2.95	0.06	2854.23	<0.01*	0.05	0.05	0.06
45～54岁	-1.43	0.14	100.07	<0.01*	0.24	0.18	0.32
55～64岁	-0.71	0.07	111.14	<0.01*	0.49	0.43	0.56
BMI值(以肥胖为对照)			450.90	<0.01*			
偏瘦	-1.53	0.17	78.98	<0.01*	0.22	0.16	0.30
正常	-1.03	0.19	30.90	<0.01*	0.36	0.25	0.51
超重	-0.27	0.20	1.90	0.17	0.76	0.52	1.12

*：$P<0.05$。

二、糖尿病患病情况及影响因素

(一)≥15岁居民糖尿病患病率

本次调查的糖尿病患病的定义是指被调查者在调查前半年内自报患有被医生确诊的糖尿病。

15~34 岁组有 4 例自报患有糖尿病，故本次报告主要分析 35 岁及以上调查者的糖尿病患病率(表 2-6-6)。

表 2-6-6　湖南省 15 岁及以上居民糖尿病患病率

年龄组(岁)	调查人数	患病人数	糖尿病患病率(%)		χ^2	P
			率	95%置信区间		
合计	18383	973	5.5	(4.2, 6.7)		
15~34	3257	4	0.1	(0, 0.2)	97.88	<0.01*
35~44	2370	39	1.7	(1.0, 2.4)		
45~54	4552	169	3.3	(1.5, 5.3)		
55~64	3865	318	9.0	(5.3, 12.7)		
≥65	4339	443	9.7	(7.4, 12.0)		

*：$P<0.05$。

(二) ≥35 岁居民糖尿病患病率及单变量分析

湖南省 35 岁及以上城乡居民自报经诊断的糖尿病患病率为 6.4%，95%置信区间为 5.0%~7.9%。

不同地区间糖尿病患病率不同，城市(9.5%)高于农村(5.2%)($\chi^2=14.23$, $P<0.05$)。

不同年龄间糖尿病患病率不同，最高的为 65 岁及以上居民(9.7%)，最低的为 35~44 岁居民(1.7%)($\chi^2=43.44$, $P<0.05$)。随着年龄的升高，糖尿病患病率升高。

不同 BMI 值、不同性别间糖尿病患病率的差异无统计学意义(表 2-6-7)。

表 2-6-7　湖南省 35 岁及以上居民糖尿病患病率

变量	调查人数	患病人数	糖尿病患病率(%)		χ^2	P
			率	95%置信区间		
合计	15126	969	6.4	(5.0, 7.9)		
地区					14.23	<0.01*
城市	7385	627	9.5	(8.2, 10.9)		
农村	7741	342	5.2	(3.3, 7.0)		
性别					0.21	0.65
男性	7415	420	6.2	(4.4, 8.1)		
女性	7711	549	6.6	(5.1, 8.2)		
年龄组(岁)					43.44	<0.01*
35~44	2370	39	1.7	(1.0, 2.4)		

续表 2－6－7

变量	调查人数	患病人数	糖尿病患病率(%)		χ^2	P
			率	95%置信区间		
45～54	4552	169	3.3	(1.5, 5.2)		
55～64	3865	318	9.0	(5.3, 12.7)		
≥65	4339	443	9.7	(7.4, 12.0)		
BMI 分级					5.39	0.15
偏瘦	1474	58	3.7	(1.2, 6.3)		
正常	8614	443	5.9	(3.9, 7.9)		
超重	4094	361	7.9	(6.1, 9.7)		
肥胖	944	107	8.3	(1.7, 15.0)		

*：$P<0.05$。

(三)不同年龄组糖尿病患病率的地区差异

对不同年龄组居民糖尿病患病率进行比较，45～54 和 65 岁以上年龄组居民间城乡糖尿病患病率的差异有统计学意义。除 35～44 岁年龄组外，其他年龄组城市患病率均高于农村(表 2－6－8)。

表 2－6－8　湖南省 35 岁及以上居民不同年龄组糖尿病患病率

年龄组(岁)	地区	调查人数	患病人数	糖尿病患病率(%)		χ^2	P
				率	95%置信区间		
35～44	城市	1433	20	1.1	(0.2, 2.0)	2.74	0.10
	农村	937	19	2.1	(1.2, 2.9)		
45～54	城市	2073	97	6.1	(3.3, 8.8)	272.20	<0.01*
	农村	2479	72	2.3	(0.9, 3.8)		
55～64	城市	1721	195	10.7	(7.8, 10.6)	0.56	0.45
	农村	2144	123	8.4	(3.3, 14.5)		
≥65	城市	2158	315	17.6	(15.1, 20.0)	18.90	<0.01*
	农村	2181	128	6.6	(4.9, 8.3)		

*：$P<0.05$。

(四)多变量分析

在 35 岁及以上的糖尿病患者中，对其患病的影响因素进行非条件 logistic 回归分析($\alpha=0.05$)，变量赋值见表 2－6－9。

分析结果显示：糖尿病患病与地区、年龄有关。

农村居民患糖尿病的风险是城市居民的 0.50 倍（$OR=0.38$）。

35～44 岁、45～54 岁居民患糖尿病的风险是 65 岁及以上居民的 0.13 和 0.28 倍（表 2-6-10）。

表 2-6-9 城乡居民糖尿病患病影响因素的赋值说明

变量名称	赋值说明
Y（是否患病）	是=1，否=0
X_1（地区）	农村=1，城市=-1（以城市为对照）
X_2（性别）	男性=1，女性=-1（以女性为对照）
X_3（年龄组）	X_{31}=35～44 岁，X_{32}=45～54 岁，X_{33}=55～64 岁，X_{34}=≥65 岁（以≥65 岁为对照）
X_4（BMI 分级）	X_{41}=偏瘦，X_{42}=正常，X_{43}=超重，X_{44}=肥胖（以肥胖为对照）

表 2-6-10 城乡居民糖尿病患病影响因素的非条件 logistic 回归结果

变量	b	S_b	$Wald\chi^2$	P	$\hat{OR}$	$\hat{OR}$的 95% 置信区间	
						下限	上限
常数项	-1.04	0.34	9.25	<0.01*			
地区（以城市为对照）			23.17	<0.01*			
农村	-0.69	0.14	23.17	<0.01*	0.50	0.38	0.67
年龄（以≥65 岁为对照）			220.02	<0.01*			
35～44 岁	-2.01	0.25	66.98	<0.01*	0.13	0.08	0.22
45～54 岁	-1.26	0.17	58.34	<0.01*	0.28	0.21	0.39
≥65 岁	-0.15	0.22	0.49	0.49	0.86	0.56	1.32

*：$P<0.05$。

第七节 2013 年与 2018 年卫生服务需求主要指标比较

一、两周患病率变化情况

（一）两周患病率概况

2018 年卫生服务调查中两周患病的定义在 2013 年的基础上增加了“通过网络咨询过医生（必须咨询的是具有执业资格的正规医生，不包括个人通过各类搜索引擎，直接搜索得到、未经正规医生审核的疾病诊治信息）”，该定义的变化可影响2013年与2018年两周患病情况的比较。

本次家庭健康询问调查，城市居民的两周患病率（33.8%）较2013年（23.0%）显著升高，农村居民两周患病率（33.1%）较2013年（22.8%）显著升高。

2018年女性两周患病率（35.2%）高于男性（31.4%），2013年不同性别间两周患病率的差异无统计学意义。

2018年65岁及以上年龄组在各年龄组中患病率最高（62.7%），与2013年一致，患病率最低为5~24岁年龄组（10.3%），2013年患病率最低为5~24岁年龄组（3.8%）。

2018年中等收入水平组患病率最低（29.7%），收入水平最低和最高组的患病率最高（36.3%），2013年不同收入水平间两周患病率的差异无统计学意义（图2-7-1、表2-7-1）。

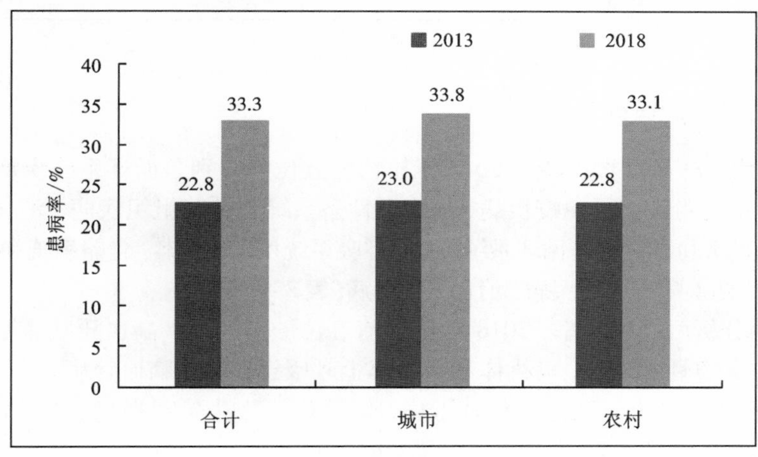

图2-7-1　2013年与2018年调查人口两周患病率

表2-7-1　2013年和2018年湖南省居民两周患病率概况

变量	2018年		2013年	
	两周患病率	95%置信区间	两周患病率	95%置信区间
合计	33.3	(28.7, 37.9)	22.8	(16.3, 29.4)
性别				
男性	31.4	(27.1, 35.7)	21.7	(14.3, 29.1)
女性	35.2	(30.2, 40.1)	24.0	(18.0, 29.9)
年龄组(岁)				
<5	20.0	(13.4, 26.6)	5.5	(1.0, 9.9)
5~24	10.3	(7.1, 13.5)	3.8	(0.5, 7.0)
25~44	15.5	(13.3, 17.8)	10.4	(6.2, 14.7)

续表 2-7-1

变量	2018 年		2013 年	
	两周患病率	95% 置信区间	两周患病率	95% 置信区间
45～64	38.4	(33.0, 43.8)	31.5	(22.1, 41.0)
≥65	62.7	(56.8, 68.6)	54.3	(40.7, 67.9)
收入水平				
最低	36.3	(30.1, 42.5)	27.2	(20.6, 33.9)
较低	33.1	(28.1, 38.1)	23.2	(15.2, 31.2)
中等	29.7	(26.7, 32.7)	20.9	(16.0, 25.8)
较高	31.2	(26.7, 35.7)	21.9	(14.8, 29.0)
最高	36.3	(26.2, 46.4)	22.4	(13.3, 31.4)

(二)两周患病的疾病构成

按照疾病系统分析两周患病率，2018 年排在前五位的分别是循环系统疾病，呼吸系统疾病，内分泌、营养代谢疾病及免疫疾病，肌肉、骨骼系统和结缔组织疾病，消化系统疾病。

2013 年排在前五位的分别是循环系统疾病，呼吸系统疾病，肌肉、骨骼系统和结缔组织疾病，内分泌、营养和代谢疾病及免疫疾病，消化系统疾病(表 2-7-2)。

按照疾病别分析两周患病率，2018 年处于前五位的分别是：高血压病，糖尿病，急性鼻咽炎(普通感冒)，急性咽、喉、扁桃体和气管等上呼吸道感染，脑血管病。

2013 年处于前五位的分别是：高血压病，糖尿病，急性鼻咽炎(普通感冒)，椎间盘疾病，急、慢性胃肠炎(表 2-7-3)。

表 2-7-2　2013 年和 2018 年湖南省居民疾病系统别两周患病率及构成

顺位	2018 年			2013 年		
	疾病名称	率(%)	构成(%)	疾病名称	率(%)	构成(%)
1	循环系统疾病	13.0	39.0	循环系统疾病	10.1	44.2
2	呼吸系统疾病	6.0	18.1	呼吸系统疾病	3.4	14.8
3	内分泌、营养代谢疾病及免疫疾病	3.6	10.8	肌肉、骨骼系统和结缔组织疾病	2.3	10.2
4	肌肉、骨骼系统和结缔组织疾病	3.1	9.4	内分泌、营养和代谢疾病及免疫疾病	2.1	9.0
5	消化系统疾病	2.5	7.6	消化系统疾病	1.7	7.5
6	泌尿生殖系统疾病	1.4	4.3	泌尿生殖系统疾病	0.9	4.0

续表 2-7-2

顺位	2018 年			2013 年		
	疾病名称	率（%）	构成（%）	疾病名称	率（%）	构成（%）
7	其他[1]	0.8	2.5	损伤和中毒	0.5	2.2
8	皮肤和皮下疾病	0.6	1.7	精神病	0.3	1.4
9	神经系病	0.5	1.4	神经系病	0.3	1.1
10	损伤和中毒	0.4	1.2	其他[1]	0.2	0.9
合计		32.0	96.0		21.7	95.1

[1]：其他指妊娠监护、绝育、为特殊治疗住院、个人和人群的检查以及其他原因。

表 2-7-3 2013 年和 2018 年湖南省居民疾病别两周患病率及构成

顺位	2018 年			2013 年		
	疾病名称	率（%）	构成（%）	疾病名称	率（%）	构成（%）
1	高血压病	10.0	30.0	高血压病	8.3	36.4
2	糖尿病	3.1	9.3	糖尿病	1.9	8.5
3	急性鼻咽炎（普通感冒）	2.2	6.5	急性鼻咽炎（普通感冒）	1.7	7.2
4	急性咽、喉扁桃体和气管等上呼吸道感染	1.7	5.1	椎间盘疾病	1.1	4.6
5	脑血管病	1.4	4.1	急、慢性胃肠炎	0.8	3.6
6	椎间盘疾病	1.3	4.0	急性咽、喉、扁桃体和气管等上呼吸道感染	0.8	3.4
7	其他运动系病[2]	1.2	3.5	其他运动系病[2]	0.7	3.2
8	流行病感冒	1.1	3.3	脑血管病	0.7	3.0
9	其他类型心脏病[1]	0.7	2.1	类风湿性关节炎	0.5	2.3
10	类风湿性关节炎	0.6	1.9	其他缺血性心脏病[3]	0.4	1.6
合计		23.2	69.8		16.9	73.9

[1]：其他类型心脏病指除开急性风湿热、慢性风湿性心脏病、心绞痛、急性心肌梗死、其他缺血性心脏病、肺源性心脏病的心脏病；

[2]：其他运动系病指除开类风湿性关节炎、椎间盘疾病、骨髓炎的疾病；

[3]：其他缺血性心脏病指除开心绞痛和急性心肌梗死的缺血性心脏病。

二、两周患病天数及所致卧床、休工变化情况

（一）两周患病天数

2018 年湖南省居民平均两周患病天数为 2.8 天，2013 年平均两周患病天数为 2.6 天（图 2－7－2）。

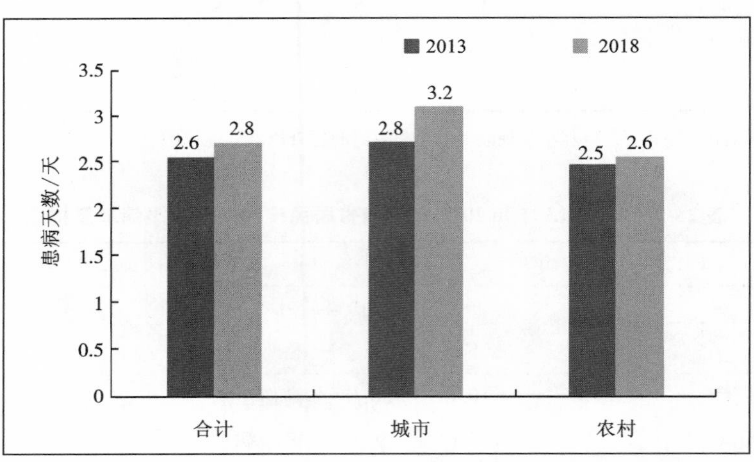

图 2－7－2　2013 年与 2018 年湖南省居民平均两周患病天数

（二）两周患病所致卧床率

2018 年两周患病所致卧床率为 3.5%，2013 年两周患病所致卧床率为 3.0%（图 2－7－3）。

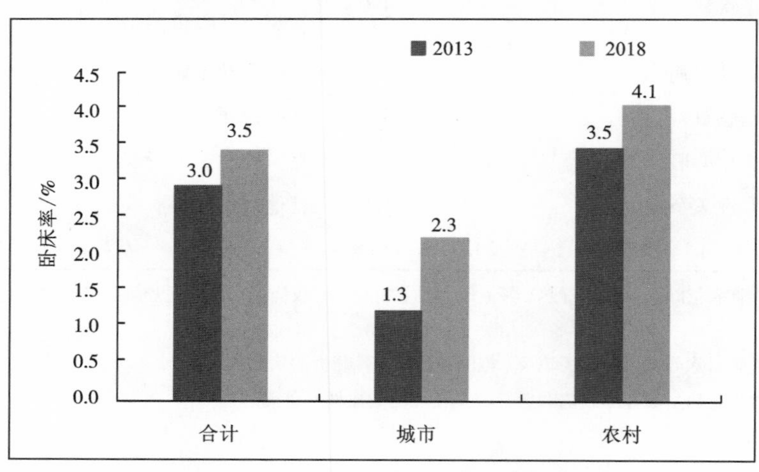

图 2－7－3　2013 年与 2018 年湖南省居民两周患病所致卧床率

（三）两周患病所致休工率

2018 年 15 岁及以上在业居民中，两周患病所致休工率为 1.1%；2013 年两周患病所致休工率为 5.5%（图 2－7－4）。

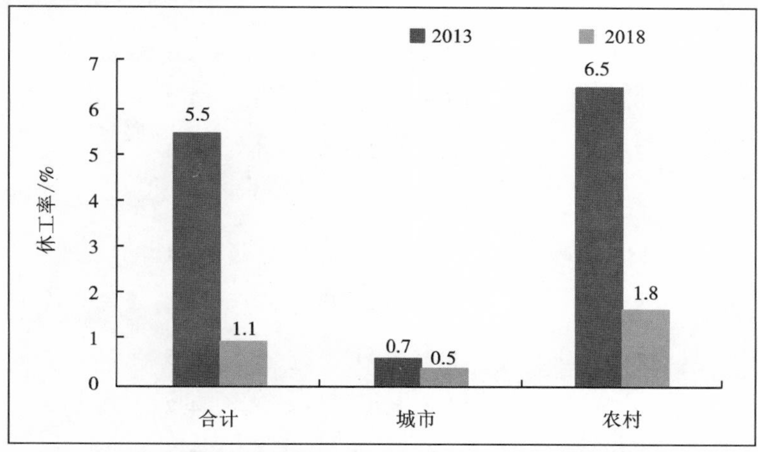

图 2－7－4 2013 年与 2018 年湖南省居民两周患病所致休工率

三、两周发病率变化情况

2018 年与 2013 年相比，本次家庭健康询问调查人口中城市、农村居民的两周发病率均升高。2018 年农村居民的两周发病率远高于城市居民，与 2013 年一致。

不同年龄组间两周发病率不同，2018 年 25～44 岁组发病率最低（6.3%），5 岁以下年龄组发病率最高（18.4%）；2013 年 5～24 岁组发病率最低（3.4%），65 岁及以上年龄组发病率最高（5.6%）。

2013 年和 2018 年不同性别、收入水平间两周发病率的差异均无统计学意义（图2－7－5、表 2－7－4）。

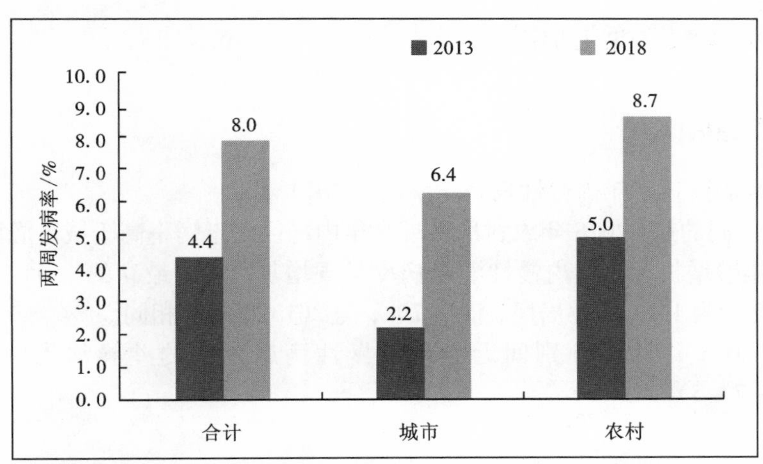

图 2－7－5 2013 年与 2018 年湖南省居民调查人口两周发病率

表 2-7-4　2013 年和 2018 年湖南省居民两周发病率概况

变量	2018 年		2013 年	
	两周发病率	95% 置信区间	两周发病率	95% 置信区间
合计	8.0	(6.5, 9.4)	4.4	(2.0, 6.7)
性别				
男性	8.0	(6.3, 9.7)	4.3	(1.7, 6.9)
女性	7.9	(6.7, 9.2)	4.4	(2.2, 6.7)
年龄组(岁)				
<5	18.4	(11.9, 24.9)	5.4	(0.9, 9.8)
5~24	8.1	(5.7, 10.4)	3.4	(0.3, 6.5)
25~44	6.3	(5.3, 7.4)	3.5	(1.7, 5.4)
45~64	6.7	(5.4, 8.0)	4.7	(2.4, 7.0)
≥65	8.4	(5.5, 11.3)	5.6	(3.4, 7.8)
收入水平				
最低	9.3	(5.7, 12.8)	5.2	(4.1, 6.4)
较低	9.2	(6.9, 11.5)	4.3	(1.5, 7.0)
中等	7.0	(5.8, 8.2)	3.6	(1.8, 5.4)
较高	7.3	(5.8, 8.8)	4.2	(1.5, 7.0)
最高	7.4	(5.4, 9.4)	4.6	(1.3, 7.9)

四、慢性病患病率变化情况

(一)慢性病患病概况

2018 年城乡居民近半年内慢性病患病率高于 2013 年。

与 2013 年不同的是，2018 年农村居民近半年内慢性病患病率高于城市居民。

2018 年随年龄增长近半年内慢性病患病率呈现增加趋势，最高的为 65 岁及以上居民，达 96.8%，最低的为 15~24 岁居民，仅 6.7%，与 2013 年趋势相同。

2013 年和 2018 年不同性别间近半年内慢性病患病率的差异均无统计学意义(图 2-7-6、表 2-7-5)。

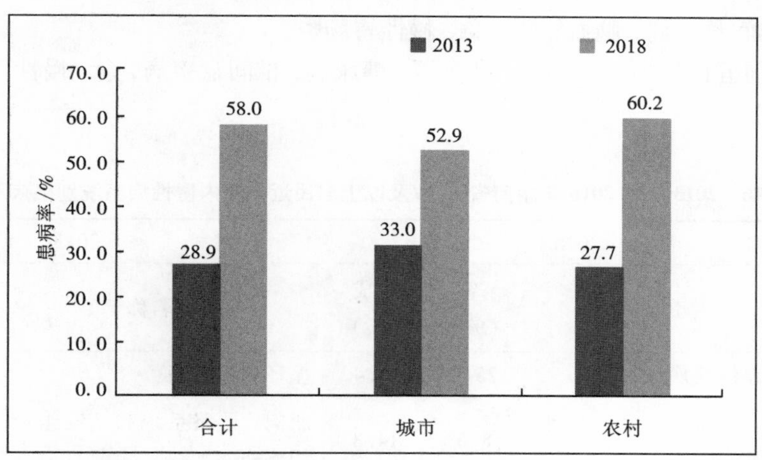

图 2-7-6　2013 年与 2018 年湖南省居民慢性病患病率

表 2-7-5　2013 年和 2018 年湖南省居民慢性病患病率概况

变量	2018 年		2013 年	
	慢性病患病率	95%置信区间	慢性病患病率	95%置信区间
合计	58.0	(50.2, 65.8)	28.9	(23.8, 34.1)
性别				
男性	56.7	(49.2, 64.3)	28.3	(22.5, 34.0)
女性	59.1	(51.0, 67.3)	29.6	(24.5, 34.6)
年龄组(岁)				
15~24	6.7	(1.5, 11.9)	0.8	(0.3, 1.3)
25~34	11.3	(8.7, 14.0)	4.9	(3.9, 5.9)
35~44	23.7	(19.9, 27.4)	13.0	(9.0, 17.0)
45~54	50.6	(39.1, 62.1)	25.4	(18.7, 32.2)
55~64	76.1	(63.3, 88.9)	43.5	(36.7, 50.3)
≥65	96.8	(89.2, 104.4)	59.8	(49.0, 70.6)

(二)慢性病患病的疾病构成

2018 年湖南省 15 岁及以上居民近半年内慢性病患病率居前五位的疾病系统依次是：循环系统疾病，肌肉、骨骼系统和结缔组织疾病，内分泌、营养和代谢疾病及免疫疾病，消化系统疾病，呼吸系统疾病。

2013 年居前五位的疾病系统依次是：循环系统疾病，肌肉、骨骼系统和结缔组织系统疾病，内分泌、营养和代谢疾病及免疫系统疾病，消化系统疾病，泌尿生殖系统疾病(表 2-7-6)。

2018 年湖南省 15 岁及以上居民近半年内慢性病患病率居前五位的疾病分别是：高血压病，糖尿病，椎间盘疾病，脑血管病，急、慢性胃肠炎。

2013 年居前五位的疾病分别是：高血压，糖尿病，椎间盘疾病，急、慢性胃肠炎，脑血管病（表 2－7－7）。

表 2－7－6　2013 年和 2018 年湖南省 15 岁及以上居民近半年内慢性病系统别患病率及构成

顺位	2018			2013		
	疾病名称	率（%）	构成（%）	疾病名称	率（%）	构成（%）
1	循环系统疾病	25.7	44.4	循环系统疾病	15.2	52.4
2	肌肉、骨骼系统和结缔组织疾病	8.6	14.8	肌肉、骨骼系统和结缔组织疾病	3.8	13.1
3	内分泌、营养和代谢疾病及免疫疾病	6.6	11.5	内分泌、营养和代谢疾病及免疫疾病	2.9	10.1
4	消化系统疾病	5.8	10.0	消化系统疾病	2.6	9.1
5	呼吸系统疾病	3.1	5.4	泌尿生殖系统疾病	1.3	4.5
6	泌尿生殖系统疾病	3.1	5.3	呼吸系统疾病	1.3	4.5
7	神经系病	1.1	1.8	精神病	0.5	1.6
8	恶性肿瘤	0.6	1.1	神经系病	0.4	1.5
9	精神病	0.6	1.0	恶性肿瘤	0.3	1.1
10	传染病	0.5	0.9	眼及附器疾病	0.2	0.7
合计		55.7	96.2		28.5	98.7

表 2－7－7　2013 年和 2018 年湖南省 15 岁及以上居民近半年内慢性病疾病别患病率及构成

顺位	2018			2013		
	疾病名称	率（%）	构成（%）	疾病名称	率（%）	构成（%）
1	高血压病	17.3	29.8	高血压病	11.9	41.2
2	糖尿病	5.4	9.4	糖尿病	2.7	9.3
3	椎间盘疾病	5.1	8.8	椎间盘疾病	1.9	6.6
4	脑血管病	3.6	6.2	急、慢性胃肠炎	1.2	4.2
5	急、慢性胃肠炎	2.5	4.4	脑血管病	1.2	4.0
6	其他运动系病[1]	2.0	3.5	其他运动系病[1]	1.0	3.5
7	其他类型心脏病[2]	1.9	3.3	类风湿性关节炎	0.9	3.1
8	类风湿性关节炎	1.4	2.4	其他慢性阻塞性肺病（COPD，含慢支等）	0.8	2.7

续表 2-7-7

顺位	2018			2013		
	疾病名称	率（%）	构成（%）	疾病名称	率（%）	构成（%）
9	泌尿系统结石	1.3	2.3	其他类型心脏病[2]	0.7	2.4
10	其他慢性阻塞性肺病（COPD，含慢支等）	1.3	2.3	其他缺血性心脏病	0.7	2.3
合计		42.0	71.4		22.9	79.1

[1]：其他运动系病指除开类风湿性关节炎、椎间盘疾病、骨髓炎外的疾病；

[2]：其他类型心脏病指除开急性风湿热、慢性风湿性心脏病、心绞痛、急性心肌梗死、其他缺血性心脏病、肺源性心脏病外的心脏病。

（三）高血压患病概况

2018 年湖南省 35 岁及以上居民近半年内高血压患病率为 20.4%，95% 置信区间为 18.1% ~22.7%。

2013 年湖南省 35 岁及以上居民近半年内高血压患病率为 15.10%，95% 置信区间为 12.60% ~17.60%（图 2-7-7）。

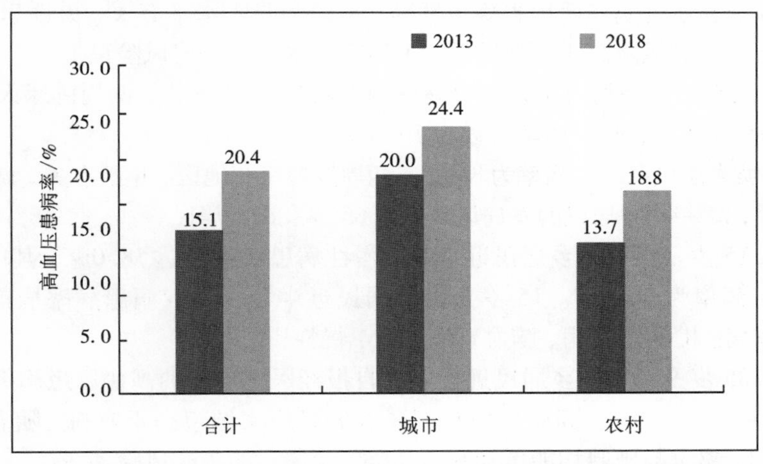

图 2-7-7　2013 年与 2018 年湖南省 35 岁及以上居民近半年内高血压患病率

（四）糖尿病患病概况

2018 年湖南省 35 岁及以上城乡居民自报经诊断的糖尿病患病率为 6.4%，95% 置信区间为 5.0% ~7.9%。

2013 年湖南省 35 岁及以上城乡居民自报经诊断的糖尿病患病率为3.4%，95% 置信区间为 2.2% ~4.6%。

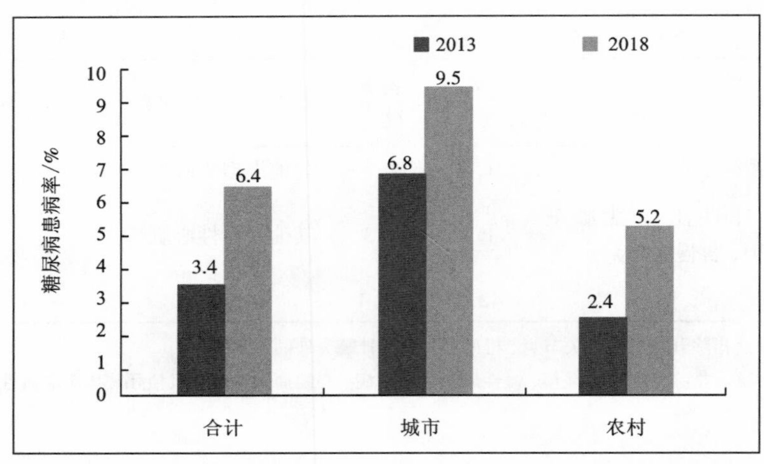

图 2-7-8　2013 年与 2018 年湖南省 35 岁及以上居民近半年内糖尿病患病率

本章小结

(1)湖南省城乡居民两周患病率为 33.3%，其中 71.8% 为慢性病持续到两周内，处于前五位的疾病分别是：高血压病，糖尿病，急性鼻咽炎(普通感冒)，急性咽、喉扁桃体和气管等上呼吸道感染，脑血管病。两周患病与性别、年龄和收入水平有关，男性患病的风险低于女性，高年龄组的患病风险高于低年龄组，中等收入水平组患病风险最低。

(2)湖南省城乡居民平均每千人口两周患病天数为 2781.8 天，两周卧床天数为 35.3 天，两周休工天数为 13.8 天，两周休学天数为 10.0 天。

(3)湖南省城乡居民两周发病率为 8.0%，两周发病率与地区、年龄有关，城市居民发病风险低于农村居民，25～44 岁居民的发病风险低于 65 岁及以上居民。

(4)湖南省 15 岁及以上城乡居民近半年内慢性病患病率高达 58.0%，其中 65 岁及以上年龄组居民的患病率为 96.8%。15 岁及以上居民近半年内慢性病患病率居前五位疾病是：高血压病、糖尿病、椎间盘疾病、脑血管病和急、慢性胃肠炎。

(5)湖南省 35 岁及以上城乡居民近半年内自报经医生诊断的高血压患病率、糖尿病的患病率分别为 20.4% 和 6.4%。高血压病和糖尿病的患病率城市高于农村，随着年龄的增长，患病率不断增加，超重与肥胖均能增加高血压病、糖尿病的患病风险。

第三章

卫生服务利用及影响因素

卫生服务利用主要包括两周就诊及自我医疗情况、住院情况及高血压糖尿病治疗情况，本章将着重从两周患病就诊、自我医疗以及住院情况三个方面探讨卫生服务利用的现状及其影响因素。

第一节　两周就诊率及就诊疾病的构成

一、两周就诊率

两周就诊率 = 调查居民中两周内因病或身体不适寻求各级医疗机构治疗服务的人次数/调查总人数×100%。

本次调查有效人数共 22530 人，其中有 3799 人次就诊，两周就诊率为18.6%，95%置信区间为 16.3% ~21.0%。

不同年龄组间两周就诊率不同 65 岁及以上居民的两周就诊率最高(27.7%)，最低的为 5 ~24 岁居民(8.4%)(χ^2 =20.41，P <0.05)。

不同收入水平间两周就诊率不同，最低收入水平居民的两周就诊率最高(21.0%)，最低的为中等收入水平居民(16.5%)(χ^2 =11.31，P <0.05)。

不同地区、性别间两周就诊率的差异无统计学意义(表 3 -1 -1)。

二、不同类型的两周就诊构成

本次调查居民中，共有 3799 例两周患者就诊，其中慢性病持续到两周内所占比例最大，达 75.3%，其次为两周内新发(21.3%)，急性病两周前开始所占比例最低，仅 3.5%。

不同收入水平居民间的两周就诊构成比不同，慢性病持续到两周内在最高收入水平居民中占比最高为 77.9%，在较高收入水平居民中占比最低为 72.8%；两周内新发在较高收入水平居民中占比最高为23.7%，在最高收入水平居民中占比最低为 18.7%。

不同地区、不同性别、年龄居民间的两周就诊构成比较接近(表 3 -1 -1)。

三、两周就诊的疾病构成

(一)调查居民两周就诊疾病构成

按照疾病系统别分析两周就诊率，前五类疾病依次是呼吸系统疾病，循环系统疾病，肌肉、骨骼系统和结缔组织疾病，消化系统疾病，泌尿生殖系统疾病，五类疾病占就诊总人次数的77.6%(表3-1-2)。

按照疾病别分析两周就诊率，前五位的疾病分别是：高血压病，急性鼻咽炎(普通感冒)，急性咽、喉、扁桃体和气管等上呼吸道感染，糖尿病，椎间盘疾病(表3-1-3)。

城市因高血压病、急性鼻咽炎(普通感冒)和糖尿病就诊的比例较大，而农村因高血压病，急性鼻咽炎(普通感冒)，急性咽、喉、扁桃体和气管等上呼吸道感染就诊的比例较大(表3-1-3)。

(二)不同年龄组居民两周就诊疾病构成

1.5岁以下居民

5岁以下居民以呼吸系统疾病为主，占80.6%，就诊疾病以急性鼻咽炎(普通感冒)为主，占33.2%(表3-1-4、表3-1-5)。

2.5~24岁居民

5~24岁居民以呼吸系统疾病为主，占58.1%，就诊疾病以急性咽、喉、扁桃体和气管等上呼吸道感染为主，占22.3%(表3-1-6、表3-1-7)。

3.25~64岁居民

25~64岁居民以循环系统疾病为主，占19.8%，就诊疾病以高血压病为主，占14.9%(表3-1-8、表3-1-9)。

4.65岁及以上居民

65岁及以上居民以循环系统疾病为主，占39.0%，就诊疾病以高血压病为主，占27.3%(表3-1-10、表3-1-11)。

表3-1-1 湖南省居民两周就诊概况

变量	调查人数	就诊人次	两周患病类别构成(%)			两周就诊率(%)		χ^2	P
			两周内新发	急性病两周前开始发病	慢性病持续到两周内	率	95%置信区间		
合计	22530	3799	21.3	3.5	75.3	18.6	(16.3, 21.0)		
地区								1.68	0.20
城市	11404	1724	21.8	3.7	74.6	16.2	(11.6, 20.8)		
农村	11126	2075	20.2	3.0	76.8	19.7	(16.9, 22.4)		
性别								3.45	0.06

续表 3-1-1

变量	调查人数	就诊人次	两周患病类别构成(%)			两周就诊率(%)		χ^2	P
			两周内新发	急性病两周前开始发病	慢性病持续到两周内	率	95%置信区间		
男性	11219	1850	20.9	3.7	75.4	19.0	(16.7, 21.3)		
女性	11311	1949	21.7	3.2	75.1	18.3	(15.4, 21.2)		
年龄组(岁)								20.41	<0.01*
<5	1444	304	19.1	5.7	75.3	22.0	(14.8, 29.3)		
5~24	3781	265	22.1	3.3	74.6	8.4	(5.6, 11.3)		
25~44	4549	441	20.7	3.8	75.5	10.8	(8.6, 13.0)		
45~64	8417	1574	22.0	2.9	75.1	21.4	(18.2, 24.6)		
≥65	4339	1215	20.9	3.4	75.8	27.7	(18.8, 36.7)		
收入水平[1]								11.31	<0.05
最低	4660	873	21.7	3.3	75.1	21.0	(18.1, 24.0)		
较低	4773	867	20.0	4.0	76.0	20.7	(17.9, 23.5)		
中等	5278	861	22.0	3.2	74.8	16.5	(13.3, 19.8)		
较高	3737	597	23.7	3.5	72.8	18.3	(10.5, 26.2)		
最高	4061	596	18.7	3.4	77.9	17.5	(14.4, 20.6)		

*：$P<0.05$；

[1]：由于存在缺失，亚组合计不等于总调查人数。

表 3-1-2　湖南省居民疾病系统别两周就诊率及构成

顺位	合计			城市			农村		
	疾病名称	率(%)	构成(%)	疾病名称	率(%)	构成(%)	疾病名称	率(%)	构成(%)
1	呼吸系统疾病	4.1	24.2	循环系统疾病	3.7	24.5	呼吸系统疾病	4.5	24.2
2	循环系统疾病	3.9	23.1	呼吸系统疾病	3.7	24.2	循环系统疾病	4.1	21.9
3	肌肉、骨骼系统和结缔组织疾病	2.2	12.8	肌肉、骨骼系统和结缔组织疾病	1.7	11.1	肌肉、骨骼系统和结缔组织疾病	2.7	14.3
4	消化系统疾病	1.8	10.5	消化系统疾病	1.4	9.2	消化系统疾病	2.2	11.6
5	泌尿生殖系统疾病	1.2	7.0	内分泌、营养和代谢疾病及免疫疾病	1.2	7.8	泌尿生殖系统疾病	1.3	7.1
6	内分泌、营养和代谢疾病及免疫疾病	1.1	6.6	泌尿生殖系统疾病	1.0	6.8	内分泌、营养和代谢疾病及免疫疾病	1.0	5.5
7	其他[1]	0.7	3.9	其他[1]	0.5	3.5	其他[1]	0.8	4.2
8	皮肤和皮下组织疾病	0.5	3.0	损伤和中毒	0.5	3.0	皮肤和皮下组织疾病	0.6	3.2

续表 3-1-2

顺位	合计			城市			农村		
	疾病名称	率（%）	构成（%）	疾病名称	率（%）	构成（%）	疾病名称	率（%）	构成（%）
9	损伤和中毒	0.5	2.8	皮肤和皮下组织疾病	0.4	2.8	损伤和中毒	0.5	2.7
10	神经系病	0.3	1.8	神经系病	0.4	2.7	神经系病	0.2	1.1
合计		16.3	95.7		14.5	95.6		17.9	95.8

[1]：其他指妊娠监护、绝育、为特殊治疗住院、个人和人群的检查以及其他原因。

表 3-1-3　湖南省居民疾病别两周就诊率及构成

顺位	合计			城市			农村		
	疾病名称	率（%）	构成（%）	疾病名称	率（%）	构成（%）	疾病名称	率（%）	构成（%）
1	高血压病	2.8	16.7	高血压病	2.7	17.6	高血压病	3.0	16
2	急性鼻咽炎（普通感冒）	1.6	9.5	急性鼻咽炎（普通感冒）	1.2	7.9	急性鼻咽炎(普通感冒）	2.0	10.8
3	急性咽、喉、扁桃体和气管等上呼吸道感染	1.1	6.5	糖尿病	1.1	7.0	急性咽、喉、扁桃体和气管等上呼吸道感染	1.3	6.7
4	糖尿病	1.0	5.8	急性咽、喉、扁桃体和气管等上呼吸道感染	0.9	6.2	椎间盘疾病	1.1	5.9
5	椎间盘疾病	0.9	5.4	流行性感冒	0.8	5.3	其他运动系病[1]	1.0	5.4
6	其他运动系病[1]	0.9	5.2	其他运动系病[1]	0.7	4.9	急、慢性胃肠炎	1.0	5.3
7	急、慢性胃肠炎	0.8	4.8	椎间盘疾病	0.7	4.7	糖尿病	0.9	4.8
8	流行性感冒	0.7	3.9	急、慢性胃肠炎	0.6	4.2	其他原因	0.7	3.5
9	其他原因	0.5	3.2	其他原因	0.4	2.8	脑血管病	0.6	3.2
10	脑血管病	0.4	2.6	其他神经系疾患[2]	0.4	2.5	类风湿性关节炎	0.5	2.8
合计		10.7	63.6		9.5	63.1		12.1	64.4

[1]：其他运动系病指除开类风湿性关节炎、椎间盘疾病、骨髓炎外的肌肉骨骼系统和结缔组织疾病；

[2]：其他神经系疾患指除开脑膜炎、癫痫、急性感染性多发性神经炎、帕金森病的神经系病。

表 3-1-4 湖南省 5 岁以下居民疾病系统别两周就诊率及构成

顺位	合计			城市			农村		
	疾病名称	率（%）	构成（%）	疾病名称	率（%）	构成（%）	疾病名称	率（%）	构成（%）
1	呼吸系统疾病	17.0	80.6	呼吸系统疾病	19.2	83.1	呼吸系统疾病	14.8	77.5
2	消化系统疾病	1.7	8.2	消化系统疾病	1.8	7.8	消化系统疾病	1.7	8.7
3	其他[1]	1.0	4.9	皮肤和皮下组织疾病	0.7	3.0	其他[1]	1.5	8.0
4	皮肤和皮下组织疾病	0.6	2.6	其他[1]	0.6	2.4	皮肤和皮下组织疾病	0.4	2.2
5	泌尿生殖系统疾病	0.2	1.0	耳和乳突疾病	0.3	1.2	泌尿生殖系统疾病	0.3	1.4
6	血液和造血器官疾病	0.1	0.7	血液和造血器官疾病	0.1	0.6	内分泌、营养和代谢疾病及免疫疾病	0.1	0.7
7	耳和乳突疾病	0.1	0.7	泌尿生殖系统疾病	0.1	0.6	血液和造血器官疾病	0.1	0.7
8	内分泌、营养和代谢疾病及免疫疾病	0.1	0.3	肌肉、骨骼系统和结缔组织疾病	0.1	0.6	眼及附器疾病	0.1	0.7
9	眼及附器疾病	0.1	0.3	损伤和中毒	0.1	0.6			
10	肌肉、骨骼系统和结缔组织疾病	0.1	0.3						
合计		21.1	99.7		23.0	100.0		19.0	100.0

[1]：其他指妊娠监护、绝育、为特殊治疗住院、个人和人群的检查以及其他原因。

表 3-1-5 湖南省 5 岁以下居民疾病别加权两周就诊率及构成

顺位	合计			城市			农村		
	疾病名称	率（%）	构成（%）	疾病名称	率（%）	构成（%）	疾病名称	率（%）	构成（%）
1	急性鼻咽炎（普通感冒）	7.0	33.2	急性鼻咽炎（普通感冒）	7.1	30.7	急性鼻咽炎（普通感冒）	6.9	36.2
2	急性咽、喉、扁桃体和气管等上呼吸道感染	5.9	28.0	急性咽、喉、扁桃体和气管等上呼吸道感染	6.4	27.7	急性咽、喉、扁桃体和气管等上呼吸道感染	5.4	28.3

续表 3-1-5

顺位	合计			城市			农村		
	疾病名称	率（%）	构成（%）	疾病名称	率（%）	构成（%）	疾病名称	率（%）	构成（%）
3	流行性感冒	2.4	11.5	流行性感冒	2.8	12.0	流行性感冒	2.1	10.9
4	其他呼吸系统疾病（含急性下呼吸道感染）[1]	1.0	4.9	其他呼吸系统疾病（含急性下呼吸道感染）[1]	2.1	9.0	其他原因	1.0	5.1
5	急、慢性胃肠炎	0.6	3.0	肺炎	0.8	3.6	急、慢性胃肠炎	0.7	3.6
6	其他消化系统疾病[2]	0.6	3.0	其他消化系统疾病[2]	0.7	3.0	其他消化系统疾病[2]	0.6	2.9
7	其他原因	0.6	3.0	急、慢性胃肠炎	0.6	2.4	体征、病状和不明确情况	0.6	2.9
8	肺炎	0.6	2.6	其他皮肤和皮下组织疾病[3]	0.6	2.4	肺炎	0.3	1.4
9	其他皮肤和皮下组织疾病[3]	0.3	1.6	其他口腔或唾液腺及颌疾病[4]	0.4	1.8	牙齿疾患	0.3	1.4
10	体征、病状和不明确情况	0.3	1.6	其他原因	0.3	1.2	肾炎和肾变病	0.1	0.7
合计		19.3	92.4		21.8	93.8		18.0	93.4

[1]：其他呼吸系统疾病指除开急性鼻咽炎、急性咽喉扁桃体和气管等上呼吸道感染、流行性感冒、肺炎、慢性咽喉炎、肺气肿、其他慢性阻塞性肺病（COPD，含慢支等）、哮喘的呼吸系统疾病；

[2]：其他消化系统疾病指除开牙齿疾患、其他口腔或唾液腺及颌疾病、急慢性胃肠炎、阑尾疾病、腹腔疝、肠梗阻、慢性肝病和肝硬变、胆结石症和胆囊炎外的消化系统疾病；

[3]：其他皮肤和皮下组织疾病指除开痈和疖、皮炎的皮肤和皮下组织疾病；

[4]：其他口腔或唾液腺及颌疾病指除开牙齿疾患的口腔或唾液腺及颌疾病；

注：由于部分亚组例数较少，加权构成不稳定，引用时需谨慎。

表 3-1-6　湖南省 5～24 岁居民疾病系统别两周就诊率及构成

顺位	合计			城市			农村		
	疾病名称	率（%）	构成（%）	疾病名称	率（%）	构成（%）	疾病名称	率（%）	构成（%）
1	呼吸系统疾病	4.1	58.1	呼吸系统疾病	3.3	55.9	呼吸系统疾病	4.8	59.7
2	消化系统疾病	0.7	9.8	消化系统疾病	0.7	12.6	消化系统疾病	0.6	7.8
3	肌肉、骨骼系统和结缔组织疾病	0.6	8.7	肌肉、骨骼系统和结缔组织疾病	0.6	10.8	肌肉、骨骼系统和结缔组织疾病	0.6	7.1
4	皮肤和皮下组织疾病	0.4	6.0	其他[1]	0.4	7.2	皮肤和皮下组织疾病	0.5	6.5

续表 3-1-6

顺位	合计			城市			农村		
	疾病名称	率（%）	构成（%）	疾病名称	率（%）	构成（%）	疾病名称	率（%）	构成（%）
5	其他[1]	0.3	4.9	皮肤和皮下组织疾病	0.3	5.4	神经系病	0.3	3.9
6	损伤和中毒	0.2	3.0	损伤和中毒	0.3	4.5	其他[1]	0.3	3.2
7	神经系病	0.2	2.3	眼及附器疾病	0.1	1.8	耳和乳突疾病	0.2	2.6
8	眼及附器疾病	0.1	1.9	泌尿生殖系统疾病	0.1	1.8	眼及附器疾病	0.2	1.9
9	耳和乳突疾病	0.1	1.5				循环系统疾病	0.2	1.9
10	泌尿生殖系统疾病	0.1	1.1				损伤和中毒	0.2	1.9
合计		6.8	97.3		5.8	100.0		7.9	96.5

[1]：其他指妊娠监护、绝育、为特殊治疗住院、个人和人群的检查以及其他原因。

表 3-1-7　湖南省 5～24 岁居民疾病别加权两周就诊率及构成

顺位	合计			城市			农村		
	疾病名称	率（%）	构成（%）	疾病名称	率（%）	构成（%）	疾病名称	率（%）	构成（%）
1	急性咽、喉、扁桃体和气管等上呼吸道感染	1.6	22.3	急性鼻咽炎（普通感冒）	1.2	19.8	急性咽、喉、扁桃体和气管等上呼吸道感染	2.1	26.0
2	急性鼻咽炎（普通感冒）	1.5	21.9	急性咽、喉、扁桃体和气管等上呼吸道感染	1.0	17.1	急性鼻咽炎(普通感冒）	1.9	23.4
3	流行性感冒	0.8	11.3	流行性感冒	0.9	15.3	流行性感冒	0.7	8.4
4	其他运动系病[1]	0.5	6.8	其他运动系病[1]	0.6	9.9	其他运动系病[1]	0.4	4.5
5	其他原因	0.3	4.9	其他原因	0.4	7.2	其他神经系疾患[3]	0.3	3.9
6	牙齿疾患	0.3	3.8	急、慢性胃肠炎	0.3	4.5	牙齿疾患	0.3	3.9
7	急、慢性胃肠炎	0.2	3.4	牙齿疾患	0.2	3.6	其他皮肤和皮下组织疾病[2]	0.3	3.2
8	其他皮肤和皮下组织疾病[2]	0.2	3.0	其他消化系统疾病[4]	0.2	3.6	其他原因	0.3	3.2
9	皮炎	0.2	2.6	皮炎	0.2	2.7	急、慢性胃肠炎	0.2	2.6

续表 3－1－7

顺位	合计			城市			农村		
	疾病名称	率（%）	构成（%）	疾病名称	率（%）	构成（%）	疾病名称	率（%）	构成（%）
10	其他神经系疾患[3]	0.2	2.3	其他皮肤和皮下组织疾病[2]	0.2	2.7	皮炎	0.2	2.6
合计		5.8	82.3		5.2	86.4		6.7	81.7

[1]：其他运动系病指除开类风湿性关节炎、椎间盘疾病、骨髓炎的运动系病；

[2]：其他皮肤和皮下组织疾病指除开痈和疖、皮炎的皮肤和皮下组织疾病；

[3]：其他神经系疾患指除开脑膜炎、癫痫、急性感染性多发性神经炎、帕金森病的神经系病；

[4]：其他消化系统疾病指除开牙齿疾患、其他口腔或唾液腺及颌疾病、急慢性胃肠炎、阑尾疾病、腹腔疝、肠梗阻、慢性肝病和肝硬变、胆结石症和胆囊炎外的消化系统疾病。

表 3－1－8　湖南省 25～64 岁居民疾病系统别两周就诊率及构成

顺位	合计			城市			农村		
	疾病名称	率（%）	构成（%）	疾病名称	率（%）	构成（%）	疾病名称	率（%）	构成（%）
1	循环系统疾病	3.1	19.8	循环系统疾病	2.5	19.3	循环系统疾病	3.7	20.2
2	呼吸系统疾病	2.7	17.4	呼吸系统疾病	2.2	17.0	呼吸系统疾病	3.2	17.6
3	肌肉、骨骼系统和结缔组织疾病	2.4	15.2	肌肉、骨骼系统和结缔组织疾病	1.8	14.0	肌肉、骨骼系统和结缔组织疾病	3.0	16.2
4	消化系统疾病	1.9	12.2	消化系统疾病	1.5	11.6	消化系统疾病	2.3	12.6
5	泌尿生殖系统疾病	1.6	10.1	泌尿生殖系统疾病	1.2	9.5	泌尿生殖系统疾病	1.9	10.6
6	内分泌、营养和代谢疾病及免疫疾病	1.1	6.9	内分泌、营养和代谢疾病及免疫疾病	1.1	8.7	内分泌、营养和代谢疾病及免疫疾病	1.0	5.5
7	其他[1]	0.7	4.3	损伤和中毒	0.5	3.8	其他[1]	0.8	4.6
8	损伤和中毒	0.6	3.7	其他[1]	0.5	3.8	损伤和中毒	0.7	3.6
9	皮肤和皮下组织疾病	0.5	3.2	神经系病	0.4	3.1	皮肤和皮下组织疾病	0.6	3.5
10	神经系病	0.3	1.9	皮肤和皮下组织疾病	0.4	2.8	恶性肿瘤	0.2	1.2
合计		14.9	94.7		12.1	92.6		17.4	95.6

[1]：其他指妊娠监护、绝育、为特殊治疗住院、个人和人群的检查以及其他原因。

表 3－1－9　湖南省 25～64 岁居民疾病别两周就诊率及构成

顺位	合计			城市			农村		
	疾病名称	率（%）	构成（%）	疾病名称	率（%）	构成（%）	疾病名称	率（%）	构成（%）
1	高血压病	2.3	14.9	高血压病	1.9	14.6	高血压病	2.8	15.2
2	椎间盘疾病	1.2	7.4	糖尿病	1.0	7.5	急性鼻咽炎（普通感冒）	1.4	7.8
3	急性鼻咽炎（普通感冒）	1.1	6.9	椎间盘疾病	0.9	7.3	椎间盘疾病	1.4	7.5
4	糖尿病	0.9	5.9	急性鼻咽炎（普通感冒）	0.8	5.8	急、慢性胃肠炎	1.1	5.9
5	急、慢性胃肠炎	0.9	5.6	急、慢性胃肠炎	0.7	5.2	其他运动系病[1]	0.9	5.2
6	其他运动系病[1]	0.8	5.2	其他运动系病[1]	0.7	5.2	糖尿病	0.9	4.8
7	急性咽、喉、扁桃体和气管等上呼吸道感染	0.7	4.2	急性咽、喉、扁桃体和气管等上呼吸道感染	0.6	4.4	急性咽、喉、扁桃体和气管等上呼吸道感染	0.7	4.1
8	其他原因	0.5	3.4	流行性感冒	0.5	3.7	其他原因	0.7	3.9
9	泌尿系统结石	0.4	2.7	其他神经系统疾患[2]	0.4	3.0	类风湿性关节炎	0.6	3.5
10	肾炎和肾变病	0.4	2.7	其他原因	0.3	2.7	泌尿系统结石	0.5	2.9
合计		9.2	58.9		7.8	59.4		11.0	60.8

[1]：其他运动系病指除开类风湿性关节炎、椎间盘疾病、骨髓炎的运动系病；

[2]：其他神经系疾患指除开脑膜炎、癫痫、急性感染性多发性神经炎、帕金森病的神经系病。

表 3－1－10　2013 年湖南省 65 岁及以上城乡居民疾病系统别两周就诊率及构成

顺位	合计			城市			农村		
	疾病名称	率（%）	构成（%）	疾病名称	率（%）	构成（%）	疾病名称	率（%）	构成（%）
1	循环系统疾病	10.9	39.0	循环系统疾病	11.9	43.5	循环系统疾病	10.0	34.8
2	呼吸系统疾病	3.9	14.1	呼吸系统疾病	3.3	12.2	呼吸系统疾病	4.5	15.8
3	肌肉、骨骼系统和结缔组织疾病	3.6	12.9	内分泌、营养和代谢疾病及免疫疾病	2.8	10.2	肌肉、骨骼系统和结缔组织疾病	4.5	15.6

续表 3－1－10

顺位	合计			城市			农村		
	疾病名称	率（%）	构成（%）	疾病名称	率（%）	构成（%）	疾病名称	率（%）	构成（%）
4	内分泌、营养和代谢疾病及免疫疾病	2.5	9.0	肌肉、骨骼系统和结缔组织疾病	2.7	10.0	消化系统疾病	3.2	11.2
5	消化系统疾病	2.3	8.3	泌尿生殖系统疾病	1.5	5.4	内分泌、营养和代谢疾病及免疫疾病	2.2	7.8
6	泌尿生殖系统疾病	1.3	4.5	消化系统疾病	1.4	5.3	泌尿生殖系统疾病	1.1	3.7
7	其他[1]	0.8	2.8	神经系病	0.9	3.4	其他[1]	0.8	2.9
8	皮肤和皮下组织疾病	0.6	2.1	其他[1]	0.7	2.7	皮肤和皮下组织疾病	0.6	1.9
9	神经系病	0.6	2.1	皮肤和皮下组织疾病	0.6	2.4	损伤和中毒	0.5	1.8
10	损伤和中毒	0.6	2.0	损伤和中毒	0.6	2.2	恶性肿瘤	0.3	1.1
合计		27.1	96.8		26.4	97.3		27.7	96.6

[1]：其他指妊娠监护、绝育、为特殊治疗住院、个人和人群的检查以及其他原因。

表 3－1－11　湖南省 65 岁及以上居民疾病别两周就诊率及构成

顺位	合计			城市			农村		
	疾病名称	率（%）	构成（%）	疾病名称	率（%）	构成（%）	疾病名称	率（%）	构成（%）
1	高血压病	7.7	27.3	高血压病	8.3	30.4	高血压病	7.0	24.4
2	糖尿病	2.3	8.3	糖尿病	2.6	9.5	急性鼻咽炎（普通感冒）	2.2	7.7
3	其他运动系病[1]	1.7	6.0	其他运动系病[1]	1.3	4.6	其他运动系病[1]	2.1	7.3
4	急性鼻咽炎（普通感冒）	1.4	5.1	脑血管病	1.0	3.7	糖尿病	2.1	7.2
5	脑血管病	1.2	4.4	流行性感冒	1.0	3.7	急、慢性胃肠炎	1.5	5.3
6	急、慢性胃肠炎	1.2	4.2	急、慢性胃肠炎	0.8	3.1	脑血管病	1.5	5.1
7	椎间盘疾病	1.1	4.0	其他神经系疾患[2]	0.8	2.9	椎间盘疾病	1.5	5.1

续表 3-1-11

顺位	合计			城市			农村		
	疾病名称	率（%）	构成（%）	疾病名称	率（%）	构成（%）	疾病名称	率（%）	构成（%）
8	类风湿性关节炎	0.8	2.8	其他类型心脏病[3]	0.8	2.9	类风湿性关节炎	0.9	3.0
9	其他原因	0.7	2.6	肺气肿	0.8	2.9	消化性溃疡	0.8	2.7
10	流行性感冒	0.7	2.4	椎间盘疾病	0.8	2.9	其他原因	0.7	2.6
合计		18.8	67.1		18.2	66.6		20.3	70.4

[1]：其他运动系病指除开类风湿性关节炎、椎间盘疾病、骨髓炎的运动系病；

[2]：其他神经系疾患指除开脑膜炎、癫痫、急性感染性多发性神经炎、帕金森病的神经系病；

[3]：其他类型心脏病指除开急性风湿热、慢性风湿性心脏病、心绞痛、急性心肌梗死、其他缺血性心脏病、肺源性心脏病的心脏病。

四、两周患病首诊机构构成

城市两周患者在诊所（卫生所、医务室）就诊的比例最高（27.9%），在县及以上医疗机构就诊的比例为 37.9%。

农村两周患者村卫生室就诊的比例最高（28.7%），在县及以上医疗机构就诊的比例为 23.8%（表 3-1-12）。

表 3-1-12 湖南省居民两周患者首诊机构加权构成

医疗机构	城市		农村	
	构成（%）	95%置信区间	构成（%）	95%置信区间
诊所（卫生所、医务室）	27.9	(19.2, 36.7)	19.0	(16.3, 21.8)
门诊部（综合、中医、中西医结合、民族医、专科）	6.0	(0.0, 12.2)	2.4	(0.0, 6.8)
村卫生室	7.3	(0.0, 16.6)	28.7	(15.2, 42.1)
社区卫生服务站	6.2	(0.0, 14.9)	0.1	(0.0, 0.3)
社区卫生服务中心	5.7	(0.0, 12.5)	0.5	(0.1, 0.9)
乡镇卫生院	3.1	(0.7, 5.5)	20.1	(12.3, 27.8)
县/县级市/地（州、盟）辖市/省辖市区属医院	18.0	(12.0, 24.0)	20.9	(14.4, 27.5)
省辖市/地区/州/盟/直辖市区属医院	13.7	(10.6, 16.8)	1.6	(0.2, 3.0)

续表 3－1－12

医疗机构	城市		农村	
	构成（%）	95%置信区间	构成（%）	95%置信区间
省/自治区/直辖市属及以上医院	6.2	(0.0, 16.3)	1.3	(0.6, 2.1)
民营医院	3.9	(1.9, 5.8)	4.2	(0.0, 10.4)
其他	2.0	(1.2, 2.9)	1.2	(0.1, 2.3)

五、两周就诊费用

由于此次调查问卷中并未涉及两周就诊的总费用，故无法计算两周就诊的医保报销比例。

(一)两周就诊自付费用

由于门诊自付费用统计学分布呈偏态，少数门诊医疗自付费用高对算术均数有较大影响。因此，计算门诊医疗自付费用的中位数，结果发现，城乡居民门诊自付费用中位数为119.2 元(表 3－1－13)。

表 3－1－13　湖南省居民加权两周就诊自付费用

变量	加权自付费用(元)		加权自付费用(元)	
	中位数	四分位数间距	均数	标准差
合计	119.2	452.9	1041.5	171.1
城市	237.4	764.1	1094.4	105.5
农村	99.6	364.4	1024.3	223.5

(二)两周就诊其他相关费用

居民除了支付门诊医疗费用外，就医过程中支付的其他费用(如交通费用等)称为门诊间接费用。

结果显示，平均每次门诊间接费用中位数为 0 元，而均数为 148.1 元。由于大部分两周患者选择就诊的机构为基层医疗机构，离家较近，产生就诊费用以外的间接费用少，故造成所算得的中位数为 0(表 3－1－14)。

表 3-1-14　湖南省居民加权两周就诊其他相关费用

变量	加权其他费用(元)		加权其他费用(元)	
	中位数	四分位数间距	均数	标准差
合计	0	19.2	148.1	41.7
城市	0	10.5	189.2	23.6
农村	0	19.3	134.7	52.4

第二节　两周患者就诊、自我医疗情况及影响因素

一、两周患者就诊情况及影响因素

两周患者就诊率 = 调查居民中两周内因病或身体不适寻求各级医疗机构治疗服务的人次数/两周患者总例数 ×100%。由于两周患者可能在两周内因某病多次就诊，导致部分亚组的就诊例数多于患病例数。为避免此种情况，计算两周患者就诊率时，将同一患者某病的多次就诊记为一次就诊。

本次调查显示，有两周患病记录的6745 人次中，2897 人次有就诊记录，两周患者就诊率为 40.7%，95%置信区间：32.5% ~48.9%。

(一)不同类型的两周患者就诊率

不同类型的两周患者中，就诊率最高的为急性病两周前开始发病患者(69.9%)，两周内新发患者的就诊率(69.2%)与急性病两周前开始发病患者的就诊率相近，最低的为慢性病持续到两周内(29.5%)(χ^2 =70.49，P <0.05)(表 3-2-1)。

表 3-2-1　湖南省居民不同类型的两周患者就诊率

发病类型	患病例数	就诊例数	两周患者就诊率(%)	
			率	95%置信区间
两周内新发	1606	1132	69.2	(64.7，73.7)
急性病两周前开始发病	302	225	69.9	(47.7，92.1)
慢性病持续到两周内	4837	1539	29.5	(19.9，39.0)
合计	6745	2897	40.7	(32.5，48.9)

(二)两周患者就诊率及单变量分析

不同年龄组间两周患者就诊率不同，65岁及以上居民其两周患者就诊率最低，为32.0%，5岁以下居民其两周患者就诊率最高，达80.1%($\chi^2=83.91$，$P<0.05$)。

距最近医疗机构的距离不同，两周患者就诊率不同，小于1公里的居民其两周患者就诊率最低，为36.9%，5公里及以上的居民其两周患者就诊率最高，达63.7%($\chi^2=30.97$，$P<0.05$)。

到达最近医疗机构时间不同，两周患者就诊率不同，10～14分钟到达的居民其两周患者就诊率最低，为35.3%，5分钟以内到达的居民其两周患者就诊率最高，为44.1%($\chi^2=8.05$，$P<0.05$)。

不同地区、性别、收入水平的两周患者就诊率的差异无统计学意义(表3-2-2)。

表3-2-2　湖南省居民两周患者就诊情况

变量	患病例数	就诊例数	两周患者就诊率(%)		χ^2	P
			率	95%置信区间		
合计	6745	2896	40.7	(32.5, 48.9)		
地区					2.07	0.15
城市	3654	1289	32.8	(25.3, 40.3)		
农村	3091	1607	44.2	(31.5, 56.9)		
性别					1.81	0.18
男性	3164	1381	41.7	(34.4, 49.1)		
女性	3581	1515	39.8	(30.8, 48.9)		
年龄组(岁)					83.91	<0.01*
<5	269	217	80.1	(73.2, 87.1)		
5～24	325	213	66.1	(57.9, 74.4)		
25～44	624	343	53.0	(46.0, 60.0)		
45～64	2923	1205	39.4	(30.9, 48.0)		
≥65	2604	918	32.0	(21.3, 42.8)		
收入水平[1]					9.38	0.05
最低	1488	649	43.3	(37.6, 48.9)		
较低	1430	663	47.1	(44.0, 50.1)		
中等	1477	667	41.6	(29.6, 53.6)		
较高	1163	447	39.6	(32.7, 46.4)		
最高	1177	465	34.0	(20.4, 47.6)		
距最近医疗机构的距离(公里)					30.97	<0.01*
<1	3529	1433	36.9	(28.1, 45.6)		

续表 3－2－2

变量	患病例数	就诊例数	两周患者就诊率(%)		χ^2	P
			率	95%置信区间		
1	1659	704	41.1	(33.6, 48.7)		
2	1086	519	51.1	(43.7, 58.5)		
3	292	142	46.1	(41.1, 51.1)		
4	93	51	56.5	(49.3, 63.8)		
≥5	86	47	63.7	(51.5, 75.8)		
到达最近医疗机构的时间(分钟)					8.05	<0.05
<5	1713	784	44.1	(36.6, 51.6)		
5～9	2351	974	41.0	(32.5, 49.6)		
10～14	1462	586	35.3	(23.0, 47.5)		
≥15	1219	552	42.1	(34.5, 49.7)		

*：$P<0.05$；

[1]：由于存在缺失，亚组合计不等于总调查人数。

(三)多变量分析

两周患病居民中，对两周患者就诊的影响因素进行非条件 logistic 回归分析($\alpha=0.05$)，变量赋值见表 3－2－3。

分析结果显示，两周患者就诊与年龄和距最近医疗机构的距离有关。5 岁及以下、5～24 岁、25～44 岁、45～64 岁居民的两周患者就诊的可能性是 65 岁及以上居民的 8.11，3.84，2.30 和 1.36 倍。

距最近医疗机构的距离不足 1 公里、1～2 公里、2～3 公里、3～4 公里的居民其两周患者就诊的可能性分别是 5 公里及以上居民的 31%、38%、53%和 43%(表 3－2－4)。

表 3－2－3　两周患者就诊影响因素的赋值说明

变量名称	赋值说明
Y(是否就诊)	是＝1，否＝0
X_1(地区)	农村＝1，城市＝－1
X_2(性别)	男性＝1，女性＝－1
X_3(年龄组)	X_{31}＝<5 岁，X_{32}＝5～24 岁，X_{33}＝25～44 岁，X_{34}＝45～64 岁，X_{35}＝≥65 岁(以≥65 岁为对照)

续表 3-2-3

变量名称	赋值说明
X_4(收入水平)	X_{41} = 最低，X_{42} = 较低，X_{43} = 中等，X_{44} = 较高，X_{45} = 最高(以最高为对照)
X_5(距最近医疗机构的距离)	<1 公里 =1，1 公里 =2，2 公里 =3，3 公里 =4，4 公里 =5，≥5 公里 =6
X_6(到达最近医疗机构时间)	<5 分钟 =1，5~9 分钟 =2，10~14 分钟 =3，≥15 分钟 =4

表 3-2-4　两周患者就诊影响因素的非条件 logistic 回归结果

变量	b	S_b	$Wald\chi^2$	P	$O\hat{R}$	$O\hat{R}$的 95% 置信区间	
						下限	上限
常数项	-0.14	0.40	0.12	0.73			
年龄组(以≥65 岁为对照)(岁)			50.69	<0.01*			
≤5	2.09	0.34	17.05	<0.01*	8.11	4.15	15.84
5~24	1.35	0.33	33.36	<0.01*	3.84	2.03	7.28
25~44	0.83	0.14	7.82	<0.01*	2.30	1.74	3.05
45~64	0.31	0.11	2.76	<0.01*	1.36	1.10	1.69
距最近医疗机构的距离(以≥5 公里为对照)(公里)			67.67	<0.01*			
<1	-1.18	0.21	30.32	<0.01*	0.31	0.20	0.47
1	-0.98	0.25	15.59	<0.01*	0.38	0.23	0.61
2	-0.63	0.20	9.94	<0.01*	0.53	0.36	0.79
3	-0.85	0.33	6.55	<0.05	0.43	0.22	0.82
4	-0.26	0.29	0.83	0.36	0.77	0.44	1.35

*：$P<0.05$。

二、不同类型的两周患者就诊及影响因素

不同类型两周患者就诊率不同，就诊率最高的为急性病两周前开始发病患者(69.9%)，两周内新发患者的就诊率(69.2%)与急性病两周前开始发病患者的就诊率相近，最低的为慢性病持续到两周内(29.5%)。由于急性病两周前开始发病患者样本数量有限，且就诊意义相对不明显，故在此不作探讨。

(一) 两周内新发患者就诊情况及影响因素

本次调查的两周患病居民中，两周内新发病为1606例，两周内新发病例的患者就诊率为69.2%(95%置信区间为64.7%～73.7%)。

1. 两周内新发患者就诊率及单变量分析

距最近医疗机构的距离不同，两周内新发患者就诊率不同，距离为1～2公里的患者其两周患者就诊率最低，为61.8%，距离为5公里及以上的患者其两周患者就诊率最高，为75.9%($\chi^2=15.97$，$P<0.05$)。

不同地区、性别、年龄、收入水平以及到达最近医疗机构的时间之间两周内新发患者就诊率差异无统计学意义(表3-2-5)。

表3-2-5　湖南省居民两周内新发患者就诊情况

变量	患病例数	就诊例数	两周患者就诊率(%)		χ^2	P
			率	95%置信区间		
合计	1606	1132	69.2	(64.7, 73.7)		
地区					1.19	0.28
城市	713	476	64.6	(52.5, 76.7)		
农村	893	656	70.7	(66.3, 75.1)		
性别						
男性	803	583	70.3	(65.5, 75.1)	0.95	0.33
女性	803	549	68.2	(62.8, 73.5)		
年龄组(岁)					4.34	0.36
<5	239	191	80.8	(73.2, 88.5)		
5～24	259	175	71.3	(58.1, 84.5)		
25～44	276	188	66.4	(58.8, 74.0)		
45～64	532	364	69.7	(59.9, 79.5)		
≥65	300	214	60.8	(41.1, 80.5)		
收入水平[1]					0.55	0.97
最低	336	249	69.1	(62.9, 75.3)		
较低	376	279	69.5	(59.4, 79.5)		
中等	367	267	70.9	(60.0, 81.7)		
较高	266	173	69.7	(58.9, 80.4)		
最高	256	160	67.0	(61.5, 72.5)		
距最近医疗机构的距离(公里)					15.97	<0.01*
<1	793	558	69.4	(64.8, 74.0)		

续表 3－2－5

变量	患病例数	就诊例数	两周患者就诊率(%)		χ^2	P
			率	95%置信区间		
1	394	259	61.8	(54.7, 68.8)		
2	279	211	75.7	(65.8, 85.6)		
3	79	59	75.8	(65.8, 85.8)		
4	24	17	69.7	(54.2, 85.1)		
≥5	37	28	75.9	(60.8, 90.9)		
到达最近医疗机构的时间(分钟)					5.55	0.14
<5	477	344	73.8	(67.1, 80.4)		
5～9	535	385	67.3	(60.6, 74.1)		
10～14	342	227	65.3	(59.7, 70.8)		
≥15	252	176	67.3	(58.6, 75.9)		

*：$P<0.05$；

[1]：由于存在缺失，亚组合计不等于总调查人数。

2. 多变量分析

两周内新发患者中，对其就诊的影响因素进行非条件 logistic 回归分析($\alpha=0.05$)，变量赋值见表 3－2－6。

分析结果显示，两周内新发患者就诊与距最近医疗机构的距离有关。距离为 1 公里的两周内新发患者其两周患者就诊的可能性是距离 5 公里及以上者的 45%(表 3－2－7)。

表 3－2－6 两周内新发患者就诊影响因素的赋值说明

变量名称	赋值说明
Y(是否就诊)	是＝1，否＝0
X_1(地区)	农村＝1，城市＝－1
X_2(性别)	男性＝1，女性＝－1
X_3(年龄组)	X_{31}＝<5 岁，X_{32}＝5～24 岁，X_{33}＝25～44 岁，X_{34}＝45～64 岁，X_{35}＝≥65 岁(以≥65 岁为对照)
X_4(收入水平)	X_{41}＝最低，X_{42}＝较低，X_{43}＝中等，X_{44}＝较高，X_{45}＝最高(以最高为对照)
X_5(距最近医疗机构的距离)	<1 公里＝1，1 公里＝2，2 公里＝3，3 公里＝4，4 公里＝5，≥5 公里＝6
X_6(到达最近医疗机构时间)	<5 分钟＝1，5～9 分钟＝2，10～14 分钟＝3，≥15 分钟＝4

表 3－2－7 两周内新发患者就诊影响因素的非条件 logistic 回归结果

变量	b	S_b	$Wald\chi^2$	P	$O\hat{R}$	$O\hat{R}$的 95% 置信区间	
						下限	上限
常数项	0.61	0.61	1.00	0.32			
距最近医疗机构的距离（以≥5 公里为对照）（公里）			28.80	<0.01*			
<1	−0.55	0.39	2.02	0.16	0.58	0.27	1.23
1	−0.81	0.32	6.52	<0.05	0.45	0.24	0.83
2	−0.10	0.50	0.04	0.85	0.91	0.34	2.44
3	−0.12	0.45	0.08	0.78	0.88	0.37	2.12
4	−0.31	0.48	0.42	0.52	0.73	0.29	1.89

*：$P<0.05$

（二）慢性病持续到两周内患者就诊及影响因素

本次调查的两周患病居民中，慢性病持续到两周内患者为 4837 例，其患者就诊率仅为 29.5%（95% 置信区间为 19.9% ~39.0%）。

1. 慢性病持续到两周内患者就诊率及单变量分析

不同年龄组慢性病持续到两周内患者的两周患者就诊率不同，65 岁及以上患者其两周患者就诊率最低，为 26.1%，5 岁以下患者其两周患者就诊率最高，达 53.3%（$\chi^2=17.86$，$P<0.05$）。

距最近医疗机构的距离不同，慢性病持续到两周内患者的两周患者就诊率不同，距离小于 1 公里的患者其两周患者就诊率最低，为 25.3%，距离为 5 公里及以上的患者其两周患者就诊率最高，达 56.8%（$\chi^2=20.08$，$P<0.05$）。

不同地区、性别、收入水平、到达最近医疗机构所花时间之间的慢性病持续到两周内患者就诊率的差异无统计学意义（表 3－2－8）。

表 3－2－8 湖南省居民慢性病持续到两周内患者就诊情况

变量	患病例数	就诊例数	两周患者就诊率(%)		χ^2	P
			率	95% 置信区间		
合计	4837	1539	29.5	(19.9, 39.0)		
地区					1.15	0.28
城市	2088	722	23.2	(15.9, 30.6)		
农村	2027	817	32.5	(17.5, 47.6)		

续表 3-2-8

变量	患病例数	就诊例数	两周患者就诊率(%)		χ^2	P
			率	95%置信区间		
性别					0.61	0.43
男性	2215	694	30.0	(21.7, 38.4)		
女性	2622	845	29.0	(18.4, 39.6)		
年龄组(岁)					17.86	<0.01*
<5	10	8	53.3	(16.3, 90.2)		
5~24	44	22	38.1	(15.7, 60.6)		
25~44	302	121	37.9	(27.9, 47.8)		
45~64	2256	739	31.2	(22.5, 40.0)		
≥65	2225	649	26.1	(14.7, 37.4)		
收入水平[1]					9.15	0.06
最低	1088	355	32.2	(23.7, 40.8)		
较低	993	331	35.1	(30.0, 40.1)		
中等	1042	349	30.5	(20.3, 40.8)		
较高	852	239	27.9	(19.2, 36.7)		
最高	858	265	23.9	(9.5, 38.3)		
距最近医疗机构的距离(公里)					20.08	<0.01*
<1	2574	752	25.3	(15.0, 35.5)		
1	1208	404	32.8	(25.1, 40.6)		
2	748	263	38.5	(31.7, 45.3)		
3	200	75	32.8	(27.5, 38.0)		
4	65	30	46.3	(28.7, 63.9)		
≥5	42	15	56.8	(34.4, 79.3)		
到达最近医疗机构的时间(分钟)					5.74	0.13
<5	1165	382	28.7	(16.9, 40.5)		
5~9	1704	506	31.6	(24.1, 39.1)		
10~14	1056	312	24.5	(11.3, 37.7)		
≥15	912	339	33.9	(25.1, 42.7)		

*：$P<0.05$；

[1]：由于存在缺失，亚组合计不等于总调查人数。

2. 多变量分析

慢性病持续到两周内患者中，对其就诊的影响因素进行非条件 logistic 回归分析

($\alpha=0.05$)，变量赋值见表 3-2-9。

分析结果显示，慢性病持续到两周内患者就诊与年龄和距最近医疗机构的距离有关。5~24岁、25~44岁居民的两周患者就诊的可能性是65岁及以上居民的1.97和1.60倍。

距最近医疗机构的距离不足1公里、1公里、2公里、3公里居民慢性病持续到两周内患者就诊可能性分别是距最近医疗机构的距离为5公里及以上居民的26%，37%，43%和34%（表3-2-10）。

表 3-2-9　慢性病持续到两周内患者就诊影响因素的赋值说明

变量名称	赋值说明
Y(是否就诊)	是=1，否=0
X_1(地区)	农村=1，城市=-1
X_2(性别)	男性=1，女性=-1
X_3(年龄组)	X_{31}=<5岁，X_{32}=5~24岁，X_{33}=25~44岁，X_{34}=45~64岁，X_{35}=≥65岁(以≥65岁为对照)
X_4(收入水平)	X_{41}=最低，X_{42}=较低，X_{43}=中等，X_{44}=较高，X_{45}=最高(以最高为对照)
X_5(距最近医疗机构的距离)	<1公里=1，1公里=2，2公里=3，3公里=4，4公里=5，≥5公里=6
X_6(到达最近医疗机构时间)	<5分钟=1，5~9分钟=2，10~14分钟=3，≥15分钟=4

表 3-2-10　慢性病持续到两周内患者就诊影响因素的非条件 logistic 回归结果

变量	b	S_b	$Wald\chi^2$	P	$O\hat{R}$	$O\hat{R}$的95%置信区间	
						下限	上限
常数项	-0.22	0.58	0.15	0.70			
年龄组(以≥65岁为对照)(岁)			31.10	<0.01*			
≤5	1.04	0.74	16.18	0.16	2.82	0.66	11.99
5~24	0.68	0.17	6.43	<0.01*	1.97	1.42	2.75
25~44	0.47	0.18	2.43	<0.05	1.60	1.11	2.29
45~64	0.24	0.16	1.98	0.12	1.28	0.94	1.73
距最近医疗机构的距离(以≥5公里为对照)(公里)			28.54	<0.01*			
<1	-1.35	0.40	11.58	<0.01*	0.26	0.12	0.56
1	-1.00	0.43	5.44	<0.05	0.37	0.16	0.85

续表 3-2-10

变量	b	S_b	$Wald\chi^2$	P	$\hat{OR}$	$\hat{OR}$的95%置信区间	
						下限	上限
2	-0.84	0.35	5.57	<0.05	0.43	0.22	0.87
3	-1.09	0.45	5.86	<0.05	0.34	0.14	0.81
4	-0.40	0.34	1.36	0.24	0.67	0.34	1.31

*：$P<0.05$。

三、两周内新发未就诊比例及原因

未就诊比例指两周内新发患者中未去医疗机构就诊的例数与两周内新发患病总例数的百分比。

未就诊比例 = 两周内新发患者中未寻求各级医疗机构治疗服务的例数/两周新发患病例数 × 100%。

(一) 未就诊比例

本次调查城乡居民两周患者未就诊比例为30.8%(95%置信区间为26.3%~35.3%)。不同地区、性别、年龄组间两周患病未就诊比例的差异无统计学意义(表 3-2-11)。

表 3-2-11　湖南省居民两周患病未就诊比例

变量	患病例数	未就诊例数	两周患者未就诊率(%)		χ^2	P
			率	95%置信区间		
合计	1606	474	30.8	(26.3, 35.3)		
地区					1.19	0.28
城市	713	237	35.4	(23.3, 47.5)		
农村	893	237	29.3	(24.9, 33.7)		
性别					0.95	0.33
男性	803	220	29.7	(24.9, 34.5)		
女性	803	254	31.8	(26.5, 37.2)		
年龄组(岁)					4.34	0.36
<5	239	48	19.2	(11.5, 26.9)		
5~24	259	84	28.7	(15.5, 41.9)		
25~44	276	88	33.6	(26.0, 41.2)		
45~64	532	168	30.3	(20.5, 40.1)		
≥65	300	86	39.2	(19.5, 58.9)		

*：$P<0.05$。

(二)未就诊原因

两周内新发患病未就诊的主要原因为自感病轻占41.9%，经济困难占32.0%(表3-2-12)。

表3-2-12　湖南省居民两周内新发患病未就诊原因构成

原因	合计		城市		农村	
	构成(%)	95%置信区间	构成(%)	95%置信区间	构成(%)	95%置信区间
自感病轻	41.9	(11.6, 72.3)	73.5	(49.6, 97.5)	27.7	(0.0, 64.9)
经济困难	32.0	(10.8, 53.1)	—	—	46.4	(23.3, 69.5)
就诊麻烦	—	—	—	—	—	—
无时间	0.6	(0.0, 2.0)	2.0	(0.0, 7.0)	—	—
交通不便	17.9	(0.0, 39.4)	—	—	25.9	(0.0, 54.2)
无有效措施	1.0	(0.0, 3.5)	3.3	(0.0, 11.9)	—	—
其他原因	6.6	(0.0, 18.5)	21.2	(0.0, 47.6)	—	—

四、两周患病居民自我医疗情况及影响因素

自我医疗指两周患者采取自服药物(包括药店购药)或其他理疗等方式对病伤进行治疗。

自我医疗比例=调查居民中两周内因病或身体不适采取自我医疗的人次数/两周患者总例数×100%。

本次调查共有两周患者6745例，有2361例进行了自我医疗，自我医疗比例为30.5%(95%置信区间为20.1%~40.9%)。

(一)两周患病居民自我医疗比例及单变量分析

不同性别居民两周患病自我医疗比例不同，女性自我医疗比例(31.6%)高于男性(29.2%)($\chi^2=4.57$，$P<0.05$)。

不同年龄组居民两周患病自我医疗比例不同，25~44岁居民自我医疗比例最高(36.6%)，5岁以下居民自我医疗比例最低(24.8%)($\chi^2=13.71$，$P<0.05$)。

不同收入水平居民两周患病自我医疗比例不同，收入水平较低居民自我医疗比例最高(37.5%)，收入水平最高居民自我医疗比例最低(25.4%)($\chi^2=10.71$，$P<0.05$)。

到达最近医疗机构时间不同居民的自我医疗比例不同，10~14分钟到达的居民自我医疗比例最高(36.3%)，5分钟以内到达的居民自我医疗比例最低(23.7%)($\chi^2=14.50$，$P<0.05$)。

不同地区和距最近医疗机构的距离的居民之间自我医疗比例的差异无统计学意义(表3-2-13)。

表 3-2-13　2013 年湖南省城乡居民两周患病居民自我医疗情况

变量	患者例数	自我医疗例数	自我医疗比例(%)		χ^2	P
			比例	95%置信区间		
合计	6745	2361	30.5	(20.1, 40.9)		
地区					0.00	0.97
城市	3654	1301	30.7	(27.1, 34.2)		
农村	3091	1060	30.4	(15.6, 45.3)		
性别					4.57	<0.05
男性	3164	1068	29.2	(18.5, 39.9)		
女性	3581	1293	31.6	(21.4, 41.9)		
年龄组(岁)					13.71	<0.01*
<5	269	76	24.8	(14.8, 34.8)		
5~24	325	110	31.0	(18.4, 43.5)		
25~44	624	221	36.6	(25.6, 47.1)		
45~64	2923	1090	31.9	(19.6, 44.2)		
≥65	2604	864	28.0	(19.4, 36.7)		
收入水平[1]					10.71	<0.05
最低	1488	527	32.4	(22.8, 42.0)		
较低	1430	503	37.5	(29.7, 45.4)		
中等	1477	491	28.9	(18.1, 39.8)		
较高	1163	415	29.9	(19.5, 40.3)		
最高	1177	420	25.4	(11.0, 39.7)		
距最近医疗机构的距离(公里)					7.74	0.17
<1	3529	1203	27.9	(14.9, 40.8)		
1	1659	643	38.2	(29.5, 46.9)		
2	1086	383	31.2	(16.4, 46.0)		
3	292	79	25.6	(21.2, 30.0)		
4	93	24	22.6	(18.0, 27.2)		
≥5	86	29	38.2	(22.0, 54.4)		
到达最近医疗机构的时间(分钟)					14.50	<0.01*
<5	1713	542	23.7	(14.7, 32.8)		
5~9	2351	795	29.7	(17.1, 42.2)		
10~14	1462	584	36.3	(24.5, 48.1)		
≥15	1219	440	35.7	(24.5, 46.9)		

*: $P<0.05$;

[1]: 由于存在缺失，亚组合计不等于总调查人数。

(二)多变量分析

两周患病居民中，对其自我医疗的影响因素进行非条件 logistic 回归分析($\alpha = 0.05$)，变量赋值见表 3－2－14。

分析结果显示，两周患者自我医疗与性别、年龄、收入水平、距最近医疗机构的距离和到达最近医疗机构时间有关。

男性自我医疗的可能性是女性的 90%。25～44 岁和 45～64 岁居民自我医疗的可能性是 65 岁及以上居民的 1.58 和 1.31 倍。收入最低和收入较高居民自我医疗的可能性是收入最高居民的 1.42 和 1.20 倍。到达最近医疗机构的时间为 5 分钟以内的居民其自我医疗的可能性是到达最近医疗机构的时间为 15 分钟及以上居民的 59%(表 3－2－15)。

表 3－2－14　两周患者自我医疗影响因素的赋值说明

变量名称	赋值说明
Y(是否自我医疗)	是＝1，否＝0
X_1(地区)	农村＝1，城市＝－1
X_2(性别)	男性＝1，女性＝－1
X_3(年龄组)	X_{31}＝<5 岁，X_{32}＝5～24 岁，X_{33}＝25～44 岁，X_{34}＝45～64 岁，X_{35}＝≥65 岁(以≥65 岁为对照)
X_4(收入水平)	X_{41}＝最低，X_{42}＝较低，X_{43}＝中等，X_{44}＝较高，X_{45}＝最高(以最高为对照)
X_5(距最近医疗机构的距离)	<1 公里＝1，1 公里＝2，2 公里＝3，3 公里＝4，4 公里＝5，≥5 公里＝6
X_6(到达最近医疗机构时间)	<5 分钟＝1，5～9 分钟＝2，10～14 分钟＝3，≥15 分钟＝4

表 3－2－15　两周患者自我医疗影响因素的非条件 logistic 回归结果

变量	b	S_b	$Wald\chi^2$	P	$O\hat{R}$	$O\hat{R}$的 95% 置信区间	
						下限	上限
常数项	－0.92	0.42	4.84	<0.05			
性别(以女性为对照)			4.24	<0.05			
男性	－0.05	0.03	4.24	<0.05	0.90	0.82	1.00
年龄组(以≥65 岁为对照)(岁)			34.26	<0.01*			
≤5	－0.07	0.16	0.22	0.64	0.93	0.69	1.26
5～24	0.24	0.15	2.57	0.11	1.27	0.95	1.71
25～44	0.46	0.09	28.74	<0.01*	1.58	1.34	1.87

续表 3-2-15

变量	b	S_b	$Wald\chi^2$	P	$O\hat{R}$	$O\hat{R}$的95%置信区间	
						下限	上限
45~64	0.27	0.08	11.25	<0.01*	1.31	1.12	1.53
收入水平(以最高为对照)			11.55	<0.05			
最低	0.35	0.15	5.66	<0.05	1.42	1.06	1.89
较低	0.52	0.29	3.32	0.07	1.68	0.96	2.95
中等	0.15	0.16	0.85	0.36	1.16	0.85	1.60
较高	0.19	0.08	5.18	<0.05	1.20	1.03	1.41
距最近医疗机构的距离(以≥5公里为对照)(公里)			17.23	<0.01*			
<1	-0.17	0.31	0.30	0.59	0.85	0.46	1.55
1	0.11	0.33	0.11	0.74	1.11	0.59	2.13
2	-0.23	0.49	0.22	0.64	0.80	0.31	2.07
3	-0.50	0.33	2.29	0.13	0.61	0.32	1.16
4	-0.72	0.41	3.09	0.08	0.49	0.22	1.09
到达最近医疗机构的时间(以≥15分钟为对照)(分钟)			26.81	<0.01*			
<5	-0.54	0.22	5.72	<0.05	0.59	0.38	0.91
5~9	-0.21	0.29	0.56	0.46	0.81	0.46	1.42
10~14	0.09	0.28	0.11	0.74	1.10	0.63	1.92

*：$P<0.05$。

五、不同类型两周患者自我医疗情况及影响因素

(一)两周内新发患者自我医疗情况及影响因素

本次调查共有两周内新发患者1606例，有553例进行了自我医疗，自我医疗比例为33.0%(95%置信区间：24.5%~41.5%)。

1. 两周内新发患者自我医疗比例及单变量分析

不同性别两周内新发患者自我医疗比例不同，女性自我医疗比例(36.0%)高于男性(30.0%)($\chi^2=8.24$, $P<0.05$)。

不同年龄两周内新发患者自我医疗比例不同，25~44岁患者自我医疗比例最高(40.4%)，5岁以下患者自我医疗比例最低(24.4%)($\chi^2=10.78$, $P<0.05$)。

距最近医疗机构的距离不同，两周内新发患者自我医疗比例不同，距离为1~2公里的患

者自我医疗比例最高(46.5%)，距离为 4～5 公里的患者自我医疗比例最低(20.9%)(χ^2 = 28.81，P<0.05)。

到达最近医疗机构时间不同，两周内新发患者自我医疗比例不同，15 分钟及以上到达的患者自我医疗比例最高(45.1%)，5 分钟以内到达的患者自我医疗比例最低(23.6%)(χ^2 = 18.76，P<0.05)。

不同地区和收入水平间两周内新发患者自我医疗比例的差异无统计学意义(表 3-2-16)。

表 3-2-16　湖南省居民两周内新发患者自我医疗情况

变量	患者例数	自我医疗例数	自我医疗比例(%)		χ^2	P
			比例	95%置信区间		
合计	1606	553	33.0	(24.5, 41.5)		
地区					0.55	0.46
城市	713	254	36.5	(25.7, 47.2)		
农村	893	299	31.9	(21.8, 42.0)		
性别					8.24	<0.01*
男性	803	258	30.0	(20.1, 39.8)		
女性	803	295	36.0	(28.5, 43.5)		
年龄组(岁)					10.78	<0.05
<5	239	70	24.4	(14.0, 34.9)		
5～24	259	94	34.3	(19.1, 49.5)		
25～44	276	108	40.4	(32.0, 48.9)		
45～64	532	197	35.6	(25.0, 46.3)		
≥65	300	84	28.7	(22.2, 35.2)		
收入水平[1]					1.31	0.86
最低	336	112	31.5	(19.7, 43.3)		
较低	376	119	36.8	(26.3, 47.4)		
中等	367	112	30.5	(18.0, 43.0)		
较高	266	108	33.9	(18.0, 50.0)		
最高	256	101	32.7	(23.0, 42.4)		
距最近医疗机构的距离(公里)					28.81	<0.01*
<1	793	266	29.9	(20.2, 39.5)		
1	394	160	46.5	(39.1, 53.8)		
2	279	88	30.3	(17.5, 43.1)		
3	79	23	24.9	(15.8, 34.0)		
4	24	7	20.9	(6.5, 35.2)		

续表 3－2－16

变量	患者例数	自我医疗例数	自我医疗比例(%)		χ^2	P
			比例	95%置信区间		
≥5	37	9	23.7	(9.5, 38.0)		
到达最近医疗机构的时间(分钟)					18.76	<0.01*
<5	477	144	23.6	(12.0, 35.1)		
5~9	535	183	35.5	(27.5, 43.5)		
10~14	342	123	38.1	(31.3, 45.0)		
≥15	252	103	45.1	(37.3, 52.9)		

*：$P<0.05$。

[1]：由于存在缺失，亚组合计不等于总调查人数。

2. 多变量分析

两周内新发患者中，对其自我医疗的影响因素进行非条件 logistic 回归分析($\alpha=0.05$)，变量赋值见表 3－2－17。

分析结果显示，两周内新发患者自我医疗与性别、年龄、距最近医疗机构的距离和到达最近医疗机构时间有关。

男性两周内新发患者自我医疗的可能性是女性的 79%。25~44 岁两周内新发患者自我医疗的可能性是 65 岁及以上者的 1.82 倍。距最近医疗机构的距离为 1~2 公里的两周内新发患者自我医疗的可能性是距离为 5 公里及以上者的 3.79 倍。到达最近医疗机构的时间为 5 分钟以内、5~9 分钟、10~14 分钟的两周内新发患者其自我医疗的可能性是到达最近医疗机构的时间为 15 分钟及以上者的 31%、60%、67%(表 3－2－18)。

表 3－2－17　两周内新发患者自我医疗影响因素的赋值说明

变量名称	赋值说明
Y(是否自我医疗)	是=1，否=0
X_1(地区)	农村=1，城市=－1
X_2(性别)	男性=1，女性=－1
X_3(年龄组)	X_{31}=<5 岁，X_{32}=5~24 岁，X_{33}=25~44 岁，X_{34}=45~64 岁，X_{35}≥65 岁(以≥65 岁为对照)
X_4(收入水平)	X_{41}=最低，X_{42}=较低，X_{43}=中等，X_{44}=较高，X_{45}=最高(以最高为对照)
X_5(距最近医疗机构的距离)	<1 公里=1，1 公里=2，2 公里=3，3 公里=4，4 公里=5，≥5 公里=6
X_6(到达最近医疗机构时间)	<5 分钟=1，5~9 分钟=2，10~14 分钟=3，≥15 分钟=4

表 3-2-18　两周内新发患者自我医疗影响因素的非条件 logistic 回归结果

变量	b	S_b	$Wald\chi^2$	P	$\hat{OR}$	$\hat{OR}$的 95% 置信区间	
						下限	上限
常数项	-1.10	0.76	2.12	0.15			
性别(以女性为对照)			5.39	<0.05			
男性	-0.12	0.05	5.39	<0.05	0.79	0.65	0.97
年龄组(以≥65 岁为对照)(岁)			26.03	<0.01*			
<5	-0.11	0.38	0.08	0.77	0.90	0.42	1.90
5~24	0.38	0.38	1.03	0.31	1.47	0.70	3.08
25~44	0.60	0.27	4.87	<0.05	1.82	1.07	3.09
45~64	0.33	0.31	1.18	0.28	1.40	0.77	2.55
距最近医疗机构的距离(以≥5 公里为对照)(公里)			155.77	<0.01*			
<1	0.95	0.49	3.73	0.05	2.60	0.99	6.84
1	1.33	0.38	12.46	<0.01*	3.79	1.81	7.95
2	0.57	0.54	1.11	0.29	1.77	0.61	5.13
3	0.35	0.53	0.44	0.51	1.42	0.50	4.05
4	-0.14	0.76	0.03	0.85	0.87	0.20	3.87
到达最近医疗机构的时间(以≥15 分钟为对照)(分钟)			280.89	<0.01*			
<5	-1.17	0.23	25.22	<0.01*	0.31	0.20	0.49
5~9	-0.51	0.17	9.00	<0.01*	0.60	0.43	0.84
10~14	-0.41	0.19	4.48	<0.05	0.67	0.46	0.97

(二)慢性病持续到两周内患者自我医疗情况及影响因素

本次调查共有慢性病持续到两周内患者 4837 例，有 1721 例进行了自我医疗，自我医疗比例为 30.0%(95%置信区间为 18.4%~41.6%)。

1. 慢性病持续到两周内患者自我医疗比例及单变量分析

不同地区、性别、年龄、收入水平、距最近医疗机构的距离、到达最近医疗机构时间的慢性病持续到两周内患者自我医疗比例的差异无统计学意义(表 3-2-19)。

表 3-2-19　湖南省居民慢性病持续到两周内患者自我医疗情况

变量	患者例数	自我医疗例数	自我医疗比例（%）		χ^2	P
			比例	95%置信区间		
合计	4837	1721	30.0	(18.4, 41.6)		
地区					0.03	0.86
城市	2810	1003	29.0	(25.6, 32.4)		
农村	2027	718	30.4	(13.0, 47.9)		
性别					0.90	0.34
男性	2215	761	29.0	(17.5, 40.6)		
女性	2622	960	30.8	(18.8, 42.8)		
年龄组（岁）					6.73	0.15
<5	10	1	19.9	(0.0, 62.9)		
5~24	44	10	18.4	(7.8, 29.1)		
25~44	302	101	32.2	(18.0, 46.4)		
45~64	2256	853	31.7	(18.2, 45.2)		
≥65	2225	756	28.1	(18.1, 38.1)		
收入水平[1]					8.77	0.07
最低	1088	397	32.5	(22.3, 42.6)		
较低	993	368	38.3	(28.5, 48.2)		
中等	1042	358	28.5	(15.1, 41.9)		
较高	852	291	28.3	(18.2, 38.4)		
最高	858	303	24.4	(8.2, 40.6)		
距最近医疗机构的距离（公里）					4.04	0.54
<1	2574	892	27.4	(12.6, 42.3)		
1	1208	461	35.3	(25.7, 44.8)		
2	748	281	32.7	(15.5, 49.9)		
3	200	54	27.0	(21.8, 32.3)		
4	65	16	24.0	(15.6, 32.3)		
≥5	42	17	48.0	(26.6, 69.5)		
到达最近医疗机构的时间（分钟）					6.13	0.11
<5	1165	389	24.5	(15.2, 33.8)		
5~9	1704	581	28.3	(13.6, 43.0)		
10~14	1056	433	36.1	(20.6, 51.6)		
≥15	912	318	33.1	(20.2, 46.0)		

[1]：由于存在缺失，亚组合计不等于总调查人数。

2. 多变量分析

慢性病持续到两周内患者中，对其自我医疗的影响因素进行非条件 logistic 回归分析（$\alpha=0.05$）变量赋值见表 3－2－20。

分析结果显示，慢性病持续到两周内患者自我医疗与年龄、距最近医疗机构的距离和到达最近医疗机构时间有关。

45～64 岁慢性病持续到两周内患者自我医疗的可能性是 65 岁及以上者的 1.29 倍。距最近医疗机构的距离为 1 公里以内和 3～4 公里的慢性病持续到两周内患者自我医疗的可能性是距离为 5 公里及以上者的 46% 和 38%（表 3－2－21）。

表 3－2－20　慢性病持续到两周内患者自我医疗影响因素的赋值说明

变量名称	赋值说明
Y（是否自我医疗）	是＝1，否＝0
X_1（地区）	农村＝1，城市＝－1
X_2（性别）	男性＝1，女性＝－1
X_3（年龄组）	X_{31}＝<5 岁，X_{32}＝5～24 岁，X_{33}＝25～44 岁，X_{34}＝45～64 岁，X_{35}≥65 岁（以≥65 岁为对照）
X_4（收入水平）	X_{41}＝最低，X_{42}＝较低，X_{43}＝中等，X_{44}＝较高，X_{45}＝最高（以最高为对照）
X_5（距最近医疗机构的距离）	<1 公里＝1，1 公里＝2，2 公里＝3，3 公里＝4，4 公里＝5，≥5 公里＝6
X_6（到达最近医疗机构时间）	<5 分钟＝1，5～9 分钟＝2，10～14 分钟＝3，≥15 分钟＝4

表 3－2－21　慢性病持续到两周内患者自我医疗影响因素的非条件 logistic 回归结果

变量	b	S_b	$Wald\chi^2$	P	$\hat{OR}$	$\hat{OR}$的 95% 置信区间	
						下限	上限
常数项	－0.50	0.53	0.90	0.34			
年龄组（以≥65 岁为对照）（岁）			18.36	<0.01*			
≤5	－0.36	1.33	0.07	0.79	0.70	0.05	9.45
5～24	－0.53	0.47	1.29	0.26	0.59	0.23	1.48
25～44	0.24	0.16	2.24	0.13	1.27	0.93	1.73
45～64	0.25	0.08	10.44	<0.01*	1.29	1.11	1.50
距最近医疗机构的距离（以≥5 公里为对照）（公里）			17.83	<0.01*			
<1	－0.78	0.36	4.72	<0.05	0.46	0.23	0.93

续表 3－2－21

变量	b	S_b	$Wald\chi^2$	P	$O\hat{R}$	$O\hat{R}$的95%置信区间	
						下限	上限
1	－0.56	0.43	1.67	0.20	0.57	0.24	1.34
2	－0.73	0.60	1.47	0.23	0.48	0.15	1.57
3	－0.98	0.48	4.15	<0.05	0.38	0.15	0.96
4	－1.15	0.63	3.36	0.07	0.32	0.09	1.08
到达最近医疗机构的时间(以≥15分钟为对照)(分钟)			8.30	<0.05			
<5	－0.32	0.31	1.11	0.29	0.72	0.40	1.32
5～9	－0.11	0.36	0.09	0.76	0.90	0.44	1.82
10～14	0.28	0.35	0.63	0.43	1.32	0.67	2.62

*：$P<0.05$。

第三节 住院服务利用

一、住院率基本情况

本次调查居民住院率＝调查居民中住院例数/调查总人数×100%（本次住院服务利用分析不包括住院分娩人数）。

在调查的22530人中，近一年住院例数为3751，其中住院分娩260例，因分娩要求住院率为100%，故本次分析不纳入分娩情况。去除分娩后住院例数为3491，住院率达21.0%(95%置信区间：14.1%～28.1%)。住院率中：城市为13.6%，农村为24.2%($\chi^2=8.35$，$P<0.05$)。男性住院率为20.7%，低于女性的21.3%($\chi^2=9.18$，$P<0.05$)。5～24岁年龄组的住院率最低，25岁以后随年龄增加住院率明显增高($\chi^2=95.73$，$P<0.05$)。最高收入居民的住院率最高(26.5%)，收入较高的居民的住院率最低，不同收入水平居民间住院率不存在差异(表3－3－1)。

表3－3－1 湖南省居民住院率概况

变量	调查人数	住院例数	住院率(%)		χ^2	P
			率	95%置信区间		
合计	22530	3491	21.0	(14.1，28.1)		
地区					8.35	<0.01*

续表 3－3－1

变量	调查人数	住院例数	住院率(%)		χ^2	P
			率	95%置信区间		
城市	11404	1397	13.6	(11.2, 15.9)		
农村	11126	2094	24.2	(15.9, 32.6)		
性别					9.18	<0.01 *
男性	11219	1734	20.7	(14.8, 26.6)		
女性	11311	1757	21.3	(13.2, 29.4)		
年龄组(岁)					95.73	<0.01 *
0～4	1444	204	23.2	(5.2, 41.3)		
5～24	3781	149	5.9	(3.5, 8.3)		
25～44	4549	296	7.4	(5.4, 9.4)		
45～64	8417	1491	25.8	(13.7, 38.0)		
≥65	4339	1351	36.0	(30.2, 41.8)		
收入水平[1]					3.72	0.44
最低	4660	725	18.9	(15.9, 21.9)		
较低	4773	731	19.6	(15.1, 23.5)		
中等	5278	781	21.2	(12.8, 29.7)		
较高	3737	572	16.7	(13.5, 19.9)		
最高	4061	677	26.5	(9.7, 43.3)		

*：$P<0.05$；

[1]：样本存在缺失，亚组合计不等于调查人数。

二、住院患者疾病构成

(一)疾病系统别住院率

住院率最高的前五类疾病依次为呼吸系统疾病(21.6%)，循环系统疾病(20.2%)，泌尿生殖系统疾病(12.2%)，消化系统疾病(10.1%)，肌肉、骨骼系统和结缔组织疾病(8.7%)。城市与农村前五类住院疾病基本相同，顺位略有不同(表 3－3－2)。

(二)疾病别住院率及其构成

住院率居前五位的依次为：急性咽、喉、扁桃体和气管等上呼吸道感染(7.5%)、脑血管病(6.4%)、其他类型心脏病(6.0%)、糖尿病(5.5%)及肾炎和肾变病(5.2%)。住院原因以慢性病居多。城市和农村居前十位的疾病别住院率略有差别(表 3－3－3)。

(三)年龄别住院率及其构成

5岁以下儿童住院率居前三位的依次为：呼吸系统疾病、消化系统疾病、传染病，共占总住院率的91.9%。住院率居首位的疾病为急性咽、喉、扁桃体和气管等上呼吸道感染(46.2%)(表3-3-4、表3-3-5)。

5~24岁住院患者中呼吸系统疾病居首位(48.8%)，其次消化系统疾病、损伤和中毒。疾病别住院率城市以肺炎和急性咽、喉、扁桃体以及气管等上呼吸道感染为主；农村以急性咽、喉、扁桃体和气管等上呼吸道感染和流行性感冒为主(表3-3-6、表3-3-7)。

25~64岁城市住院率居前三位的依次为循环系统疾病、泌尿生殖系统疾病和呼吸系统疾病，共占47.9%。农村依次为泌尿生殖系统疾病、循环系统疾病和呼吸系统疾病。城市疾病别住院率较高的为糖尿病和椎间盘疾病，农村为肾炎和肾变病和脑血管病(表3-3-8、表3-3-9)。

65岁及以上住院率居首位的为循环系统疾病(32.2%)，其次为呼吸系统疾病，肌肉、骨骼系统和结缔组织疾病。城市疾病别住院率居前三位的为脑血管病、高血压病和其他类型心脏病；而农村为其他类型心脏病、其他慢性阻塞性肺病和脑血管病(表3-3-10、表3-3-11)。

表3-3-2 湖南省居民近一年疾病系统别住院率及构成

顺位	合计			城市			农村		
	疾病名称	率(%)	构成(%)	疾病名称	率(%)	构成(%)	疾病名称	率(%)	构成(%)
1	呼吸系统疾病	4.5	21.6	循环系统疾病	3.7	27.8	呼吸系统疾病	5.5	22.8
2	循环系统疾病	4.2	20.2	呼吸系统疾病	2.2	16.7	循环系统疾病	4.4	18.4
3	泌尿生殖系统疾病	2.5	12.2	肌肉、骨骼系统和结缔组织疾病	1.4	10.8	泌尿生殖系统疾病	3.2	13.3
4	消化系统疾病	2.1	10.1	内分泌、营养和代谢疾病及免疫疾病	1.0	7.7	消化系统疾病	2.6	10.7
5	肌肉、骨骼系统和结缔组织疾病	1.8	8.7	消化系统疾病	1.0	7.6	肌肉、骨骼系统和结缔组织疾病	2.0	8.2
6	内分泌、营养和代谢疾病及免疫疾病	1.3	6.2	泌尿生殖系统疾病	1.0	7.4	泌尿生殖系统疾病	1.4	5.8
7	损伤和中毒	1.1	5.1	神经系统疾病	0.4	3.3	损伤中毒	1.4	5.8

续表 3-3-2

顺位	合计			城市			农村		
	疾病名称	率（%）	构成（%）	疾病名称	率（%）	构成（%）	疾病名称	率（%）	构成（%）
8	恶性肿瘤	0.6	3.0	妊娠，分娩及产褥期并发症	0.4	3.0	恶性肿瘤	0.7	3.1
9	其他[1]	0.6	3.0	其他[1]	0.4	3.0	其他[1]	0.7	3.0
10	眼病	0.5	2.2	恶性肿瘤	0.4	2.8	眼病	0.5	2.3
合计		19.2	92.3		12.1	90.2		22.4	93.4

[1]：指妊娠监护、绝育、为特殊治疗住院、个人和人群检查，以及体征病状和不明确情况。

表 3-3-3 湖南省居民近一年者疾病别住院率及构成

顺位	合计			城市			农村		
	疾病名称	率（%）	构成（%）	疾病名称	率（%）	构成（%）	疾病名称	率（%）	构成（%）
1	急性咽、喉、扁桃体和气管等上呼吸道感染	1.6	7.5	高血压病	0.9	6.8	急性咽、喉、扁桃体和气管等上呼吸道感染	2.1	8.5
2	脑血管病	1.3	6.4	脑血管病	0.8	6.2	脑血管病	1.6	6.4
3	其他类型心脏病[2]	1.3	6.0	其他类型心脏病[2]	0.7	5.5	其他类型心脏病[2]	1.5	6.1
4	糖尿病	1.1	5.5	糖尿病	0.7	5.5	肾炎和肾变病	1.5	6.1
5	肾炎和肾变病	1.1	5.2	其他循环系统疾病[1]	0.7	5.2	糖尿病	1.3	5.5
6	椎间盘疾病	0.8	3.8	其他运动系病[3]	0.7	4.9	急慢性胃肠炎	1.0	4.0
7	泌尿系统结石	0.7	3.5	椎间盘疾病	0.6	4.7	泌尿系统结石	0.9	3.9
8	其他运动系病[3]	0.7	3.5	其他慢性阻塞性肺病（COPD，含慢支等）	0.5	3.6	椎间盘疾病	0.9	3.6
9	急慢性胃肠炎	0.7	3.5	急性咽、喉、扁桃体和气管等上呼吸道感染	0.5	3.4	其他运动系病[3]	0.8	3.2
10	高血压病	0.7	3.1	肺炎	0.4	3.3	其他慢性阻塞性肺病（COPD，含慢支等）	0.7	2.9
合计		10.1	48.0		6.6	49.1		12.2	50.3

[1]：其他循环系统疾病指除开急性风湿热、慢性风湿性心脏病、心绞痛、急性心肌梗死、其他缺血性心脏病、肺源性心脏病、其他类型心脏病、高血压病、脑血管病、下肢静脉曲张的循环系统疾病；

[2]：其他类型心脏病指除开急性风湿热、慢性风湿性心脏病、心绞痛、急性心肌梗死、其他缺血性心脏病、肺原性心脏病的心脏病；

[3]：其他运动系病指除开类风湿性关节炎、椎间盘疾病、骨髓炎的疾病。

表 3-3-4 湖南省 5 岁以下儿童近一年疾病系统别住院率及构成#

顺位	合计			城市			农村		
	疾病名称	率（%）	构成（%）	疾病名称	率（%）	构成（%）	疾病名称	率（%）	构成（%）
1	呼吸系统疾病	17.7	76.1	呼吸系统疾病	5.6	66.2	呼吸系统疾病	23.2	77.3
2	消化系统疾病	2.7	11.7	其他疾病[1]	1.2	14.1	消化系统疾病	3.6	12.0
3	传染病	1.0	4.1	消化系统疾病	0.8	9.1	传染病	1.2	4.0
4	其他疾病[1]	0.6	2.4	传染病	0.4	4.5	先天异常	0.4	1.3
5	先天异常	0.3	1.1	皮肤病	0.2	1.7	眼及附器疾病	0.4	1.3
6	眼及附器疾病	0.3	1.1	神经系统疾病	0.1	1.7	其他疾病[1]	0.3	0.9
7	皮肤和皮下组织疾病	0.2	0.8	妊娠、分娩病及产褥期病	0.1	1.1	泌尿生殖疾病	0.2	0.7
8	泌尿生殖系统	0.2	0.6	肌肉、骨骼系统和结缔组织疾病	0.1	0.9	皮肤和皮下组织疾病	0.2	0.7
9	损伤中毒疾病	0.1	0.6	起源于围产期	0.0	0.4	损伤中毒疾病	0.2	0.7
10	妊娠、分娩病及产褥期病	0.1	0.5	泌尿生殖系统	0.0	0.2	起源于围产期	0.2	0.5
合计		23.0	99.0		8.4	100.0		29.7	99.4

#：由于部分亚组例数较少，加权构成不稳定，引用时需谨慎；

[1]：指妊娠监护、绝育、为特殊治疗住院、个人和人群检查，以及体征病状和不明确情况。

表 3-3-5 湖南省 5 岁以下儿童近一年疾病别住院率及构成#

顺位	合计			城市			农村		
	疾病名称	率（%）	构成（%）	疾病名称	率（%）	构成（%）	疾病名称	率（%）	构成（%）
1	急性咽、喉、扁桃体和气管等上呼吸道感染	10.7	46.2	肺炎	3.5	41.8	急性咽、喉、扁桃体和气管等上呼吸道感染	15.0	50.2
2	肺炎	3.2	13.6	急性咽、喉、扁桃体和气管等上呼吸道感染	1.3	14.8	肺炎	3.0	10.0
3	流行性感冒	1.7	7.2	其他原因[6]	1.2	14.1	流行性感冒	2.4	8.1
4	急慢性胃肠炎	1.5	6.2	其他呼吸系统病（含急性下呼吸道感染）[5]	0.6	7.1	急慢性胃肠炎	2.0	6.5

续表 3－3－5

顺位	合计			城市			农村		
	疾病名称	率（%）	构成（%）	疾病名称	率（%）	构成（%）	疾病名称	率（%）	构成（%）
5	急性鼻咽炎（普通感冒）	1.3	5.5	急慢性胃肠炎	0.3	3.9	急性鼻咽炎（普通感冒）	1.8	6.0
6	其他呼吸系统病（含急性下呼吸道感染）[5]	0.7	3.0	腹腔疝	0.2	2.9	其他消化系统病[3]	0.9	3.1
7	其他消化系统疾病[3]	0.7	2.8	其他非肠道传染病[1]	0.2	2.6	其他肠道传染病[2]	0.8	2.7
8	其他肠道传染病[2]	0.6	2.6	急性鼻咽炎（普通感冒）	0.2	2.0	其他呼吸系统病（含急性下呼吸道感染）[5]	0.7	2.4
9	其他原因[6]	0.6	2.4	其他肠道传染病[2]	0.2	1.9	其他先天异常[7]	0.4	1.3
10	其他非肠道传染病[1]	0.3	1.2	其他皮肤和皮下组织疾病[4]	0.2	1.7	其他口腔或唾液腺及颌疾病	0.3	1.1
合计		21.1	90.6		7.8	92.7		27.3	91.2

#：由于部分亚组例数较少，加权构成不稳定，引用时须谨慎；

[1]：其他非肠道传染病指除开结核病、破伤风、败血症、麻疹、流行性乙型脑炎、流行性出血热、乙型肝炎、钩端螺旋体病、非典型肺炎；

[2]：其他肠道传染病指除开伤寒和付伤寒、细菌性食物中毒、痢疾、甲型肝炎；

[3]：其他消化系统疾病指除开牙齿疾患、其他口腔或唾液腺及颌疾病、急慢性胃肠炎、阑尾疾病、腹腔疝、肠梗阻、慢性肝病和肝硬变、胆结石症和胆囊炎外的消化系统疾病；

[4]：其他皮肤和皮下组织疾病指除痈和疖、皮炎外的皮肤和皮下组织疾病；

[5]：其他呼吸系统疾病指除开急性鼻咽炎、急性咽喉扁桃体和气管等上呼吸道感染、流行性感冒、肺炎、慢性咽喉炎、肺气肿、其他慢性阻塞性肺病（COPD，含慢支等）、哮喘的呼吸系统疾病；

[6]：其他原因指体征、病状和不明确情况；

[7]：其他先天异常指除先天性心脏病外的先天异常疾病。

表 3－3－6　湖南省 5～24 岁居民近一年疾病系统别住院率及构成

顺位	合计			城市			农村		
	疾病名称	率（%）	构成（%）	疾病名称	率（%）	构成（%）	疾病名称	率（%）	构成（%）
1	呼吸系统疾病	2.8	48.8	呼吸系统疾病	1.0	51.3	呼吸系统疾病	3.5	48.5
2	消化系统疾病	0.9	15.6	传染病	0.1	6.5	消化系统疾病	0.9	17.1
3	损伤和中毒	0.7	11.8	肌肉、骨骼系统和结缔组织疾病	0.1	6.5	损伤和中毒	0.5	12.7

续表 3－3－6

顺位	合计			城市			农村		
	疾病名称	率（%）	构成（%）	疾病名称	率（%）	构成（%）	疾病名称	率（%）	构成（%）
4	其他[1]	0.4	7.0	血液和造血器官疾病	0.1	6.0	其他[1]	0.3	7.4
5	皮肤和皮下组织疾病	0.2	4.1	耳及乳突疾病	0.1	5.9	皮肤和皮下组织疾病	0.2	4.5
6	眼及附器疾病	0.1	2.6	循环系统疾病	0.1	5.2	眼及附器疾病	0.2	2.7
7	肌肉、骨骼系统和结缔组织疾病	0.1	2.5	其他[1]	0.1	3.5	肌肉、骨骼系统和结缔组织疾病	0.1	2.1
8	传染病	0.1	1.6	内分泌、营养和代谢疾病及免疫疾病	0.1	3.3	泌尿生殖系统	0.1	1.4
9	泌尿生殖系统疾病	0.1	1.5	神经系病	0.1	3.3	先天异常	0.1	1.4
10	先天异常	0.1	1.2	损伤和中毒	0.1	2.5	传染病	0.1	1.1
合计		5.6	94.3		1.8	94.0		8.5	98.9

[1]：指妊娠监护、绝育、为特殊治疗住院、个人和人群检查，以及体征病状和不明确情况。

表 3－3－7　湖南省 5～24 岁居民近一年疾病别住院率及构成

顺位	合计			城市			农村		
	疾病名称	率（%）	构成（%）	疾病名称	率（%）	构成（%）	疾病名称	率（%）	构成（%）
1	急性咽、喉、扁桃体和气管等上呼吸道感染	1.3	22.7	肺炎	0.6	30.7	急性咽、喉、扁桃体和气管等上呼吸道感染	1.7	23.8
2	流行性感冒	0.6	11.1	急性咽、喉、扁桃体和气管等上呼吸道感染	0.2	12.1	流行性感冒	0.9	11.7
3	肺炎	0.6	9.5	其他非肠道传染病[1]	0.1	6.3	骨折	0.6	8.1
4	骨折	0.4	7.4	其他运动系疾病[7]	0.1	6.3	肺炎	0.5	7.4
5	其他原因[6]	0.4	6.7	贫血	0.1	5.8	其他原因[6]	0.5	7.3
6	其他消化系统疾病[5]	0.3	5.6	流行性感冒	0.1	5.0	其他消化系统疾病[5]	0.4	6.2

续表 3-3-7

顺位	合计			城市			农村		
	疾病名称	率（%）	构成（%）	疾病名称	率（%）	构成（%）	疾病名称	率（%）	构成（%）
7	阑尾疾病	0.2	3.3	其他类型心脏病[2]	0.1	4.4	皮炎	0.3	3.5
8	皮炎	0.2	3.2	为特殊治疗住院	0.1	3.4	阑尾疾病	0.3	3.5
9	其他眼及附器疾病[3]	0.1	2.5	其他内、营、代和免疫疾病[4]	0.1	3.2	其他眼及附器疾病[3]	0.2	2.7
10	其他运动系病	0.1	2.5	中耳炎和乳突炎	0.1	3.2	急性鼻咽炎(普通感冒)	0.2	2.6
合计		4.4	74.5		1.6	80.3		5.6	76.7

[1]：其他非肠道传染病指除开结核病、破伤风、败血症、麻疹、流行性乙型脑炎、流行性出血热、乙型肝炎、钩端螺旋体病、非典型肺炎的非肠道传染病；

[2]：其他类型心脏病指除开急性风湿热、慢性风湿性心脏病、心绞痛、急性心肌梗死、其他缺血性心脏病、肺源性心脏病的心脏病；

[3]：其他眼及附器疾病指除开青光眼、白内障、角膜疾病；

[4]：其他内、营、代和免疫疾病指除开甲状腺功能亢进、糖尿病、营养缺乏或不良、佝偻病、肥胖和其他营养过度的内分泌、营养、代谢疾病及免疫疾病；

[5]：其他消化系统疾病指除开牙齿疾患、其他口腔或唾液腺及颌疾病、急慢性胃肠炎、阑尾疾病、腹腔疝、肠梗阻、慢性肝病和肝硬变、胆结石症和胆囊炎外的消化系统疾病；

[6]：其他原因指体征、病状和不明确情况；

[7]：其他运动系病指除开类风湿性关节炎、椎间盘疾病、骨髓炎的运动系病。

表 3-3-8　湖南省 25～64 岁近一年疾病系统别住院率及构成

顺位	合计			城市			农村		
	疾病名称	率（%）	构成（%）	疾病名称	率（%）	构成（%）	疾病名称	率（%）	构成（%）
1	循环系统疾病	3.3	16.9	循环系统疾病	1.9	17.1	泌尿生殖系统疾病	4.4	18.8
2	泌尿生殖系统疾病	3.3	16.8	呼吸系统疾病	1.7	15.1	循环系统疾病	4.0	16.9
3	呼吸系统疾病	2.8	14.2	肌肉、骨骼系统和结缔组织疾病	1.4	12.5	呼吸系统疾病	3.3	14.0
4	消化系统疾病	2.0	10.3	消化系统疾病	1.2	10.7	消化系统疾病	2.4	10.3

续表 3－3－8

顺位	合计			城市			农村		
	疾病名称	率（%）	构成（%）	疾病名称	率（%）	构成（%）	疾病名称	率（%）	构成（%）
5	肌肉、骨骼系统和结缔组织疾病	1.7	8.9	内分泌、营养和代谢疾病及免疫疾病	1.1	9.7	内分泌、营养和代谢疾病及免疫疾病	2.0	8.5
6	内分泌、营养和代谢疾病及免疫疾病	1.7	8.7	泌尿生殖系统疾病	0.8	7.4	肌肉、骨骼系统和结缔组织疾病	1.9	8.2
7	损伤和中毒	0.9	4.8	妊娠、分娩及产褥期病发症	0.7	6.1	损伤和中毒	1.2	5.2
8	恶性肿瘤	0.8	4.3	其他[1]	0.4	3.7	恶性肿瘤	1.1	4.5
9	其他[1]	0.6	2.9	恶性肿瘤	0.4	3.2	眼及附器疾病	0.7	2.8
10	眼及附器疾病	0.5	2.5	损伤和中毒	0.3	3.0	其他[1]	0.6	2.7
合计		17.7	90.4		9.9	88.5		21.5	91.8

[1]：指妊娠监护、绝育、为特殊治疗住院、个人和人群检查、以及体征病状和不明确情况。

表 3－3－9　湖南省 25～64 岁近一年疾病别住院率及构成

顺位	合计			城市			农村		
	疾病名称	率（%）	构成（%）	疾病名称	率（%）	构成（%）	疾病名称	率（%）	构成（%）
1	肾炎和肾变病	1.6	8.3	糖尿病	0.7	5.9	肾炎和肾变病	2.3	9.9
2	糖尿病	1.5	7.7	椎间盘疾病	0.7	5.9	脑血管病	2.0	8.3
3	脑血管病	1.5	7.4	其他运动系疾病[2]	0.6	5.2	糖尿病	1.9	8.1
4	泌尿系统结石	1.1	5.6	其他妊娠分娩病及产褥期并发症	0.6	5.2	泌尿系统结石	1.4	6.1
5	急性咽、喉、扁桃体和气管等上呼吸道感染	0.8	4.2	高血压病	0.5	4.6	急性咽、喉、扁桃体和气管等上呼吸道感染	1.1	4.7
6	其他类型心脏病[3]	0.8	4.2	其他慢性阻塞性肺病（COPD，含慢支等）	0.5	4.6	其他类型心脏病[3]	1.0	4.3
7	椎间盘疾病	0.8	3.9	其他原因[4]	0.4	3.5	急、慢性胃肠炎	0.9	3.9
8	其他运动系疾病[2]	0.7	3.8	其他消化系统疾病[1]	0.4	3.5	椎间盘疾病	0.8	3.5

续表 3－3－9

顺位	合计			城市			农村		
	疾病名称	率（%）	构成（%）	疾病名称	率（%）	构成（%）	疾病名称	率（%）	构成（%）
9	急、慢性胃肠炎	0.7	3.5	其他类型心脏病[3]	0.4	3.5	其他运动系疾病[2]	0.8	3.5
10	胆结石症和胆囊炎	0.5	2.7	胆结石症和胆囊炎	0.4	3.4	胆结石症和胆囊炎	0.6	2.5
合计		10.1	51.2		5.1	45.3		12.9	54.7

[1]：其他消化系统疾病指除开牙齿疾患、其他口腔或唾液腺及颌疾病、急慢性胃肠炎、阑尾疾病、腹腔疝、肠梗阻、慢性肝病和肝硬变、胆结石症和胆囊炎外的消化系统疾病；

[2]：其他运动系病指除开类风湿性关节炎、椎间盘疾病、骨髓炎的运动系病；

[3]：其他类型心脏病指除开急性风湿热、慢性风湿性心脏病、心绞痛、急性心肌梗死、其他缺血性心脏病、肺源性心脏病的心脏病；

[4]：其他指妊娠监护、绝育、为特殊治疗住院、个人和人群的检查以及其他原因。

表 3－3－10　湖南省 65 岁及以上居民近一年疾病系统别住院率及构成

顺位	合计			城市			农村		
	疾病名称	率（%）	构成（%）	疾病名称	率（%）	构成（%）	疾病名称	率（%）	构成（%）
1	循环系统疾病	11.5	32.2	循环系统疾病	13.4	43.6	循环系统疾病	10.7	28.4
2	呼吸系统疾病	6.6	18.4	呼吸系统疾病	3.7	12.1	呼吸系统疾病	7.7	20.4
3	肌肉、骨骼系统和结缔组织疾病	3.9	11.0	肌肉、骨骼系统和结缔组织疾病	3.1	10.1	肌肉、骨骼系统和结缔组织疾病	4.3	11.3
4	消化系统疾病	3.1	8.8	泌尿生殖系统疾病	2.6	8.4	消化系统疾病	3.9	10.3
5	泌尿生殖系统疾病	3.1	8.7	内分泌、营养和代谢疾病及免疫疾病	2.0	6.4	泌尿生殖系统疾病	3.3	8.8
6	损伤和中毒	2.0	5.6	神经系病	1.4	4.5	损伤和中毒	2.7	7.0
7	内分泌、营养和代谢疾病及免疫疾病	1.5	4.2	消化系统疾病	1.3	4.2	内分泌、营养和代谢疾病及免疫疾病	1.3	3.5
8	其他[1]	1.0	2.8	恶性肿瘤	0.8	2.7	其他[1]	1.3	3.4
9	恶性肿瘤	0.8	2.1	眼及附器疾病	0.8	2.7	恶性肿瘤	0.7	1.9
10	眼及附器疾病	0.7	1.8	皮肤和皮下组织疾病	0.4	1.4	眼及附器疾病	0.6	1.5
合计		34.1	95.6		29.5	96.1		36.3	96.5

[1]：指妊娠监护、绝育、为特殊治疗住院、个人和人群检查、以及体征病状和不明确情况。

表 3-3-11 湖南省 65 岁及以上居民近一年疾病别住院率及构成

顺位	合计			城市			农村		
	疾病名称	率（%）	构成（%）	疾病名称	率（%）	构成（%）	疾病名称	率（%）	构成（%）
1	其他类型心脏病[2]	3.9	10.9	脑血管病	3.2	10.4	其他类型心脏病[2]	4.5	11.7
2	脑血管病	2.5	6.9	高血压病	3.2	10.4	其他慢性阻塞性肺病（COPD，含慢支等）	2.3	6.1
3	其他慢性阻塞性肺病（COPD，含慢支等）	1.9	5.4	其他类型心脏病[2]	2.6	8.4	脑血管病	2.2	5.8
4	高血压病	1.9	5.2	其他循环系统疾病[4]	2.5	8.1	椎间盘疾病	2.0	5.4
5	椎间盘疾病	1.8	5.0	糖尿病	1.8	5.8	其他缺血性心脏病[1]	1.8	4.7
6	其他运动系病[3]	1.5	4.0	其他运动系病[3]	1.5	4.8	骨折	1.6	4.3
7	其他缺血性心脏病[1]	1.4	4.0	其他神经系疾患[5]	1.3	4.1	胆结石症和胆囊炎	1.6	4.2
8	前列腺增生或炎症	1.4	3.8	椎间盘疾病	1.2	4.0	急、慢性胃肠炎	1.5	4.0
9	糖尿病	1.4	3.8	前列腺增生或炎症	1.2	3.9	其他呼吸系统病（含急性下呼吸道感染）[6]	1.4	3.8
10	骨折	1.2	3.4	急性咽、喉、扁桃体和气管等上呼吸道感染	1.1	3.5	其他运动系病[3]	1.4	3.8
合计		18.8	52.4		19.6	63.3		20.4	53.6

[1]：其他缺血性心脏病指除开心绞痛和急性心肌梗死的缺血性心脏病；

[2]：其他类型心脏病指除开急性风湿热、慢性风湿性心脏病、心绞痛、急性心肌梗死、其他缺血性心脏病、肺源性心脏病的心脏病；

[3]：其他运动系病指除开类风湿性关节炎、椎间盘疾病、骨髓炎的运动系病；

[4]：其他循环系统疾病指除开急性风湿热、慢性风湿性心脏病、心绞痛、急性心肌梗死、其他缺血性心脏病、肺源性心脏病、其他类型心脏病、高血压、脑血管病、下肢静脉曲张的循环系统疾病；

[5]：其他神经系疾患指除脑膜炎、癫痫、急性感染性多发性神经炎、帕金森病外的神经系病；

[6]：其他呼吸系统疾病指除开急性鼻咽炎、急性咽喉扁桃体和气管等上呼吸道感染、流行性感冒、肺炎、慢性咽喉炎、肺气肿、其他慢性阻塞性肺病（COPD，含慢支等）、哮喘的呼吸系统疾病。

三、住院影响因素分析

调查的近一年住院居民中，对其住院的影响因素进行非条件 logistic 回归分析（$\alpha = 0.05$），变量赋值表见表 3-3-12。

表 3－3－12　湖南省居民住院影响因素的赋值说明

变量名称	赋值说明
Y(是否住院)	是＝1，否＝0
X_1(地区)	农村＝1，城市＝－1
X_2(性别)	男性＝1，女性＝－1
X_3(年龄组)	X_{31}＝＜5 岁，X_{32}＝5～24 岁，X_{33}＝25～44 岁，X_{34}＝45～64 岁，X_{35}≥65 岁(以≥65 岁为对照)
X_4(收入水平)	X_{41}＝最低，X_{42}＝较低，X_{43}＝中等，X_{44}＝较高，X_{45}＝最高(以最高为对照)

分析结果显示，住院与地区、性别和年龄有关。农村住院的可能性是城市的 1.4 倍(OR＝1.40)，男性住院的可能性是女性的 0.86 倍(OR＝0.86)。

＜5 岁、5～24 岁、25～44 岁、45～64 岁居民住院的可能性是分别是 65 岁及以上居民 0.53，0.21，0.41 和 0.60 倍(表 3－3－13)。

表 3－3－13　湖南省居民住院影响因素的非条件 logistic 回归结果

变量	b	S_b	$Wald\chi^2$	P	$\hat{OR}$	$\hat{OR}$的 95% 置信区间	
						下限	上限
常数项	－1.20	0.09	－12.05	＜0.01*			
地区(以城市为对照)							
农村	0.33	0.11	2.87	0.01*	1.40	1.08	1.79
性别(以女性为对照)							
男性	－0.15	0.05	－2.96	0.01*	0.86	0.77	0.96
年龄组(以≥65 岁为对照)							
0～4	－0.63	0.27	－2.39	0.03*	0.53	0.29	0.95
5～24	－1.54	0.15	－10.52	＜0.01*	0.21	0.16	0.29
25～44	－0.90	0.09	－10.16	＜0.01*	0.41	0.34	0.49
45～64	－0.51	0.14	－3.59	＜0.01*	0.60	0.44	0.82
收入(以最高为对照)							
最低	－0.18	0.13	－1.41	0.18	0.84	0.64	1.10
较低	－0.04	0.11	－0.36	0.73	0.96	0.76	1.22
中等	－0.07	0.10	－0.74	0.48	0.93	0.75	1.15
较高	－0.17	0.15	－1.08	0.30	0.85	0.61	1.19

*：P＜0.05。

四、住院治疗情况

(一)住院原因构成

湖南省居民住院的最主要原因是因疾病住院(91.4%),其次是损伤中毒住院(4.2%),再次是分娩(0.7%)(表3-3-14)。

表3-3-14 住院病人的住院原因构成#

变量	合计		城市		农村	
	住院例数	构成(%)	住院例数	构成(%)	住院例数	构成(%)
疾病	3103	91.4	1248	89.5	1855	91.8
损伤中毒	186	4.2	55	2.9	131	4.6
康复	25	0.6	11	1.1	14	0.5
计划生育服务	16	0.4	6	0.3	10	0.4
分娩*	24	0.7	16	2.7	8	0.2
健康体检	45	0.6	10	0.6	35	0.7
其他	84	2.0	47	2.9	37	1.8

#:由于部分亚组例数较少,构成不稳定,引用时须谨慎。

*:分娩表示排除正常分娩之后因其他分娩原因住院。

(二)住院医疗机构构成

农村居民在县/县级市/省辖市区属医院住院的比例为49.9%,明显高于城市(37.9%)(表3-3-15)。

表3-3-15 住院病人的住院机构构成

医疗机构	合计		城市		农村	
	住院例数	构成(%)	住院例数	构成(%)	住院例数	构成(%)
社区卫生服务中心	63	1.5	31	2.4	32	1.2
乡镇卫生院	810	22.2	69	2.9	745	26.8
县/县级市/省辖市区属医院	1507	47.6	539	37.9	1050	49.9
省辖市/地区/直辖市区属医院	498	11.3	382	29.8	118	6.8
省/自治区/直辖市属及以上医院	230	6.7	137	12.8	94	5.3
民营医院	354	10.4	229	13.9	128	9.6
其他	19	0.3	5	0.3	15	0.3

(三)平均住院天数

住院病人平均住院天数为10.5天，其中城市为11.6天，农村为9.9天(表3－3－16)。

表3－3－16　住院病人的平均住院天数

地区	住院例数	住院病人的人均住院天数	
		人均住院天数(天)	标准差
合计	3491	10.5	0.3
城市	1397	11.6	0.5
农村	2094	9.9	0.4

(四)住院病人手术情况

住院病人中手术病人为671例，占19.2%(表3－3－17)。

表3－3－17　住院病人中手术病人所占比例

地区	住院例数	手术例数	手术比例(%)	
			比例	95%置信区间
合计	3491	671	19.2	(17.4，21.1)
城市	1397	326	23.3	(19.7，26.9)
农村	2094	345	16.6	(14.4，18.5)

五、转归与出院

(一)出院原因构成

出院病人中85.2%是疾病痊愈经医生要求出院，12.1%是未遵医嘱自动离院，遵医嘱转院率很低，仅为1.1%。城乡出院原因构成基本一致(表3－3－18)。

表3－3－18　住院病人出院原因的构成分布

出院原因	合计		城市		农村	
	住院例数	构成(%)	住院例数	构成(%)	住院例数	构成(%)
遵医嘱离院	2974	85.2	1185	84.8	1789	85.4

续表 3－3－18

出院原因	合计		城市		农村	
	住院例数	构成(%)	住院例数	构成(%)	住院例数	构成(%)
未遵医嘱自动离院	421	12. 1	176	12. 6	245	11. 7
遵医嘱转院	40	1. 1	10	0. 7	30	1. 4
其他原因	46	1. 3	21	1. 5	25	1. 2

(二)自动离院原因构成

在未遵医嘱自动离院的患者中，经济困难是首要原因，占 33. 4%。20. 3% 的病人由于久病不愈要求出院，其他占 23. 6%(表 3－3－19)。

表 3－3－19　住院病人自动离院原因构成#

出院原因	合计		城市		农村	
	住院例数	构成(%)	住院例数	构成(%)	住院例数	构成(%)
久病不愈	58	20. 3	13	7. 1	45	22. 5
自以为病愈	76	16. 2	22	12. 1	54	16. 9
经济困难	116	33. 4	48	16. 8	68	36. 2
花费太多	56	5. 9	40	24. 2	16	2. 8
医院设施差	5	0. 4	2	1. 3	3	0. 3
服务态度不好	0	0. 0	0	0. 0	0	0. 0
医生技术差	1	0. 2	0	0. 0	1	0. 3
其他	110	23. 6	52	38. 5	58	21. 1

#：由于部分亚组例数较少，构成不稳定，引用时须谨慎。

六、住院费用

(一)住院就医直接医疗费用

居民住院医疗费用中位数为 4400 元，其中自付费用中位数为 1800，报销比例为 56. 8%。城市中位数为 7000 元，其中自付费用中位数为 3000 元，报销比例为 52. 1%；农村中位数为 3000 元，自付费用中位数为 1052 元，报销比例为 58. 0%。2018 年湖南省卫生统计网络直报数据表明，住院病人人均住院费用为 6025. 4 元(表 3－3－20)。

表 3-3-20　居民住院的直接医疗费用分布

变量	住院总费用(元)		自付费用(元)		报销比例(%)	
	中位数	四分位间距	中位数	四分位间距	比例	95%置信区间
合计	4400	6800	1800	3439	56.8	(52.3，61.3)
城市	7000	8000	3000	4477	52.1	(42.7，61.6)
农村	3000	4700	1052	2652	58.0	(53.2，61.3)

(二)住院就医间接医疗费用

居民每次住院的间接费用(主要包括交通、陪护等费用)中位数为 300 元，其中：城市 300 元，农村 200 元(表 3-3-21)。

表 3-3-21　患者住院的间接医疗费用分布

变量	住院例数	住院其他费用(元)	
		中位数	四分位间距
合计	3739	300	750
城市	1564	300	950
农村	2187	200	550

七、应住院而未住院

(一)应住院而未住院的分布

应住院而未住院率指调查居民中有医生诊断需要住院但由于各种原因未住院的人次数占所有医生诊断需要住院人次数的百分比。

湖南省居民应住院而未住院率为 17.6%。女性应住院而未住院率高于男性，差异有统计学意义($\chi^2=11.06$，$P<0.05$)。45～65 岁年龄组应住院而未住院率最高，达 21.1%，5～24 岁组最低($\chi^2=98.86$，$P<0.05$)。不同收入水平居民应住院而未住院率也呈现明显差异($\chi^2=13.73$，$P<0.05$)。

不同地区间加权人数应住院而未住院率差异无统计学意义(表 3-3-22)。

表 3-3-22　应住院而未住院分布

变量	应住院例数	未住院例数	应住院而未住院率(%)		χ^2	P
			率	95%置信区间		
合计	4704	1121	17.6	(9.6, 25.5)		
地区					0.55	0.46
城市	2080	580	25.2	(14.4, 36.1)		
农村	2624	541	14.8	(6.6, 22.9)		
性别					11.06	<0.01*
男性	2153	491	16.0	(7.8, 24.2)		
女性	2551	630	18.9	(10.8, 26.9)		
年龄组(岁)					98.86	<0.01*
0~4	236	34	9.6	(1.3, 17.8)		
5~24	202	21	8.4	(1.2, 15.6)		
25~44	573	92	12.6	(5.3, 19.9)		
45~64	2004	583	21.1	(10.9, 31.3)		
≥65	1689	391	18.0	(10.5, 25.5)		
收入水平[1]					13.73	<0.01*
最低	1004	282	20.7	(11.4, 30.0)		
较低	999	247	20.7	(14.31, 27.0)		
中等	1076	284	20.2	(10.7, 29.7)		
较高	757	151	16.76	(12.8, 20.7)		
最高	862	156	10.68	(0.0, 21.9)		

*: $P<0.05$;

[1]: 由于存在缺失，亚组合计不等于总调查人数。

(二)应住院而未住院原因

居民应住院而未住院原因中，最主要的为经济困难(36.6%)，其次为自认为没必要(31.2%)和无时间(12.1%)(表 3-3-23)。

表 3-3-23　应住院未住院原因构成#

应住院而未住院的原因	合计		城市		农村	
	人数(人)	构成(%)	人数(人)	构成(%)	人数(人)	构成(%)
没必要	236	31.2	131	28.1	105	32.9
自认无有效措施	30	3.6	20	4.9	10	2.9

续表 3-3-23

应住院而未住院的原因	合计		城市		农村	
	人数(人)	构成(%)	人数(人)	构成(%)	人数(人)	构成(%)
经济困难	310	36.6	179	37.7	131	36.0
医院服务差	7	0.8	5	1.8	2	0.4
无时间	105	12.1	47	12.3	58	12.0
医疗保险限制	4	0.6	3	1.4	1	0.2
无床位	4	2.0	1	0.0	3	3.1
其他	84	13.0	39	13.8	45	12.5

#：由于部分亚组例数较少，构成不稳定，引用时须谨慎。

第四节　高血压卫生服务利用

一、两周高血压就诊情况

(一)两周高血压就诊率

两周高血压就诊率＝两周高血压患者就诊例数/两周高血压患者患病例数×100%。

湖南省35岁及以上城乡居民两周高血压就诊率为28.8%，95%置信区间为17.5%～40.0%。不同年龄组间高血压就诊率有明显差异($\chi^2=11.67$，$P<0.05$)。

不同地区、性别间两周高血压就诊率差异无统计学意义(表3-4-1)。

表 3-4-1　湖南省 35 岁及以上居民两周高血压就诊率

变量	患病人数	就诊例数	就诊率(%)		χ^2	P
			率	95%置信区间		
合计	1969	585	28.8	(17.5，40.0)		
地区					0.98	0.32
城市	1197	276	25.9	(15.1，36.7)		
农村	772	309	30.4	(13.0，47.8)		
性别					1.16	0.28
男性	922	251	30.7	(16.8，44.6)		
女性	1047	334	27.1	(12.5，41.8)		

续表 3－4－1

变量	患病人数	就诊例数	就诊率(%)		χ^2	P
			率	95%置信区间		
年龄组(岁)					11.67	0.03*
35～44	43	27	72.2	(23.3，99.9)		
45～54	271	79	28.8	(19.8，37.8)		
55～64	548	156	27.2	(9.3，45.1)		
≥65	1107	323	28.1	(12.4，43.8)		

*：$P<0.05$。

(二)两周高血压就诊自付费用

两周高血压就诊自付费用是指在两周内，35 岁及以上高血压患者在高血压病就诊花费中自己支付(不包括报销及个人医疗账户中支付的部分)的费用。

湖南省 35 岁及以上居民两周高血压就诊的自付费用中位数为 59 元(表 3－4－2)。

表 3－4－2　湖南省 35 岁及以上城乡居民两周高血压就诊自付费用

变量	患病例数	就诊例数	费用(元)		费用(元)	
			中位数	四分位间距	均数	标准差
合计	1969	484	59	262	653	241.4
城市	1197	226	107	339	989	386.8
农村	772	258	57	169	533	302.1

二、高血压年住院情况

(一)高血压年住院率

湖南省 35 岁及以上居民高血压年住院率为 0.9%，95%置信区间为 0.6%～1.3%。

不同年龄组间高血压年住院率不同($\chi^2=9.55$，$P<0.05$)，最高的为 65 岁及以上居民，达 1.9%，最低的为 35～44 岁居民，仅 0.3%。

不同地区、性别间高血压年住院率的差异无统计学意义(表 3－4－3)。

表 3-4-3　湖南省 35 岁及以上居民高血压年住院率

变量	调查人数	住院例数	年住院率(%)		χ^2	P
			率	95%置信区间		
合计	13867	128	0.9	(0.6, 1.3)		
地区					2.22	0.13
城市	6798	73	1.4	(0.4, 2.3)		
农村	7069	55	0.8	(0.5, 1.0)		
性别					0.88	0.35
男性	6798	71	0.9	(0.4, 1.4)		
女性	7069	57	1.0	(0.6, 1.2)		
年龄组(岁)					9.55	0.02*
35~44	2082	5	0.3	(0.0, 0.7)		
45~54	4014	16	0.6	(0.1, 1.1)		
55~64	3432	21	0.6	(0.1, 1.1)		
≥65	4339	86	1.9	(0.7, 2.7)		

*：$P<0.05$。

(二)高血压次均住院总费用

湖南省 35 岁及以上城乡居民近一年高血压次均住院总费用中位数为 3000 元(表 3-4-4)。

表 3-4-4　湖南省 35 岁及以上居民近一年加权高血压次均住院总费用

变量	住院例数	费用(元)		费用(元)	
		中位数	四分位间距	均数	标准差
合计	128	3000	4309	5052	854.2
城市	73	5600	5000	7155	1136.7
农村	55	2000	1797	3567	864.1

(三)高血压次均住院自付费用

湖南省 35 岁及以上城乡居民近一年高血压次均住院自付费用中位数为 2000 元(表 3-4-5)。

表 3-4-5 湖南省 35 岁及以上居民加权高血压次均住院自付费用

变量	住院例数	费用(元)		费用(元)	
		中位数	四分位间距	均数	标准差
合计	128	2000	1560	2388	500.8
城市	73	2000	2100	2719	400.8
农村	55	800	800	2143	806.6

三、高血压健康管理

(一)高血压患者用药情况

35 岁及以上居民高血压患者按医嘱规律服药的比例为 70.8%，从不服用的比例为7.0%(表 3-4-6)。

表 3-4-6 湖南省 35 岁及以上居民高血压患者用药情况的构成

用药情况	合计		城市		农村	
	人数(人)	构成(%)	人数(人)	构成(%)	人数(人)	构成(%)
按医嘱规律服用	1980	70.8	1222	77.0	758	67.6
偶尔或必要时服用	466	16.2	163	12.4	303	18.1
药量不足间断服用	216	6.1	86	4.6	130	6.8
从不服用	202	7.0	97	6.0	105	7.5

(二)高血压治疗比例

高血压治疗比例是指 35 岁及以上的高血压患者半年内服用降血压药物的人数占自报经确诊的高血压患者总数的比例。

湖南省 35 岁及以上高血压治疗比例为 92.9%，95% 置信区间为91.3% ~94.7%。

不同性别间高血压治疗比例不同，男性与女性治疗比例差别较小，差异有统计学意义($\chi^2=8.17$，$P<0.05$)。不同年龄组间高血压治疗比例不同，最高的为 65 岁及以上居民(94.8%)，最低的为 35~44 岁居民(85.5%)($\chi^2=32.71$，$P<0.05$)(表 3-4-7)。

表 3-4-7 湖南省 35 岁及以上居民高血压治疗比例

变量	调查人数	治疗人数	治疗比例(%)		χ^2	P
			比例	95% 置信区间		
合计	2865	2662	92.9	(91.3，94.7)		
地区					2.33	0.1

续表 3-4-7

变量	调查人数	治疗人数	治疗比例(%)		χ^2	P
			比例	95%置信区间		
城市	1568	1471	93.9	(92.3, 95.7)		
农村	1297	1191	92.4	(90.2, 94.6)		
性别					8.17	<0.01 *
男性	1355	1240	91.7	(89.3, 94.2)		
女性	1510	1422	94.1	(92.6, 95.5)		
年龄组(岁)					32.71	<0.01 *
35~44	71	60	85.5	(76.3, 94.7)		
45~54	451	403	86.8	(79.4, 94.1)		
55~64	817	758	94.3	(92.9, 95.6)		
≥65	1526	1441	94.8	(94.1, 95.5)		

*：$P<0.05$。

(三)医务人员对高血压患者随访情况

在过去12个月内，医务人员对高血压患者随访次数在4次及以上较多，共构成54.4%，但仍有23.1%从未随访(表3-4-8)。

表3-4-8　医务人员近12个月内对高血压患者随访次数

用药情况	合计		城市		农村	
	人数(人)	构成(%)	人数(人)	构成(%)	人数(人)	构成(%)
随访1次	167	5.4	92	5.7	75	5.2
随访2次	234	8.8	130	11.4	104	7.5
随访3次	244	8.3	147	9.9	97	7.4
随访4次	770	26.8	392	25.2	378	27.7
随访5次及以上	821	27.6	368	21.4	453	30.9
从未随访	628	23.1	439	26.5	189	21.3

(四)医务人员对高血压患者随访形式

44.3%的高血压患者去医疗机构就医，占比最大；另有27.9%的高血压患者是由家庭医生入户随访(表3-4-9)。

表3－4－9　医务人员最近一次对高血压患者随访形式

用药情况	合计		城市		农村	
	人数(人)	构成(%)	人数(人)	构成(%)	人数(人)	构成(%)
家庭医生入户	624	27.9	274	37.3	350	23.4
其他医护人员入户	208	12.0	58	7.6	150	14.2
去医疗机构就医	990	44.3	455	24.1	535	54.1
电话随访	364	13.1	321	30.0	43	4.8
其他	51	2.7	21	1.0	30	3.5

（五）随访服务的机构类型

绝大部分高血压患者主要去基层医疗机构就诊，占比达到88.8%（表3－4－10）。

表3－4－10　湖南省35岁及以上高血压患者获取随访服务的机构类型占比

用药情况	合计		城市		农村	
	人数(人)	构成(%)	人数(人)	构成(%)	人数(人)	构成(%)
村卫生室/社区卫生服务站/诊所	1467	61.0	628	51.6	839	65.6
乡镇卫生院/社区卫生服务中心	655	27.8	444	42.9	211	20.4
县及以上医疗机构	69	9.1	33	3.8	36	11.7
健康管理机构	2	0.2	2	0.4	0	0.0
其他	44	2.0	22	1.3	22	2.3

（六）高血压患者最近一次测量血压的时间构成

高血压患者最近一次测量血压以1周内所占的比例最高，达39.8%（表3－4－11）。

表3－4－11　湖南省35岁及以上高血压患者最近一次测量血压的时间构成

测量时间	合计		城市		农村	
	人数(人)	构成(%)	人数(人)	构成(%)	人数(人)	构成(%)
1周内	1219	39.8	824	55.4	395	31.7
1个月内	896	30.0	417	23.7	479	33.2

续表 3-4-11

测量时间	合计		城市		农村	
	人数(人)	构成(%)	人数(人)	构成(%)	人数(人)	构成(%)
1~3 个月	283	12.2	114	8.1	169	14.3
3~6 个月	262	10.3	121	6.5	141	12.3
6~12 个月	118	4.4	45	2.3	73	5.4
12 个月及以上	86	3.4	47	4.0	39	3.1

第五节　糖尿病卫生服务利用

一、两周糖尿病就诊情况

(一)两周糖尿病就诊率

两周糖尿病就诊率 = 两周糖尿病患者就诊例数/两周糖尿病患者患病例数 ×100%。

湖南省 35 岁及以上城乡居民两周糖尿病就诊率为 27.2%(95% 置信区间为 15.4% ~ 38.9%)。

不同地区、性别和年龄组间两周糖尿病就诊率的差异均无统计学意义($p>0.05$)(表 3-5-1)。

表 3-5-1　湖南省 35 岁及以上居民两周糖尿病就诊率

变量	患病例数	就诊例数	就诊率(%)		χ^2	P
			率	95% 置信区间		
合计	697	215	27.2	(15.4, 38.9)		
地区					0.22	0.63
城市	478	116	25.6	(16.3, 34.8)		
农村	219	99	28.5	(7.3, 49.7)		
性别					0.07	0.78
男性	299	97	30.0	(13.4, 46.4)		
女性	398	118	24.9	(14.5, 35.2)		
年龄组(岁)					0.36	0.94
35~44	21	3	14.9	(0.0, 33.2)		

续表 3－5－1

变量	患病例数	就诊例数	就诊率(%)		χ^2	P
			率	95%置信区间		
45～54	121	37	22.5	(8.1, 36.9)		
55～64	217	77	33.2	(2.0, 36.3)		
≥65	338	99	25.6	(15.1, 36.0)		

*：$P<0.05$。

(二)两周糖尿病就诊自付费用

两周糖尿病就诊自付费用是指在两周内，35 岁及以上患者在糖尿病就诊花费中，自己支付(不包括报销及个人医疗账户中支付的部分)的费用。

湖南省 35 岁及以上居民两周糖尿病就诊的自付费用中位数为 115 元(表 3－5－2)。

表 3－5－2　湖南省 35 岁及以上居民两周糖尿病就诊自付费用

变量	患病人数	就诊例数	费用(元)		费用(元)	
			中位数	四分位间距	均数	标准差
合计	697	182	115	333	1066	548.5
城市	478	100	286	655	950	274.5
农村	219	82	80	202	1143	896.6

二、糖尿病年住院情况

(一)糖尿病年住院率

湖南省 35 岁及以上居民糖尿病年住院率为 1.4%，95%置信区间为 0.7%～2.1%。

不同年龄组间糖尿病年住院率不同，最高的为 55～64 岁组居民(3.2%)，最低的为 35～44 岁居民(0.0%)($\chi^2=22.99$，$P<0.05$)。

不同地区、性别间糖尿病年住院率的差异无统计学意义(表 3－5－3)。

表 3－5－3　湖南省 35 岁及以上居民糖尿病年住院率

变量	调查人数	住院例数	年住院率(%)		χ^2	P
			率	95%置信区间		
合计	13867	155	1.4	(0.7, 2.1)		
地区					0.03	0.86

续表 3-5-3

变量	调查人数	住院例数	年住院率(%)		χ^2	P
			率	95%置信区间		
城市	6798	81	1.0	(0.2, 1.8)		
农村	7069	74	1.5	(0.6, 2.5)		
性别					0.24	0.62
男性	6798	72	1.2	(0.5, 1.9)		
女性	7069	83	1.6	(0.6, 2.5)		
年龄组(岁)					22.99	0.01*
35~44	2082	5	0.0	(0.0, 0.2)		
45~54	4014	20	0.6	(0.2, 1.0)		
55~64	3432	71	3.2	(0.8, 5.5)		
≥65	4339	59	1.4	(0.8, 1.9)		

*：$P<0.05$。

(二)糖尿病次均住院总费用

湖南省35岁及以上城乡居民近一年糖尿病次均住院总费用中位数为6148元(表3-5-4)。

表3-5-4　湖南省35岁及以上居民近一年糖尿病次均住院总费用

变量	住院例数	总费用(元)		总费用(元)	
		中位数	四分位间距	均数	标准差
合计	156	6148	5570	7492	818.1
城市	81	7273	5035	8144	1229.4
农村	75	6086	5752	7336	1025.7

(三)糖尿病次均住院的自付费用

湖南省35岁及以上城乡居民近一年糖尿病次均住院的自付费用中位数为2273元(表3-5-5)。

表3-5-5　湖南省35岁及以上居民近一年糖尿病次均住院自付费用

变量	住院例数	费用(元)		费用(元)	
		中位数	四分位间距	均数	标准差
合计	156	2273	3556	3452	507.4
城市	81	2950	2364	3099	360.4
农村	75	1849	4030	3537	581.7

三、糖尿病健康管理

(一)糖尿病患者用药情况

35 岁及以上糖尿病患者按医嘱规律服用降血糖药物的比例为 74.2%，从不服用降血糖药物的比例为 5.0%(表 3-5-6)。

表 3-5-6　湖南省 35 岁及以上糖尿病患者用药频率的构成

用药情况	合计		城市		农村	
	人数(人)	构成(%)	人数(人)	构成(%)	人数(人)	构成(%)
按医嘱规律服用	709	74.2	490	80.0	219	69.9
偶尔或必要时服用	124	15.4	46	8.1	78	20.9
药量不足间断服用	67	5.4	40	5.7	27	5.1
从不服用	69	5.0	51	6.3	18	4.1

(二)糖尿病治疗比例

糖尿病治疗比例是指湖南省 35 岁及以上的糖尿病患者使用降血糖药物的人数占自报经确诊的糖尿病患者总数的比例。

本次 35 岁及以上患糖尿病患者治疗比例为 95.0%，95% 置信区间为93.6% ~96.3%。

不同地区、性别、年龄组间糖尿病治疗比例的差异无统计学意义(表 3-5-7)。

表 3-5-7　湖南省 35 岁及以上居民加权糖尿病治疗比例

变量	调查人数	治疗人数	治疗比例(%)		χ^2	P
			比例	95% 置信区间		
合计	969	900	95.0	(93.6, 96.3)		
地区					1.78	0.18
城市	627	576	93.8	(91.7, 95.8)		
农村	342	324	95.9	(93.7, 98.1)		
性别					1.09	0.29
男性	420	385	94.1	(92.0, 96.3)		
女性	549	515	95.7	(93.6, 97.8)		
年龄组(岁)					0.94	0.81
35 ~44	39	32	91.0	(80.9, 99.4)		

续表 3－5－7

变量	调查人数	治疗人数	治疗比例(%)		χ^2	P
			比例	95%置信区间		
45～54	169	156	95.3	(89.6，99.9)		
55～64	318	296	95.0	(92.4，97.6)		
≥65	443	416	95.2	(93.4，96.9)		

*：$P<0.05$。

(三)医务人员对糖尿病患者随访情况

在过去 12 个月内，医务人员对糖尿病患者随访次数在 4 次及以上较多，共构成 54.5%，但仍有 21.2%从未随访(表 3－5－8)。

表 3－5－8　医务人员近 12 个月内对糖尿病患者随访次数

用药情况	合计		城市		农村	
	人数(人)	构成(%)	人数(人)	构成(%)	人数(人)	构成(%)
随访 1 次	64	5.5	42	7.0	22	4.5
随访 2 次	97	12.6	61	12.6	36	12.6
随访 3 次	75	6.2	54	10.5	21	3.0
随访 4 次	246	25.7	140	24.3	106	26.7
随访 5 次及以上	264	28.8	147	22.3	117	33.6
从未随访	223	21.2	183	23.4	40	19.6

(四)医务人员对糖尿病患者随访形式

44.0%的糖尿病患者去医疗机构就医，占比最大；另有 28.8%的糖尿病患者是由家庭医生入户随访，有 15.7%通过电话随访(表 3－5－9)。

表 3－5－9　医务人员最近一次对糖尿病患者随访形式

用药情况	合计		城市		农村	
	人数(人)	构成(%)	人数(人)	构成(%)	人数(人)	构成(%)
家庭医生入户	198	28.8	101	39.2	97	21.3
其他医护人员入户	65	9.5	29	5.9	36	12.1
去医疗机构就医	314	44.0	165	19.7	149	61.4
电话随访	148	15.7	136	33.3	12	3.2

续表 3－5－9

用药情况	合计		城市		农村	
	人数(人)	构成(%)	人数(人)	构成(%)	人数(人)	构成(%)
网络随访(APP 等)	1	0.1	1	0.2	0	0.0
其他	20	1.9	12	1.8	8	2.0

(五)随访服务的机构类型

绝大部分糖尿病患者主要去基层医疗机构就诊，占比达到 78.5%(表 3－5－10)。

表 3－5－10　湖南省 35 岁及以上糖尿病患者获取随访服务的机构类型占比

用药情况	合计		城市		农村	
	人数(人)	构成(%)	人数(人)	构成(%)	人数(人)	构成(%)
村卫生室/社区卫生服务站/诊所	413	48.9	213	47.8	200	49.7
乡镇卫生院/社区卫生服务中心	255	29.6	196	46.3	59	17.7
县及以上医疗机构	48	18.7	14	2.1	34	30.5
健康管理机构	5	0.5	2	0.7	3	0.4
其他	25	2.3	19	3.1	6	1.7

(六)糖尿病患者最近一次测量血糖的时间构成

糖尿病患者最近一次测量血糖以 1 周内所占的比例最高，达 37.9%；其次是 1 个月内测量过血糖，占比达到 35.3%(表 3－5－11)。

表 3－5－11　湖南省 35 岁及以上糖尿病患者最近一次测量血糖的时间构成

测量时间	合计		城市		农村	
	人数(人)	构成(%)	人数(人)	构成(%)	人数(人)	构成(%)
1 周内	391	37.9	303	53.4	88	26.4
1 个月内	336	35.3	198	31.2	138	38.4
1～3 个月	75	6.7	40	4.5	35	8.3
3～6 个月	85	11.0	45	6.1	40	14.6
6～12 个月	50	6.6	21	2.1	29	10.0
12 个月及以上	32	2.5	20	2.8	12	2.3

第六节　2013 年与 2018 年卫生服务利用情况对比

一、两周就诊率对比

2018 年湖南省居民两周就诊率为 18.6%，高于 2013 年的两周就诊率(8.0%)。2018 年不同地区、性别、年龄组的两周就诊率均高于 2013 年相对应组别的两周就诊率(表 3-6-1)。

表 3-6-1　2013 年和 2018 年湖南省居民两周就诊率

变量	2018 年(%)	2013 年(%)
合计	18.6	8.0
地区		
城市	16.2	7.5
农村	19.7	8.1
性别		
男性	19.0	7.2
女性	18.3	8.8
年龄组(岁)		
<5	22.0	4.4
5~24	8.4	3.1
25~44	10.8	5.4
45~64	21.4	10.6
≥65	27.7	13.8

二、疾病系统两周就诊率

按照疾病系统别分析两周就诊率，2018 年两周就诊率高的前九类疾病和 2013 年相同，但与 2013 年相比，2018 年前九类疾病系统的两周就诊率均明显升高(表 3-6-2)。

表3-6-2　2013年和2018年湖南省居民疾病系统别两周就诊率

疾病系统	2018年(%)	2013年(%)
呼吸系统疾病	4.4	2.5
循环系统疾病	4.1	1.4
肌肉、骨骼系统和结缔组织疾病	2.4	1.0
消化系统疾病	2.0	0.9
泌尿生殖系统疾病	2.0	0.6
内分泌、营养和代谢疾病及免疫疾病	1.0	0.4
其他[1]	0.7	0.2
皮肤和皮下组织疾病	0.6	0.2
损伤和中毒	0.5	0.3

[1]：其他指妊娠监护、绝育、为特殊治疗住院、个人和人群的检查以及其他原因。

三、两周患者就诊率

2018年湖南省居民两周患者就诊率为40.7%，高于2013年的两周患者就诊率(25.4%)。除了5~24岁居民的两周患者就诊率低于2013年，2018年其他亚组的两周患者就诊率均高于2013年相对应组别的两周患者就诊率(表3-6-1)。

表3-6-3　2013年和2018年湖南省居民两周患者就诊率

变量	2018年(%)	2013年(%)
合计	40.7	25.4
地区		
城市	32.8	24.5
农村	44.2	25.6
性别		
男性	41.7	25.5
女性	39.8	25.3
年龄组(岁)		
<5	80.1	67.4
5~24	66.1	67.0
25~44	53.0	39.7
45~64	39.4	22.8
≥65	32.0	18.9

四、不同类型的两周患者就诊率

不同类型的两周患者中，2018 年急性病两周前开始发病患者两周就诊率(69.9%)超过两周内新发患者两周就诊率(69.2%)。2013 年就诊率最高的为两周内新发患者(62.4%)，其次为急性病两周前开始发病患者(57.4%)。2013 年和 2018 年两周急诊率最低的均为慢性病持续到两周内患者(表 3－6－4)。

表 3－6－4　2013 年和 2018 年湖南省居民不同类型的两周患者就诊率

发病类型	2018 年(%)	2013 年(%)
两周内新发	69.2	62.4
急性病两周前开始发病	69.9	57.4
慢性病持续到两周内	29.5	15.0
合计	40.7	25.4

五、自我医疗比例

2018 年湖南省居民两周患者自我医疗比例为 30.5%，低于 2013 年的两周患者自我医疗比例(46.9%)。与 2013 年相比，2018 年各亚组两周患者自我医疗比例均低于 2013 年相对应组别的两周患者自我医疗比例(表 3－6－5)。

表 3－6－5　2013 年和 2018 年湖南省两周患病居民自我医疗比例

变量	2018 年(%)	2013 年(%)
合计	30.5	46.9
地区		
城市	30.7	61.5
农村	30.4	42.7
性别		
男性	29.2	47.6
女性	31.6	46.3
年龄组(岁)		
<5	24.8	39.3
5～24	31.0	40.5
25～44	36.6	39.7
45～64	31.9	45.5
≥65	28.0	51.9

六、住院卫生服务情况

(一)住院率比较

本次家庭健康询问调查，2018 年农村居民住院率(24.2%)较 2013 年(11.3%)显著升高，城市居民住院率(13.6%)较 2013 年(9.1%)显著升高。

2013 年至 2018 年，湖南省居民住院率呈现明显上升，由 2013 年的 10.9% 上升到 2018 年的 21.0%，增加了近 1 倍(图 3-6-1)。

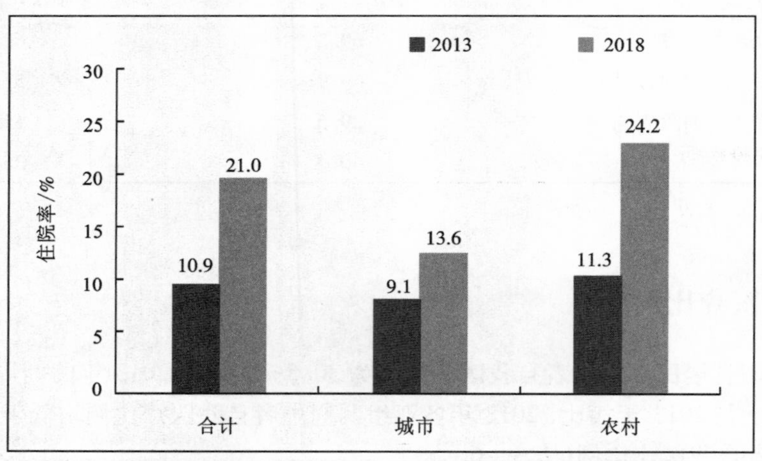

图 3-6-1　2013 年与 2018 年调查人口住院率比较

(二)居民住院的疾病构成

按照疾病系统别分析住院率，2018 年排在前五位的分别是呼吸系统疾病，循环系统疾病，泌尿生殖系统疾病，消化系统疾病，肌肉、骨骼系统和结缔组织疾病。

2013 年排在前五位的分别是循环系统疾病，呼吸系统疾病，消化系统疾病，妊娠、分娩及产褥期并发症，泌尿生殖系统疾病(表 3-6-6)。

按照疾病别分析住院率，2018 年处于前五位的分别是：急性咽、喉、扁桃体和气管等上呼吸道感染(7.5%)，脑血管病(6.4%)，其他类型心脏病(6.0%)，糖尿病(5.2%)，肾炎及肾变病(5.2%)。

2013 年处于前五位的分别是：分娩(9.1%)，高血压病(5.6%)，脑血管病(4.9%)，急性咽、喉、扁桃体和气管等上呼吸道感染(4.4%)，骨折(4.1%)(表 3-6-7)。

表 3－6－6　2013 年和 2018 年湖南省居民疾病系统别住院率及构成

顺位	2018 年			2013 年		
	疾病名称	率（%）	构成（%）	疾病名称	率（%）	构成（%）
1	呼吸系统疾病	4.5	21.6	循环系统疾病	2.1	18.7
2	循环系统疾病	4.2	20.2	呼吸系统疾病	1.7	15.9
3	泌尿生殖系统疾病	2.5	12.2	消化系统疾病	1.2	11.3
4	消化系统疾病	2.1	10.0	妊娠、分娩及产褥期并发症	1.2	10.7
5	肌肉、骨骼系统和结缔组织疾病	1.8	8.7	泌尿生殖系统疾病	1.1	9.5
6	内分泌、营养和代谢疾病及免疫疾病	1.3	6.2	损伤和中毒	1.0	9.3
7	损伤和中毒	1.1	5.1	肌肉、骨骼系统和结缔组织疾病	0.8	7.0
8	恶性肿瘤	0.6	3.0	内分泌、营养和代谢疾病及免疫疾病	0.4	3.6
9	其他[1]	0.6	3.0	恶性肿瘤	0.4	3.3
10	眼病	0.5	2.2	其他[1]	0.3	2.3
合计		20.2	92.3		10.0	91.5

[1]：其他指妊娠监护、绝育、为特殊治疗住院、个人和人群的检查以及其他原因。

表 3－6－7　2013 年和 2018 年湖南省居民疾病别两周患病率及构成

顺位	2018 年			2013 年		
	疾病名称	率（%）	构成（%）	疾病名称	率（%）	构成（%）
1	急性咽、喉、扁桃体和气管等上呼吸道感染	1.6	7.5	分娩	1.0	9.1
2	脑血管病	1.3	6.4	高血压病	0.6	5.6
3	其他类型心脏病[1]	1.3	6.0	脑血管病	0.5	4.9
4	糖尿病	1.2	5.5	急性咽、喉、扁桃体和气管等上呼吸道感染	0.5	4.4
5	肾炎和肾变病	1.2	5.2	骨折	0.4	4.1
6	椎间盘疾病	1.1	3.8	椎间盘疾病	0.4	3.7

续表 3－6－7

顺位	2018			2013		
	疾病名称	率（%）	构成（%）	疾病名称	率（%）	构成（%）
7	泌尿系统结石	0.8	3.5	泌尿系统结石	0.4	3.7
8	其他运动系病[2]	0.7	3.5	其他消化系统疾病[3]	0.3	3.1
9	急慢性胃肠炎	0.7	3.5	糖尿病	0.3	2.9
10	高血压	0.7	3.1	开放性创伤和血管损伤	0.3	2.8
合计		10.6	45.6		4.9	44.1

[1]：其他类型心脏病指除开急性风湿热、慢性风湿性心脏病、心绞痛、急性心肌梗死、其他缺血性心脏病、肺源性心脏病的心脏病；

[2]：其他运动系病指除开类风湿性关节炎、椎间盘疾病、骨髓炎的运动系病；

[3]：其他消化系统疾病指除开牙齿疾患、其他口腔或唾液腺及颌疾病、急慢性胃肠炎、阑尾疾病、腹腔疝、肠梗阻、慢性肝病和肝硬变、胆结石症和胆囊炎外的消化系统疾病。

（三）平均住院天数

2018 年平均住院天数为 10.2 天，2013 年平均住院天数为 11.2 天（图3－6－2）。湖南省 2018 年出院者平均住院日为 8.1 天，本次调查住院天数明显高于全省出院者平均住院日。

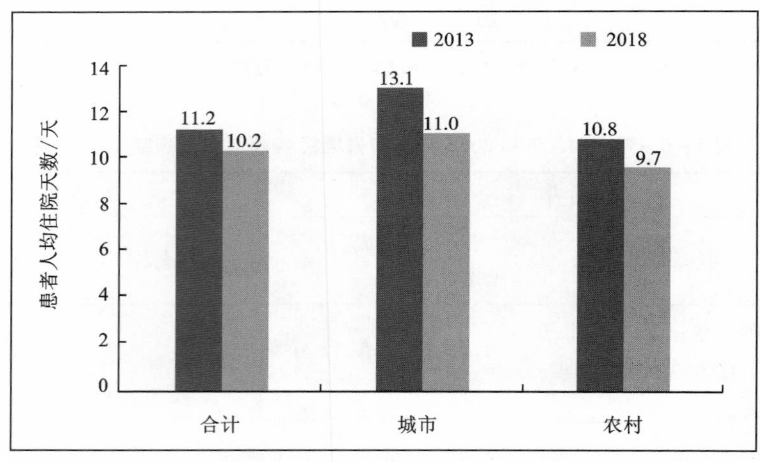

图 3－6－2　2013 年与 2018 年湖南省患者平均住院天数

（四）应住院而未住院比较

2018 年应住院而未住院率为 17.6%，2013 年应住院而未住院率为18.5%，城乡之间应住院而未住院率与 2013 年呈现不一致变化（图 3－6－3）。

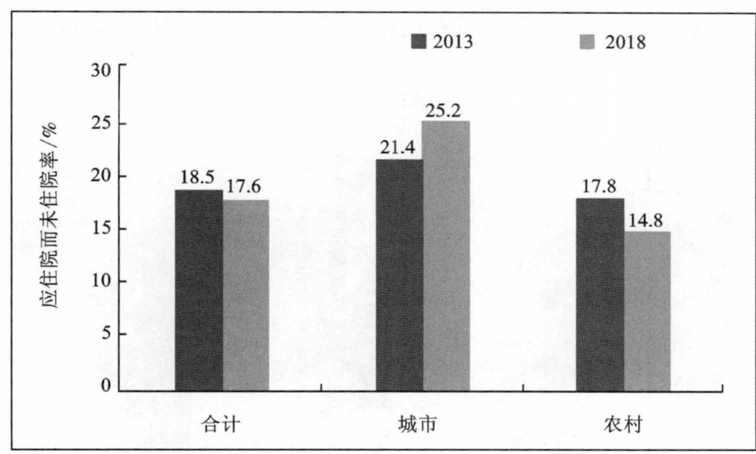

图 3－6－3 湖南省居民应住院而未住院率的比较

七、两周高血压就诊率变化情况

(一)35 岁及以上患者两周高血压就诊率

2018 年城乡居民两周高血压就诊率较 2013 年有大幅度升高。但与 2013 年城市相比，农村高血压人数就诊率上升更大，而城市之间变化较小(图 3－6－4)。

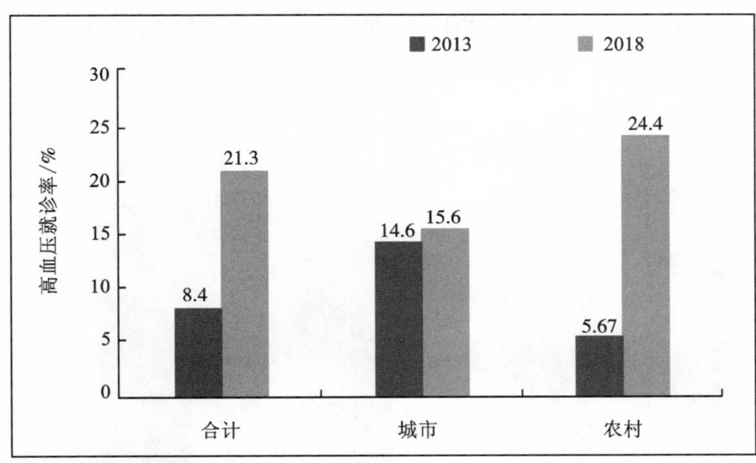

图 3－6－4 2013 年与 2018 年 35 岁及以上高血压患者就诊率

(二)高血压年住院率比较

2013 年和 2018 年 35 岁及以上高血压患者年住院率基本持平，但城乡之间差异较大，

2018 年城市患者住院率高于 2013 年，但农村呈现相反的趋势，但差异较小(图 3 -6 -5)。

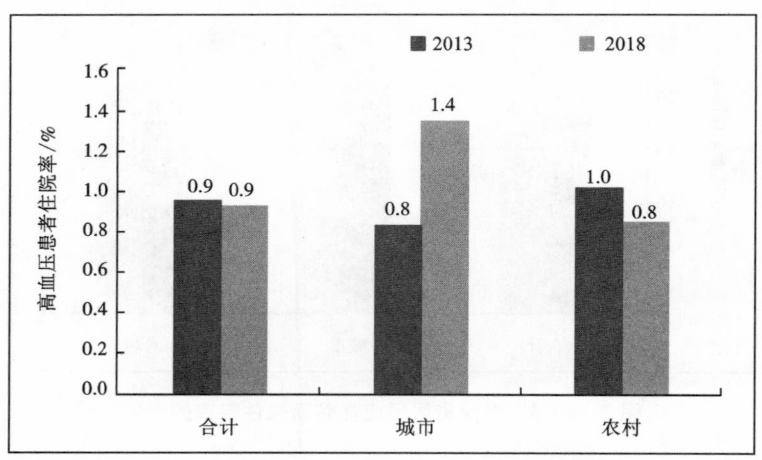

图 3 -6 -5　2013 年与 2018 年 35 岁及以上高血压患者人次年住院率

八、两周糖尿病就诊率变化情况

(一) 两周糖尿病就诊率

2018 年两周糖尿病患者就诊率为 21. 2%，2013 年两周糖尿病患者就诊率为 11. 5%，2018 年城乡居民两周糖尿病就诊率较 2013 年有大幅度升高；与 2013 年不同的是，2018 年农村居民两周糖尿病就诊率高于城市居民(图 3 -6 -6)。

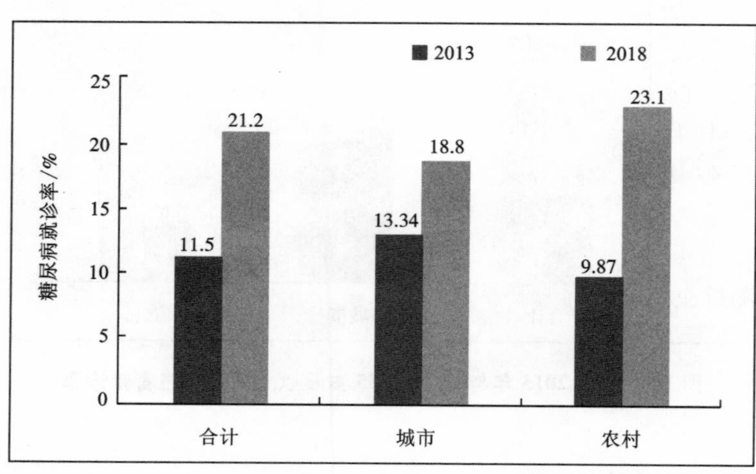

图 3 -6 -6　2013 年与 2018 年 35 岁及以上糖尿病患者就诊率

（二）糖尿病年住院率比较

2018 年城乡居民两周糖尿病年住院率较 2013 年有大幅度升高；与 2013 年相比，2018 年农村年住院率的大幅增加，城市之间变化较小（图 3－6－7）。

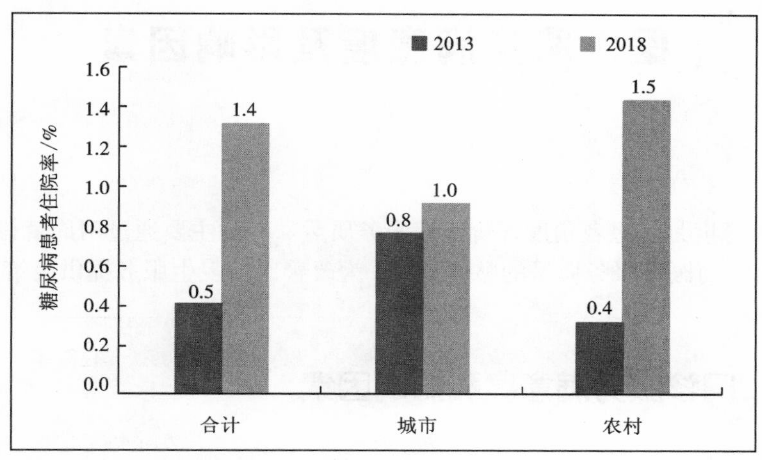

图 3－6－7　2013 年与 2018 年 35 岁及以上糖尿病患者人次年住院率

本章小结

（1）2018 年湖南省城乡居民近一年内住院率为 21.0%，住院率较高的前五位疾病是：急性咽、喉、扁桃体和气管等上呼吸道感染，脑血管病，其他类型心脏病，糖尿病，肾炎及肾变病。住院原因以慢性病居多。

（2）本次调查出院病人中 12.1% 的为未遵医嘱自动离院，首要原因是经济困难（33.4%），其次为病人久病不愈要求出院（20.3%）。

（3）本次调查应住院而未住院率为 17.6%，首要原因是经济困难（36.6%），其次为自认为没必要（31.2%）和无时间（12.1%）。

（4）湖南省 35 岁及以上城乡居民两周高血压就诊率为 28.8%，高血压患者治疗比例为 92.9%，一周内测过血压比例为 39.8%。

（5）湖南省 35 岁及以上城乡居民两周糖尿病就诊率为 27.2%，糖尿病患者治疗比例为 95.0%，一周内测过血糖的比例为 37.9%。

第四章

医疗服务满意度及影响因素

医疗服务满意度是从患者角度评价医疗服务质量。本章主要通过两周就诊和近一年住院患者角度，了解目前医疗服务质量的整体状况，为改善医疗卫生服务提供决策依据。

第一节　门诊服务满意度和影响因素

一、就诊患者基本情况

本次调查居民中共有 2895 例就诊病例因两周患病在医疗机构就诊。

二、就诊患者的满意度评价

本次调查从候诊时间、就诊机构环境、就诊医护人员态度、就诊花费和就诊总体满意度共五个方面评价两周就诊患者对门诊服务的满意度情况。

1. 候诊时间

就问题"此次就诊的候诊时间长短如何"，仅有 4.3% 的就诊患者回答"长"。

不同地区间就诊患者对候诊时间评价差异有统计学意义（$\chi^2 = 25.63$，$P < 0.05$）（表 4－1－1）。

表 4-1-1　湖南省两周就诊患者评价候诊时间情况

候诊时间	合计(n, %)		城市(n, %)		农村(n, %)	
	就诊例数	构成	就诊例数	构成	就诊例数	构成
短	2027	73.4	900	68.9	1127	74.9
一般	711	22.3	294	23.6	417	21.9
长	157	4.3	95	7.5	62	3.2

2. 就诊机构环境

就问题“此次就诊机构环境如何”，仅有 0.9% 的就诊患者回答“差”。

不同地区间就诊患者对就诊机构环境评价差异无统计学意义(表 4-1-2)。

表 4-1-2　湖南省两周就诊患者评价就诊机构环境情况

候诊时间	合计(n, %)		城市(n, %)		农村(n, %)	
	就诊例数	构成	就诊例数	构成	就诊例数	构成
好	1961	67.3	847	64.6	1114	68.2
一般	895	31.8	419	34.2	476	31.0
差	39	0.9	23	1.2	16	0.8

3. 就诊医护人员态度

就问题“此次就诊医护人员的态度如何”，仅有 0.5% 的就诊患者回答“差”。

不同地区间就诊患者对就诊医护人员态度评价差异无统计学意义(表 4-1-3)。

表 4-1-3　湖南省两周就诊患者评价就诊医护人员态度情况

就诊医护人员态度	合计(n, %)		城市(n, %)		农村(n, %)	
	就诊例数	构成	就诊例数	构成	就诊例数	构成
好	2416	85.0	1052	81.8	1364	86.0
一般	464	14.5	226	17.2	238	13.6
差	15	0.5	11	1.0	4	0.4

4. 就诊花费

就问题“此次就诊花费如何”，有 19.2% 的就诊患者回答“贵”。

不同地区间就诊患者对就诊花费评价差异有统计学意义($\chi^2=103.44$, $P<0.05$)(表 4-1-4)。

表 4-1-4　湖南省两周就诊患者对就诊花费评价情况

就诊花费	合计(*n*, %)		城市(*n*, %)		农村(*n*, %)	
	就诊例数	构成	就诊例数	构成	就诊例数	构成
不贵	1188	46.0	421	34.0	767	49.9
一般	1100	34.8	510	34.5	590	34.9
贵	606	19.2	358	31.5	248	15.2

5. 就诊总体满意度

就问题“此次就诊总体满意度如何”，仅有1.5%的就诊患者回答“不满意”。

不同地区间就诊患者对就诊总体满意度评价差异有统计学意义($\chi^2=39.11$, $P<0.05$)(表4-1-5)。

表 4-1-5　湖南省两周就诊患者对就诊总体满意度评价情况

就诊总体满意度评价	合计(*n*, %)		城市(*n*, %)		农村(*n*, %)	
	就诊例数	构成	就诊例数	构成	就诊例数	构成
满意	2256	81.1	945	73.4	1311	83.6
一般	590	17.4	314	23.8	276	15.4
不满意	49	1.5	30	2.8	19	1.0

综合上述五个方面，不同地区间就诊患者对候诊时间、就诊花费、就诊总体满意度评价差异有统计学意义，对就诊机构环境、就诊医护人员态度评价差异无统计学意义。

三、就诊患者满意度评价和影响因素

1. 门诊服务认可率

门诊服务认可率=就诊患者对门诊某项服务评价一般或以上的例数/就诊总例数×100%。

2. 候诊时间的认可情况和影响因素

候诊时间认可率=对候诊时间评价一般或更短的就诊例数/就诊总例数×100%。

本次调查中有95.7%(2738例)的就诊患者对候诊时间评价表示认可，95%置信区间为94.8%~96.6%。不同性别、年龄组、收入水平间患者认可率差异无统计学意义($P>0.05$)，且认可率均在94%以上。

农村患者的候诊时间认可率高于城市患者($\chi^2=23.34$, $P<0.05$)；在基层医疗卫生机构就诊的患者候诊时间认可率最高(98.6%)，省/地/市级医院的候诊时间认可率最低(80.8%)($\chi^2=179.21$, $P<0.05$)(表4-1-6)。

表 4-1-6 湖南省两周就诊患者对候诊时间认可情况

变量	就诊例数	认可例数	认可率(%)		χ^2	P
			率	95%置信区间		
合计	2895	2738	95.7	(94.8, 96.6)		
地区					23.34	<0.01*
城市	1289	1194	92.5	(90.5, 94.6)		
农村	1606	1544	96.8	(95.8, 97.8)		
性别					0.03	0.88
男性	1380	1309	95.7	(94.2, 97.09)		
女性	1515	1429	95.8	(94.7, 96.94)		
年龄组(岁)					4.28	0.67
<5	217	206	96.0	(93.2, 98.9)		
5~24	213	205	96.2	(91.3, 100.0)		
25~44	343	321	95.8	(93.4, 98.1)		
45~64	1204	1126	94.9	(93.4, 96.4)		
≥65	918	880	96.7	(95.6, 97.9)		
收入水平[1]					8.68	0.22
最低	649	617	95.2	(92.8, 97.7)		
较低	663	637	96.6	(94.7, 98.5)		
中等	667	636	97.2	(95.9, 98.4)		
较高	447	423	95.1	(92.5, 97.6)		
最高	464	420	94.2	(92.1, 96.3)		
医疗机构[2]					179.21	<0.01*
基层医疗卫生机构	1982	1947	98.6	(98.1, 99.2)		
县/市/区级医院	545	474	91.5	(88.8, 94.2)		
省/地/市级医院	225	180	80.8	(74.0, 87.7)		
民营医院	100	95	93.7	(84.5, 100.0)		
其他	43	42	98.6	(96.0, 100.00)		

*: $P<0.05$;

[1]: 由于存在缺失，亚组合计不等于总调查人数;

[2]: 基层医疗卫生机构包括：社区卫生服务中心、站，卫生院、村卫生室及诊所。医院包括：综合医院、中医医院等。

3. 就诊机构环境的认可情况和影响因素

就诊机构环境认可率 = 对就诊机构环境评价一般或更好的就诊例数/就诊总例数×100%。

对就诊机构环境评价时，有 99.1% 的就诊患者表示认可，95% 置信区间：98.7%~99.5%。不同地区、性别、年龄组、收入水平、医疗机构间就诊机构环境认可率差别无统计学意义(表 4-1-7)。

表 4-1-7　湖南省两周就诊患者对就诊机构环境认可情况

变量	就诊例数	认可例数	认可率(%)		χ^2	P
			率	95%置信区间		
合计	2895	2856	99.1	(98.7, 99.5)		
地区					0.95	0.34
城市	1289	1266	98.8	(98.1, 99.5)		
农村	1606	1590	99.2	(98.8, 99.7)		
性别					1.65	0.24
男性	1380	1365	99.4	(98.9, 99.8)		
女性	1515	1491	98.9	(98.3, 99.5)		
年龄组(岁)					4.13	0.49
<5	217	215	98.9	(97.2, 100.0)		
5~24	213	211	99.8	(99.4, 100.0)		
25~44	343	337	99.0	(97.8, 100.0)		
45~64	1204	1194	99.4	(98.8, 99.9)		
≥65	918	899	98.7	(98.0, 99.4)		
收入水平[1]					2.99	0.58
最低	649	640	99.4	(98.8, 100.0)		
较低	663	655	98.7	(97.5, 100.0)		
中等	667	658	99.4	(98.9, 100.0)		
较高	447	441	98.9	(98.0, 100.0)		
最高	464	458	99.3	(98.8, 99.9)		
医疗机构[2]					4.42	0.30
基层医疗卫生机构	1982	1960	99.3	(98.8, 99.8)		
县/市/区级医院	545	538	99.2	(98.5, 99.9)		
省/地/市级医院	225	220	98.1	(96.3, 99.9)		
民营医院	100	96	98.2	(95.9, 100.0)		
其他	43	42	98.6	(95.9, 100.0)		

[1]：由于存在缺失，亚组合计不等于总调查人数；

[2]：基层医疗卫生机构包括：社区卫生服务中心、站，卫生院、村卫生室及诊所。医院包括：综合医院、中医医院等。

4. 就诊医护人员态度的认可情况和影响因素

就诊医护人员态度认可率=对就诊医护人员态度评价一般或更好的就诊例数/就诊总例数×100%。

就诊患者对医护人员态度评价时，认可率高达99.5%，95%置信区间为99.0%~99.9%。

65 岁及以上组患者的就诊医护人员态度认可率最高(99.9%)，5～24 岁组的就诊医护人员态度认可率最低(97.6%)($\chi^2=26.85$，$P<0.05$)；不同地区、性别间就诊医护人员态度认可率差别无统计学意义(表 4-1-8)。

表 4-1-8　湖南省两周就诊患者对医护人员态度认可情况

变量	就诊例数	认可例数	认可率(%)		χ^2	P
			率	95%置信区间		
合计	2895	2880	99.5	(99.0，99.9)		
地区					4.07	0.20
城市	1289	1278	99.0	(98.3，99.7)		
农村	1606	1602	99.6	(99.1，100.0)		
性别					0.00	0.97
男性	1380	1375	99.5	(98.7，100.0)		
女性	1515	1505	99.5	(99.1，99.8)		
年龄组(岁)					26.85	<0.01*
<5	217	215	99.6	(98.9，100.0)		
5～24	213	212	97.6	(92.9，100.0)		
25～44	343	337	98.5	(97.2，99.8)		
45～64	1204	1200	99.8	(99.5，100.0)		
≥65	918	916	99.9	(99.8，100.0)		
收入水平[1]					—	—
最低	649	645	98.6	(96.7，100.0)		
较低	663	659	99.8	(99.4，100.0)		
中等	667	664	99.7	(99.3，100.0)		
较高	447	447	100.0	(100.0，100.0)		
最高	464	460	99.4	(98.8，100.0)		
医疗机构[2]					—	—
基层医疗卫生机构	1982	1977	99.8	(99.7，100.0)		
县/市/区级医院	545	538	99.2	(98.5，99.9)		
省/地/市级医院	225	223	99.2	(98.0，100.0)		
民营医院	100	99	95.3	(86.3，100.0)		
其他	43	43	100.0	(100.0，100.0)		

*：$P<0.05$；

—：表示某些组结果全为阳性，无法计算 Rao-Scott 调整卡方检验值和 P 值；

[1]：由于存在缺失，亚组合计不等于总调查人数；

[2]：基层医疗卫生机构包括：社区卫生服务中心、站，卫生院、村卫生室及诊所。医院包括：综合医院、中医医院等。

5. 就诊花费的认可情况和影响因素

就诊花费认可率 = 对就诊花费评价一般或不贵的就诊例数/就诊总例数 ×100%。

患者对就诊花费评价时，认可率为 80.8%，95%置信区间为 78.5% ~83.2%。

农村患者的就诊花费认可率(84.8%)高于城市患者(68.5%)($\chi^2=91.73$, $P<0.05$)；基层医疗卫生机构的就诊花费认可率(88.8%)明显高于省/地/市级医院(52.1%)($\chi^2=301.44$, $P<0.05$)。

不同性别、年龄组、收入水平间就诊花费认可率差异无统计学意义(表 4-1-9)。

表 4-1-9 湖南省两周就诊患者对就诊花费认可情况

变量	就诊例数	认可例数	认可率(%)		χ^2	P
			率	95%置信区间		
合计	2894	2288	80.8	(78.5, 83.2)		
地区					91.73	<0.01*
城市	1289	931	68.5	(64.4, 72.7)		
农村	1605	1357	84.8	(82.0, 87.6)		
性别					2.43	0.34
男性	1379	1095	82.0	(78.8, 85.3)		
女性	1515	1193	79.7	(76.3, 83.2)		
年龄组(岁)					18.69	0.08
<5	217	165	78.8	(70.5, 87.2)		
5 ~24	213	176	90.2	(85.6, 94.9)		
25 ~44	343	261	76.1	(69.1, 83.1)		
45 ~64	1203	958	80.8	(76.6, 85.1)		
≥65	918	728	80.6	(77.1, 84.0)		
收入水平[1]					15.57	0.19
最低	648	525	83.2	(79.1, 87.3)		
较低	663	520	83.9	(80.3, 87.4)		
中等	667	530	77.1	(70.7, 83.6)		
较高	447	345	77.2	(71.6, 82.9)		
最高	464	364	81.9	(76.1, 87.8)		
医疗机构[2]					301.44	<0.01*
基层医疗卫生机构	1981	1726	88.8	(86.9, 90.6)		
县/市/区级医院	545	336	63.6	(55.8, 71.5)		
省/地/市级医院	225	115	52.1	(41.4, 62.8)		
民营医院	100	75	83.0	(69.7, 96.3)		
其他	43	36	86.7	(76.2, 97.2)		

*：P<0.05；

[1]：由于存在缺失，亚组合计不等于总调查人数；

[2]：基层医疗卫生机构包括：社区卫生服务中心、站，卫生院、村卫生室及诊所。医院包括：综合医院、中医医院等。

6. 就诊总体满意度的认可情况和影响因素

就诊总体满意度认可率 = 对就诊总体满意度评价一般或满意的就诊例数/就诊总例数×100%。

本次调查2895例就诊病例，共有2846例对就诊总体满意度表示认可，认可率高达98.5%，95%置信区间为87.9%～99.2%。

从就诊患者居民学特征、医疗机构可及性和门诊单项服务进行就诊总体满意度认可率的单因素和多因素分析。

(1)就诊患者居民学特征对就诊总体满意度认可率影响的单因素分析。

农村地区患者就诊总体满意度认可率高于城市地区，差异有统计学意义，但差别很小。

不同性别、年龄组、收入水平间就诊总体满意度认可率差异无统计学意义(表4－1－10)。

表4－1－10　就诊患者居民学特征对就诊总体满意度认可率影响的单因素分析

变量	就诊例数	认可例数	认可率(%)		χ^2	P
			率	95%置信区间		
合计	2895	2846	98.5	(87.9, 99.2)		
地区					11.10	0.02*
城市	1289	1259	97.2	(95.6, 98.9)		
农村	1606	1587	98.9	(98.3, 99.6)		
性别					4.70	0.08
男性	1380	1356	98.0	(96.8, 99.2)		
女性	1515	1490	99.0	(98.5, 99.5)		
年龄组(岁)					10.91	0.27
<5	217	214	99.2	(98.2, 100.0)		
5～24	213	210	97.2	(92.5, 100.0)		
25～44	343	331	96.9	(94.8, 99.1)		
45～64	1204	1186	99.0	(98.4, 99.6)		
≥65	918	905	98.6	(97.3, 99.8)		
收入水平[1]					9.74	0.22
最低	649	637	97.8	(95.8, 99.9)		
较低	663	653	98.9	(97.9, 99.9)		
中等	667	659	99.2	(98.6, 99.8)		
较高	447	436	97.3	(94.7, 99.8)		
最高	464	456	98.9	(98.2, 99.7)		
医疗机构[2]					—	—

续表 4－1－10

变量	就诊例数	认可例数	认可率(%)		χ^2	P
			率	95%置信区间		
基层医疗卫生机构	1982	1967	99.5	(99.1, 99.8)		
县/市/区级医院	545	526	97.2	(95.1, 99.2)		
省/地/市级医院	225	215	96.1	(93.4, 98.9)		
民营医院	100	95	93.0	(83.6, 100.0)		
其他	43	43	100.0	(100.0, 100.0)		

*：$P<0.05$；

—：表示某些组结果全为阳性，无法计算 Rao－Scott 调整卡方检验值和 P 值；

[1]：由于存在缺失，亚组合计不等于总调查人数；

[2]：基层医疗卫生机构包括社区卫生服务中心(站)、卫生院、村卫生室及诊所，医院包括综合医院、中医医院等。

(2)医疗机构可及性对就诊总体满意度认可率影响的单因素分析。

距最近医疗机构距离不同、到达最近医疗机构所需时间不同，患者就诊总体满意度认可率差异无统计学意义(表 4－1－11)。

表 4－1－11　医疗机构可及性对就诊总体满意度认可率影响的单因素分析

变量	就诊例数	认可例数	认可率(%)		χ^2	P
			率	95%置信区间		
<1	1433	1409	98.5	(97.5, 99.4)	1.46	0.93
1～2	703	694	98.4	(96.7, 100.0)		
2～3	519	507	98.4	(97.4, 99.5)		
3～4	142	141	99.6	(98.8, 100.0)		
4～5	51	50	99.3	(97.8, 100.0)		
≥5	47	45	99.0	(97.3, 100.0)		
到达最近医疗机构时间(分钟)						
<5	784	773	98.7	(97.3, 100.0)	1.59	0.87
5～9	973	961	98.8	(97.9, 99.6)		
10～14	586	569	98.0	(96.9, 99.1)		
≥15	552	543	98.4	(96.3, 100.0)		

(3)门诊单项服务对就诊总体满意度认可率影响的单因素分析。

回答候诊时间“短”的就诊患者就诊总体满意度认可率最高(99.1%)，回答“长”的最低(87.3%)($\chi^2=112.27$，$P<0.05$)。

回答就诊机构环境“好”的就诊患者就诊总体满意度认可率最高(99.3%)，回答“差”的最低(92.4%)(χ^2 =26.11，P <0.05)。

回答就诊医务人员态度“好”的就诊患者就诊总体满意度认可率最高(99.4%)，回答“差”的最低(21.7%)(χ^2 =649.13，P <0.05)。

回答就诊花费“不贵”的就诊患者就诊总体满意度认可率最高(99.8%)，回答“贵”的最低(94.7%)(χ^2 =72.12，P <0.05)(表4－1－12)。

表4－1－12　门诊单项服务对就诊总体满意度认可率影响的单因素分析

变量	就诊例数	认可例数	认可率(%)		χ^2	P
			率	95%置信区间		
候诊时间						
短	2027	2002	99.1	(98.5，99.7)	112.27	<0.01*
一般	711	698	98.8	(98.1，99.6)		
长	157	146	87.3	(77.6，97.0)		
就诊机构环境						
好	1961	1940	99.3	(98.9，99.6)	26.11	<0.01*
一般	895	871	97.1	(95.3，99.0)		
差	39	35	92.4	(83.9，100.0)		
就诊医护人员态度						
好	2416	2393	99.4	(99.1，99.7)	649.13	<0.01*
一般	464	447	96.0	(93.1，99.0)		
差	15	6	21.7	(0.0，45.0)		
就诊花费						
不贵	1188	1185	99.8	(99.6，100.0)	72.12	<0.01*
一般	1100	1093	98.9	(97.7.100.0)		
贵	606	567	94.7	(92.2，97.1)		

*：P <0.05。

(4)就诊总体满意度认可率的多因素分析。

对就诊总体满意度的影响因素进行非条件 logistic 回归分析(α =0.05)，变量赋值见表4－1－13。

分析结果显示，就诊总体满意度认可率与就诊医护人员态度和就诊花费有关。

对于就诊医护人员态度，回答“好”“一般”的患者认可就诊总体满意度的可能性分别是回答“差”的患者的204.19和68.08倍。

对于就诊花费，回答“不贵”“一般”的患者认可就诊总体满意度可能性分别是回答“贵”的患者的18.25和6.70倍(表4－1－14)。

表 4－1－13　就诊总体满意度认可率影响因素赋值说明

变量名称	赋值说明
Y（就诊总体满意度是否认可）	是＝1，否＝0
X_1（候诊时间）	X_{11}＝短，X_{12}＝一般，X_{13}＝长
X_2（就诊机构环境）	X_{21}＝好，X_{22}＝一般，X_{23}＝差
X_3（就诊医护人员态度）	X_{31}＝好，X_{32}＝一般，X_{33}＝差
X_4（就诊花费）	X_{41}＝不贵，X_{42}＝一般，X_{43}＝贵

表 4－1－14　就诊总体满意度认可率影响因素的非条件 logistic 回归结果

变量	b	S_b	$Wald\chi^2$	P	$\hat{OR}$	$\hat{OR}$的 95% 置信区间	
						下限	上限
常数项	－2.77	1.96	2.00	0.16			
就诊医护人员态度（以差为对照）			31.37	<0.01*			
好	5.72	1.12	25.85	<0.01*	204.19	33.57	>999.99
一般	4.22	0.76	30.81	<0.01*	68.08	15.34	302.20
就诊花费（以贵为对照）			34.50	<0.01*			
不贵	2.90	0.53	30.51	<0.01*	18.25	6.51	51.15
一般	1.90	0.58	10.69	<0.01*	6.70	2.14	20.94

*：$P<0.05$。

四、就诊总体服务不满意原因构成

就诊患者对就诊总体服务不满意的原因前三位为医疗费用、服务态度和技术水平，三者合计占69.0%。城市地区就诊总体服务不满意原因中医疗费用高所占的比例最高，达58.7%。农村地区就诊总体服务不满意原因前三位为提供不必要的服务、技术水平和医疗费用，三者合计占64.9%（表 4－1－15）。

表 4－1－15　湖南省两周就诊患者对就诊服务总体不满意原因构成#

不满意原因	合计（n，%）		城市（n，%）		农村（n，%）	
	就诊例数	构成	就诊例数	构成	就诊例数	构成
技术水平	8	15.5	4	8.1	4	21.9
设备条件	1	1.5	0	0	1	2.8
药品种类	1	1.3	1	2.9	0	0
服务态度	10	16.3	6	17.0	4	15.7
医疗费用	21	37.2	15	58.7	6	18.6

续表 4-1-15

不满意原因	合计(n, %)		城市(n, %)		农村(n, %)	
	就诊例数	构成	就诊例数	构成	就诊例数	构成
看病手续	1	1.8	0	0	1	3.3
等候时间	0	0	0	0	0	0
环境条件	0	0	0	0	0	0
提供不必要的服务	2	13.9	1	1.8	1	24.4
其他	6	12.5	4	11.5	2	13.4

#：由于部分亚组例数较少，构成不稳定，引用时需谨慎。

第二节　住院服务满意度和影响因素

一、住院患者基本情况

本次调查 22530 人，共有 2953 人在近一年住院，共有 3741 例住院病例。

二、住院患者的满意度评价状况

本次调查从住院病房环境、住院医护人员态度、住院医护人员解释治疗方案清晰度、住院医护人员倾听病情认真程度、住院医疗花费、住院总体满意程度等六个方面评价近一年住院患者对住院服务的满意度情况。

1. 住院病房环境

就问题“此次住院病房环境如何”，仅有 1.7% 的住院患者回答“差”。

城市和农村地区间住院患者对住院病房环境评价差异无统计学意义(表 4-2-1)。

表 4-2-1　湖南省近一年住院患者评价住院病房环境情况

住院病房环境	合计(n, %)		城市(n, %)		农村(n, %)	
	住院例数	构成	住院例数	构成	住院例数	构成
好	2581	69.7	1062	68.0	1519	70.2
一般	1073	28.6	455	29.7	618	28.3
差	87	1.7	42	2.3	45	1.5

2. 住院医护人员态度

就问题“此次住院医护人员态度如何”，仅有 0.7% 的住院患者回答“差”。

城市和农村地区间住院患者对住院医护人员态度评价差异有统计学意义($\chi^2=14.43$，$P<0.05$)(表4-2-2)。

表4-2-2　湖南省近一年住院患者评价医护人员态度情况

住院医护人员态度	合计(n，%)		城市(n，%)		农村(n，%)	
	住院例数	构成	住院例数	构成	住院例数	构成
好	3086	84.7	1273	80.5	1813	85.7
一般	610	14.6	259	18.2	351	13.7
差	45	0.7	27	1.3	18	0.6

3. 住院医护人员解释治疗方案清晰度

就问题“此次住院医护人员解释治疗方案清晰度如何”，仅有0.9%的住院患者回答“差”。

城市和农村地区间住院患者对住院医护人员解释治疗方案清晰度评价差异有统计学意义($\chi^2=32.11$，$P<0.05$)(表4-2-3)。

表4-2-3　湖南省近一年住院患者评价住院医护人员解释治疗方案清晰度情况

住院医护人员解释治疗方案清晰度	合计(n，%)		城市(n，%)		农村(n，%)	
	住院例数	构成	住院例数	构成	住院例数	构成
好	3021	84.6	1261	80.1	1760	85.7
一般	672	14.5	265	17.5	407	13.7
差	48	0.9	33	2.4	15	0.5

4. 住院医护人员倾听病情认真程度

就问题“此次住院医护人员倾听病情认真程度如何”，仅有0.5%的住院患者回答“差”。

城市和农村地区间住院患者对住院医护人员倾听病情认真程度评价差异有统计学意义($\chi^2=27.78$，$P<0.05$)(表4-2-4)。

表4-2-4　湖南省近一年住院患者评价医护人员倾听病情认真程度情况

住院医护人员倾听病情认真程度	合计(n，%)		城市(n，%)		农村(n，%)	
	住院例数	构成	住院例数	构成	住院例数	构成
好	3064	86.5	1281	82.7	1783	87.4
一般	650	13.0	256	15.7	394	12.3
差	27	0.5	22	1.6	5	0.3

5. 住院医疗花费

就问题"此次住院医疗花费如何"，有32.4%的住院患者回答"贵"。

城市和农村地区间住院患者对住院医疗花费评价差异有统计学意义（$\chi^2=55.66$，$P<0.05$）（表4－2－5）。

表4－2－5　湖南省近一年住院患者对住院医疗花费评价情况

住院花费	合计(n，%)		城市(n，%)		农村(n，%)	
	住院例数	构成	住院例数	构成	住院例数	构成
不贵	1181	32.4	333	24.9	848	34.4
一般	1342	35.2	568	31.8	774	36.1
贵	1218	32.4	658	43.3	560	29.5

6. 住院总体满意程度

就问题"此次住院总体满意程度如何"，仅有2.2%的住院患者回答"不满意"。

城市和农村地区间住院患者对住院总体满意程度评价差异有统计学意义（$\chi^2=73.25$，$P<0.05$）（表4－2－6）。

表4－2－6　湖南省近一年住院患者对住院总体满意程度评价情况

住院总体满意程度评价	合计(n，%)		城市(n，%)		农村(n，%)	
	住院例数	构成	住院例数	构成	住院例数	构成
满意	2732	78.2	1038	67.4	1694	81.0
一般	879	19.6	449	28.1	430	17.4
不满意	130	2.2	72	4.5	58	1.6

综合上述六个方面，不同地区间住院患者对住院医护人员态度、住院医护人员解释治疗方案清晰度、住院医护人员倾听病情认真程度、住院医疗花费和住院总体满意程度评价差异有统计学意义，对住院病房环境评价差异无统计学意义。

三、住院患者满意度评价和影响因素

1. 住院服务认可率

住院服务认可率＝住院患者对住院某项服务评价一般或以上的例数/住院总例数×100%。

2. 住院机构环境的认可情况和影响因素

住院病房环境认可率＝对住院病房环境评价一般或更好的住院例数/住院总例数×100%。

住院患者的住院病房环境认可率为98.3%，95%置信区间为97.8%～98.8%。不同地区、年龄组、收入水平间住院病房环境认可率差异无统计学意义(表4-2-7)。

表4-2-7 湖南省近一年住院患者对住院病房环境认可情况

变量	住院例数	认可例数	认可率(%)		χ^2	P
			率	95%置信区间		
合计	3741	3654	98.3	(97.8, 98.8)		
地区					2.19	0.13
城市	1559	1517	97.7	(96.9, 98.5)		
农村	2182	2137	98.5	(97.9, 99.1)		
性别					0.77	0.48
男性	1735	1699	98.1	(97.2, 99.0)		
女性	2006	1955	98.5	(97.9, 99.0)		
年龄组(岁)					6.56	0.14
<5	206	197	97.8	(96.2, 99.5)		
5～24	187	182	98.4	(96.8, 99.9)		
25～44	515	506	99.4	(99.0, 99.9)		
45～64	1483	1448	98.5	(97.9, 99.2)		
≥65	1350	1321	97.7	(96.5, 98.9)		
收入水平[1]					1.62	0.30
最低	764	751	98.4	(97.3, 99.4)		
较低	781	767	98.8	(97.9, 99.7)		
中等	839	813	98.2	(97.3, 99.1)		
较高	621	602	97.8	(96.7, 99.0)		
最高	730	715	98.3	(97.0, 99.6)		
医疗机构[2]					—	—
基层医疗卫生机构	901	890	98.4	(97.3, 99.4)		
县/市/区级医院	1657	1611	98.1	(97.2, 98.9)		
省/地/市级医院	777	754	98.1	(97.2, 99.0)		
民营医院	382	375	99.5	(99.1, 100.0)		
其他	23	23	100.0	(100.0, 100.0)		

*：$P<0.05$；

—：表示某些组结果全为阳性，无法计算Rao-Scott调整卡方检验值和P值；

[1]：由于存在缺失，亚组合计不等于总调查人数；

[2]：基层医疗卫生机构包括：社区卫生服务中心(站)、卫生院、村卫生室及诊所，医院包括综合医院、中医医院等。

3. 住院医护人员态度的认可情况和影响因素

住院医护人员态度认可率＝对住院医护人员态度评价一般或更好的住院例数/住院总例数×100%。

住院患者的住院医护人员态度认可率高达99.3%，95%置信区间为98.9%～99.6%。在不同性别、年龄组、收入水平间住院医护人员态度认可率差异无统计学意义。

农村地区患者的住院医护人员态度认可率高于城市地区($\chi^2=4.02$, $P<0.05$)，但相差很小(表4－2－8)。

表4－2－8 湖南省近一年住院患者对住院医护人员态度认可情况

变量	住院例数	认可例数	认可率(%)		χ^2	P
			率	95%置信区间		
合计	3741	3695	99.3	(98.9, 99.6)		
地区					4.02	0.04*
城市	1559	1532	98.7	(98.1, 99.3)		
农村	2182	2164	99.4	(99.0, 99.8)		
性别					0.05	0.86
男性	1735	1717	99.2	(98.6, 99.8)		
女性	2006	1979	99.3	(99.0, 99.6)		
年龄组(岁)					7.00	0.15
<5	206	202	99.1	(98.0, 100.0)		
5～24	187	186	99.7	(99.1, 100.0)		
25～44	515	504	98.3	(97.1, 99.5)		
45～64	1483	1467	99.5	(99.2, 99.8)		
≥65	1350	1337	99.2	(98.4, 100.0)		
收入水平[1]					1.15	0.91
最低	764	757	99.4	(98.9, 99.9)		
较低	781	775	99.4	(98.9, 100.0)		
中等	839	826	99.1	(98.4, 99.7)		
较高	621	609	99.1	(98.5, 99.7)		
最高	730	723	99.3	(98.5, 100.0)		
医疗机构[2]					—	—
基层医疗卫生机构	901	899	99.9	(99.7, 100.0)		
县/市/区级医院	1657	1627	98.8	(98.2, 99.5)		
省/地/市级医院	777	765	99.2	(98.7, 99.7)		

续表 4-2-8

变量	住院例数	认可例数	认可率(%)		χ^2	P
			率	95%置信区间		
民营医院	382	381	100.0	(100.0, 100.0)		
其他	23	23	100.0	(100.0, 100.0)		

*: $P<0.05$;

—: 表示某些组结果全为阳性, 无法计算 Rao-Scott 调整卡方检验值和 P 值;

[1]: 由于存在缺失, 亚组合计不等于总调查人数;

[2]: 基层医疗卫生机构包括: 社区卫生服务中心(站)、卫生院、村卫生室及诊所, 医院包括综合医院、中医医院等。

4. 住院医护人员解释治疗方案清晰度的认可情况和影响因素

住院医护人员解释治疗方案清晰度认可率 = 对住院医护人员解释治疗方案清晰度评价一般或更好的住院例数/住院总例数 ×100%。

住院患者的住院医护人员解释治疗方案清晰度认可率高达 99.1%, 95% 置信区间为 98.7% ~99.4%。

不同性别、收入水平间住院医护人员解释治疗方案清晰度认可率差异无统计学意义。5~24岁组住院患者的住院医护人员解释治疗方案清晰度认可率最高(99.8%), 65 岁及以上组住院医护人员解释治疗方案清晰度认可率最低(98.4%)($\chi^2=9.08$, $P<0.05$); 农村地区患者的住院医护人员解释治疗方案清晰度认可率高于城市地区($\chi^2=24.11$, $P<0.05$)(表 4-2-9)。

表 4-2-9 湖南省近一年住院患者对住院医护人员解释治疗方案清晰度认可情况

变量	住院例数	认可例数	认可率(%)		χ^2	P
			率	95%置信区间		
合计	3741	3693	99.1	(98.7, 99.4)		
地区					24.11	<0.01*
城市	1559	1526	97.6	(96.5, 98.6)		
农村	2182	2167	99.5	(99.1, 99.8)		
性别					1.28	0.33
男性	1735	1713	98.9	(98.2, 99.6)		
女性	2006	1980	99.2	(98.9, 99.6)		
年龄组(岁)					9.08	0.02*
<5	206	203	99.5	(98.8, 100.0)		
5~24	187	186	99.8	(99.4, 100.0)		
25~44	515	510	99.3	(98.5, 100.0)		
45~64	1483	1463	99.4	(99.0, 99.7)		

续表 4-2-9

变量	住院例数	认可例数	认可率(%)		χ^2	P
			率	95%置信区间		
≥65	1350	1331	98.4	(97.4, 99.4)		
收入水平[1]					6.38	0.30
最低	764	753	98.5	(97.5, 99.5)		
较低	781	776	99.4	(98.6, 100.0)		
中等	839	831	99.5	(99.2, 99.9)		
较高	621	608	98.6	(97.7, 99.6)		
最高	730	719	99.0	(98.1, 99.9)		
医疗机构[2]					—	—
基层医疗卫生机构	901	898	99.8	(99.5, 100.0)		
县/市/区级医院	1657	1634	98.9	(98.2, 99.6)		
省/地/市级医院	777	758	98.3	(97.4, 99.2)		
民营医院	382	379	99.7	(99.2, 100.0)		
其他	23	23	100.0	(100.0, 100.0)		

*：$P<0.05$；

—：表示某些组结果全为阳性，无法计算 Rao-Scott 调整卡方检验值和 P 值；

[1]：由于存在缺失，亚组合计不等于总调查人数；

[2]：基层医疗卫生机构包括：社区卫生服务中心(站)、卫生院、村卫生室及诊所，医院包括综合医院、中医医院等。

5. 住院医护人员倾听病情认真程度的认可情况和影响因素

住院医护人员倾听病情认真程度认可率＝对住院医护人员倾听病情认真程度评价一般或更好的住院例数/住院总例数×100%。

住院患者的住院医护人员倾听病情认真程度认可率高达99.5%，95%置信区间为99.1%～99.8%。

不同性别、收入水平间住院医护人员倾听病情认真程度认可率差异无统计学意义。农村地区患者的住院医护人员倾听病情认真程度认可率高于城市地区($\chi^2=20.83$，$P<0.05$)(表4-2-10)。

表 4-2-10 湖南省近一年住院患者对住院医护人员倾听病情认真程度认可情况

变量	住院例数	认可例数	认可率(%)		χ^2	P
			率	95%置信区间		
合计	3741	3714	99.5	(99.1, 99.8)		
地区					20.83	<0.01 *

续表 4-2-10

变量	住院例数	认可例数	认可率(%)		χ^2	P
			率	95%置信区间		
城市	1559	1537	98.4	(97.5, 99.3)		
农村	2182	2177	99.7	(99.4, 100.0)		
性别					0.02	0.92
男性	1735	1724	99.4	(98.9, 100.0)		
女性	2006	1990	99.5	(99.1, 99.8)		
年龄组(岁)					—	—
<5	206	204	99.8	(99.4, 100.0)		
5~24	187	187	100.0	(100.0, 100.0)		
25~44	515	509	99.2	(98.5, 100.0)		
45~64	1483	1475	99.7	(99.5, 100.0)		
≥65	1350	1339	99.0	(98.1, 99.9)		
收入水平[1]					6.27	0.30
最低	764	760	99.6	(99.1, 100.0)		
较低	781	776	99.4	(98.6, 100.0)		
中等	839	836	99.9	(99.7, 100.0)		
较高	621	612	98.9	(98.1, 99.8)		
最高	730	724	99.3	(98.5, 100.0)		
医疗机构[2]					—	—
基层医疗卫生机构	901	900	99.9	(99.7, 100.0)		
县/市/区级医院	1657	1646	99.3	(98.7, 99.9)		
省/地/市级医院	777	764	99.0	(98.4, 99.6)		
民营医院	382	380	99.9	(99.6, 100.0)		
其他	23	23	100.0	(100.0, 100.0)		

*: $P<0.05$;

—: 表示某些组结果全为阳性，无法计算 Rao-Scott 调整卡方检验值和 P 值;

[1]: 由于存在缺失，亚组合计不等于总调查人数;

[2]: 基层医疗卫生机构包括: 社区卫生服务中心(站)、卫生院、村卫生室及诊所，医院包括综合医院、中医医院等。

6. 住院花费的认可情况和影响因素

住院花费认可率=对住院花费评价一般或不贵的住院例数/住院总例数×100%。

住院患者的住院花费认可率为67.6%，95%置信区间为64.5%~70.7%。

农村地区患者住院花费认可率(70.5%)高于城市地区(56.7%)($\chi^2=52.77$, $P<0.05$); 5~24岁组住院花费认可率最高(78.5%)，45~64岁组认可率最低(62.5%)($\chi^2=46.78$,

$P<0.05$)；收入水平较低组住院花费认可率最高(73.7%)，收入水平最高组认可率最低(60.4%)($\chi^2=41.80$，$P<0.05$)；在其他医疗机构住院患者的住院花费认可率最高(94.4%)远高于省/地/市级医院(47.0%)($\chi^2=394.41$，$P<0.05$)。

不同性别间住院花费认可率差异无统计学意义(表4-2-11)。

表4-2-11　湖南省近一年住院患者对住院花费认可情况

变量	住院例数	认可例数	认可率(%)		χ^2	P
			率	95%置信区间		
合计	3741	2523	67.6	(64.5，70.7)		
地区					52.77	<0.01*
城市	1559	901	56.7	(52.7，60.7)		
农村	2182	1622	70.5	(66.6，74.3)		
性别					8.84	0.15
男性	1735	1158	65.2	(60.5，69.8)		
女性	2006	1365	69.7	(65.6，73.9)		
年龄组(岁)					46.78	<0.01*
<5	206	131	67.6	(54.6，80.7)		
5～24	187	137	78.5	(71.1，85.9)		
25～44	515	337	67.2	(60.2，74.2)		
45～64	1483	993	62.5	(57.2，67.9)		
≥65	1350	925	73.1	(68.7，77.4)		
收入水平[1]					41.80	0.01*
最低	764	503	71.6	(67.1，76.2)		
较低	781	542	73.7	(69.6，78.0)		
中等	839	562	67.7	(61.0，74.4)		
较高	621	393	69.7	(63.7，75.7)		
最高	730	517	60.4	(52.6，68.1)		
医疗机构[2]					394.41	<0.01*
基层医疗卫生机构	901	826	92.3	(89.2，95.3)		
县/市/区级医院	1657	1022	62.6	(57.7，67.5)		
省/地/市级医院	777	374	47.0	(40.2，53.9)		
民营医院	382	281	68.7	(57.5，79.8)		
其他	23	20	94.4	(85.9，100.0)		

*：$P<0.05$；

[1]：由于存在缺失，亚组合计不等于总调查人数；

[2]：基层医疗卫生机构包括：社区卫生服务中心(站)、卫生院、村卫生室及诊所，医院包括综合医院、中医医院等。

7. 住院总体满意程度的认可情况和影响因素

住院总体满意程度认可率 = 对住院总体满意程度评价一般或满意的住院例数/住院总例数 ×100%。

本次调查 3741 例住院病例中，共有 3611 例对住院总体满意程度表示认可，认可率高达 97.8%，95% 置信区间为 97.3% ~98.3%。

从住院患者居民学特征、医疗机构可及性和住院单项服务三个方面进行住院总体满意程度认可率的单因素分析。

（1）住院患者居民学特征对住院总体满意程度认可率影响的单因素分析。

农村地区患者的住院总体满意程度认可率（98.4%）高于城市地区（95.5%）（$\chi^2=23.73$，$P<0.05$）；65 岁及以上组住院总体满意程度认可率最高（98.4%），25 ~44 岁组住院总体满意程度认可率最低（94.5%）（$\chi^2=23.58$，$P<0.05$）；尽管不同收入水平间住院总体满意程度认可率差异有统计学意义（$P<0.05$），但相差很小。

不同性别间住院总体满意程度认可率差异无统计学意义（表 4 -2 -12）。

表 4 -2 -12　住院患者居民学特征对住院总体满意程度评价认可率影响的单因素分析

变量	住院例数	认可例数	认可率（%）		χ^2	P
			率	95% 置信区间		
合计	3741	3611	97.8	(97.3, 98.3)		
地区					23.73	<0.01*
城市	1559	1487	95.5	(93.9, 97.1)		
农村	2182	2124	98.4	(97.9, 98.9)		
性别					0.20	0.69
男性	1735	1674	97.7	(97.0, 98.4)		
女性	2006	1937	97.9	(97.1, 98.7)		
年龄组（岁）					23.58	<0.01*
<5	206	194	97.2	(95.2, 99.1)		
5 ~24	187	182	98.3	(96.7, 99.9)		
25 ~44	515	491	94.5	(91.5, 97.6)		
45 ~64	1483	1435	98.2	(97.4, 99.0)		
≥65	1350	1309	98.4	(97.8, 99.0)		
收入水平[1]					15.75	0.02*
最低	764	737	97.0	(95.1, 98.7)		
较低	781	757	97.6	(96.5, 98.8)		
中等	839	809	98.0	(96.9, 99.1)		
较高	621	586	96.2	(94.6, 97.8)		

续表 4-2-12

变量	住院例数	认可例数	认可率(%)		χ^2	P
			率	95%置信区间		
最高	730	716	99.0	(98.3, 99.7)		
医疗机构[2]					—	—
基层医疗卫生机构	901	886	98.6	(97.8, 99.4)		
县/市/区级医院	1657	1593	97.8	(97.0, 98.6)		
省/地/市级医院	777	740	97.1	(95.9, 98.4)		
民营医院	382	368	97.2	(94.7, 99.7)		
其他	23	23	100.0	(100.0, 100.0)		

*: $P<0.05$;

—: 表示某些组结果全为阳性，无法计算 Rao-Scott 调整卡方检验值和 P 值;

[1]: 由于存在缺失，亚组合计不等于总调查人数;

[2]: 基层医疗卫生机构包括：社区卫生服务中心(站)、卫生院、村卫生室及诊所，医院包括综合医院、中医医院等。

(2)医疗机构可及性对住院总体满意程度认可率影响的单因素分析。

距最近医疗机构距离不同、到达最近医疗机构所需时间不同，住院总体满意程度认可率间差异无统计学意义(表 4-2-13)。

表 4-2-13　医疗机构可及性对住院总体满意程度认可率影响的单因素分析

变量	住院例数	认可例数	认可率(%)		χ^2	P
			率	95%置信区间		
距最近医疗机构的距离(公里)						
<1	1914	1840	98.3	(97.9, 98.8)	9.28	0.11
1~2	866	842	96.5	(94.5, 98.5)		
2~3	649	628	97.3	(95.7, 98.8)		
3~4	187	180	97.6	(95.4, 99.8)		
4~5	60	58	98.1	(95.3, 100.0)		
≥5	65	63	97.0	(92.3, 100.0)		
到达最近医疗机构时间(分钟)						
<5	911	876	98.0	(97.2, 98.8)	0.99	0.83
5~9	1243	1201	97.6	(96.5, 98.6)		
10~14	817	789	97.7	(96.5, 99.0)		
≥15	770	745	98.2	(97.3, 99.1)		

(3)住院单项服务对住院总体满意程度认可率影响的单因素分析。

回答住院病房环境“好”的住院患者住院总体满意程度认可率最高(98.8%)，回答“差”的最低(81.7%)($\chi^2=101.80$，$P<0.05$)。

回答住院医护人员解释问题的态度“好”的住院患者住院总体满意程度认可率最高(98.8%)，回答“差”的最低(54.0%)($\chi^2=299.68$，$P<0.05$)。

回答住院医护人员解释治疗方案的清晰度“好”的住院患者住院总体满意程度认可率最高(98.9%)，回答“差”的最低(69.0%)($\chi^2=200.02$，$P<0.05$)。

回答住院医护人员倾听病情的认真程度“好”的住院患者住院总体满意程度认可率最高(98.9%)，回答“差”的最低(64.7%)($\chi^2=193.96$，$P<0.05$)。

回答住院花费“不贵”的住院患者住院总体满意程度认可率最高(99.2%)，回答“贵”的最低(95.0%)($\chi^2=65.63$，$P<0.05$)(表4-2-14)。

表4-2-14　住院单项服务对住院总体满意程度认可率影响的单因素分析

变量	住院例数	认可例数	认可率(%)		χ^2	P
			率	95%置信区间		
住院病房环境						
好	2581	2531	98.8	(98.4, 99.3)	101.80	<0.01*
一般	1073	1016	96.3	(94.8, 97.7)		
差	87	64	81.7	(73.1, 90.4)		
住院医护人员解释问题的态度						
好	3086	3026	98.8	(98.4, 99.2)	299.68	<0.01*
一般	610	565	94.1	(91.5, 96.7)		
差	45	20	54.0	(33.2, 74.9)		
住院医护人员解释治疗方案的清晰度						
好	3021	2962	98.9	(98.5, 99.2)	200.02	<0.01*
一般	672	622	93.4	(90.6, 96.2)		
差	48	27	69.0	(53.4, 84.7)		
住院医护人员倾听病情的认真程度						
好	3064	3004	98.9	(98.5, 99.3)	193.96	<0.01*
一般	650	594	92.2	(89.4, 94.9)		
差	27	13	64.7	(40.9, 88.6)		
住院花费						
不贵	1181	1172	99.2	(98.4, 100.0)	65.63	<0.01*
一般	1342	1325	99.1	(98.6, 99.6)		
贵	1218	1114	95.0	(93.6, 96.4)		

*：$P<0.05$。

（4）住院总体满意程度认可率的多因素分析。

对住院总体满意程度认可率的影响因素进行非条件 logistic 回归分析（$\alpha=0.05$），变量赋值见表 4－2－15。

分析结果显示，住院总体满意程度认可率与住院病房环境、住院医护人员解释问题的态度、住院医护人员解释治疗方案的清晰度和住院花费有关。

对于住院病房环境，回答“好”的患者认可住院总体服务的可能性是回答“差”患者的 6.32倍（$OR=6.32$）。

对于住院医护人员解释问题的态度，回答“好”的患者认可住院总体服务的可能性是回答“差”患者的 10.65 倍（$OR=10.65$）。

对于住院医护人员解释治疗方案的清晰度，回答“好”的患者认可住院总体服务的可能性是回答“差”患者的 5.80 倍（$OR=5.80$）。

对于住院花费，回答“一般”的患者认可住院总体服务的可能性是回答“贵”的患者的 8.82倍（$OR=8.82$）（表 4－2－16）。

表 4－2－15　住院总体满意程度认可率影响因素赋值说明

变量名称	赋值说明
Y（住院总体满意程度评价是否认可）	是＝1，否＝0
X_1（住院病房环境）	X_{11}＝好，X_{12}＝一般，X_{13}＝差
X_2（住院医护人员解释问题的态度）	X_{21}＝好，X_{22}＝一般，X_{23}＝差
X_3（住院医护人员解释治疗方案的清晰度）	X_{31}＝好，X_{32}＝一般，X_{33}＝差
X_4（住院医护人员倾听病情的认真程度）	X_{41}＝好，X_{42}＝一般，X_{43}＝差
X_5（住院花费）	X_{51}＝不贵，X_{52}＝一般，X_{53}＝贵

表 4－2－16　住院总体满意程度认可率影响因素的非条件 logistic 回归结果

变量	b	S_b	$Wald\chi^2$	P	$\hat{OR}$	$\hat{OR}$的 95% 置信区间	
						下限	上限
常数项	－3.30	0.92	14.81	<0.01*			
住院病房环境（以差为对照）	17.08	<0.01*					
好	1.84	0.46	16.25	<0.01*	6.32	2.58	15.48
一般	1.62	0.41	15.71	<0.01*	5.06	2.27	11.29
住院医护人员解释问题的态度（以差为对照）			21.53	<0.01*			
好	2.37	0.67	12.42	<0.01*	10.65	2.86	39.66
一般	1.82	0.85	4.65	0.03*	6.20	1.18	32.49
住院医护人员解释治疗方案的清晰度（以差为对照）			22.19	<0.01*			

续表 4-2-16

变量	b	S_b	$Wald\chi^2$	P	$\hat{OR}$	$\hat{OR}$的 95% 置信区间	
						下限	上限
好	1.76	0.37	22.17	<0.01*	5.80	2.80	12.04
一般	1.09	0.72	2.30	0.13	2.96	0.73	12.06
住院花费(以贵为对照)			65.36	<0.01*			
不贵	1.56	0.55	7.99	<0.01*	4.77	1.62	14.12
一般	2.18	0.33	44.21	<0.01*	8.82	4.64	16.76

*：$P<0.05$。

四、住院总体服务不满意原因构成

住院患者住院总体服务不满意的原因前三位的是：医疗费用、其他和技术水平，三者合计占住院服务不满意原因的 72.7%。

城市地区患者住院总体服务不满意原因前三位的是：医疗费用、技术水平和服务态度，三者合计占 71.0%。农村地区患者住院总体服务不满意原因前三位的是：医疗费用、其他和技术水平，三者合计占 76.0%。

表 4-2-17 湖南省近一年住院患者对住院服务总体不满意原因构成#

不满意原因	合计(n, %)		城市(n, %)		农村(n, %)	
	住院例数	构成	住院例数	构成	住院例数	构成
技术水平	26	15.4	16	20.0	10	12.1
设备条件	1	0.6	0	0	1	1.1
药品种类	2	0.9	0	0	2	1.6
服务态度	22	13.9	15	18.8	7	10.3
医疗费用	51	36.3	27	32.3	24	39.2
看病手续	2	0.8	1	0.3	1	1.1
等候时间	0	0	0	0	0	0
环境条件	6	5.8	1	1.4	5	9.1
提供不必要的服务	7	5.4	6	11.6	1	0.8
其他	13	21.0	6	15.8	7	24.7

#：由于部分亚组例数较少，构成不稳定，引用时需谨慎。

第三节　2013 年和 2018 年医疗服务满意度主要指标比较

一、就诊患者的满意度评价

本次调查从候诊时间、就诊机构环境、就诊医护人员态度、就诊花费和就诊总体满意度共五个方面评价两周就诊患者对门诊服务的满意度情况。

候诊时间、就诊机构环境、就诊医护人员态度等指标，2013 年和 2018 年调查条目不一致，无法比较。

1. 就诊花费

2018 年就诊患者认为就诊花费“不贵”的比例(46. 0%)较 2013 年(38. 2%)提高(图 4 -3 -1)。

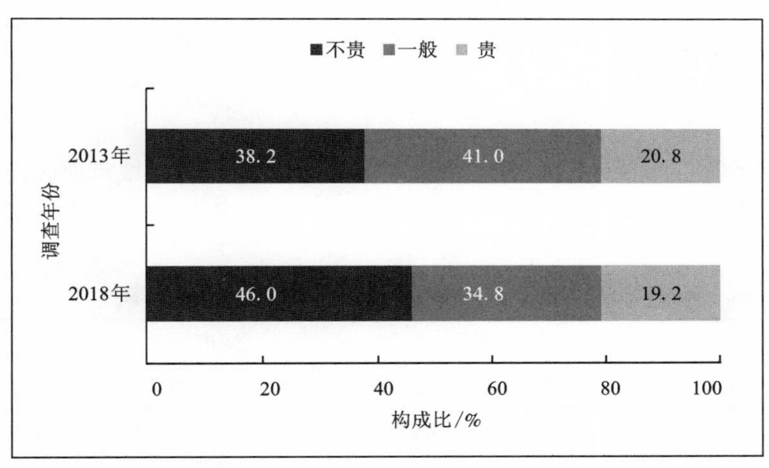

图 4 -3 -1　2013 年和 2018 年调查就诊者就诊花费评价

2. 就诊总体满意度

2018 年就诊患者认为就诊总体满意度“满意”的比例(81. 0%)较 2013 年(74. 6%)提高(图 4 -3 -2)。

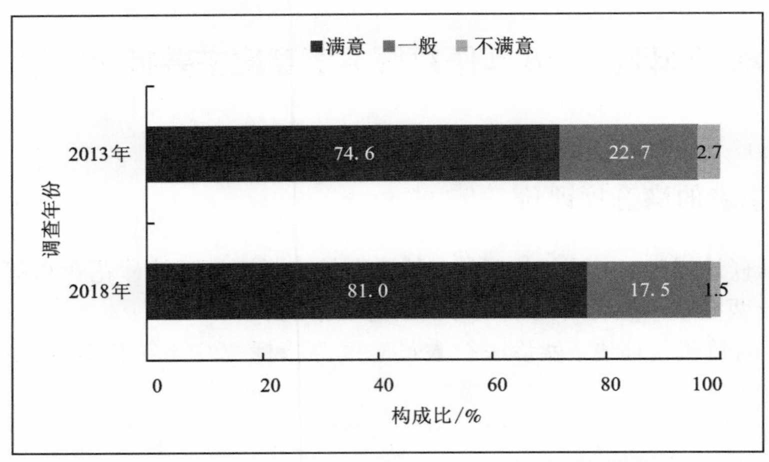

图 4-3-2　2013 年和 2018 年调查就诊者就诊总体满意度评价

二、门诊服务认可率

1. 城乡比较

2018 年门诊服务认可率较 2013 年均有所提高(图 4-3-3)；城市地区门诊服务认可率较 2013 年下降，农村地区门诊服务认可率较 2013 年上升(表 4-3-1)。

表 4-3-1　2013 年和 2018 年门诊服务认可率城乡比较(%)

门诊服务认可率	合计		城市		农村	
	2018 年	2013 年	2018 年	2013 年	2018 年	2013 年
候诊时间	95.7	94.7	92.5	93.3	96.8	95.1
就诊机构环境	99.1	98.3	98.8	99.0	99.2	98.1
就诊花费	80.8	79.2	68.5	71.6	84.8	81.3
就诊总体满意度	98.5	97.3	97.2	98.3	98.9	97.0

2. 性别比较

2018 年男性患者候诊时间认可率较 2013 年下降，就诊机构环境认可率、就诊花费认可率较 2013 年上升；女性患者就诊机构环境认可率较 2013 年下降，候诊时间认可率、就诊花费认可率和就诊总体满意度认可率较 2013 年上升(表 4-3-2)。

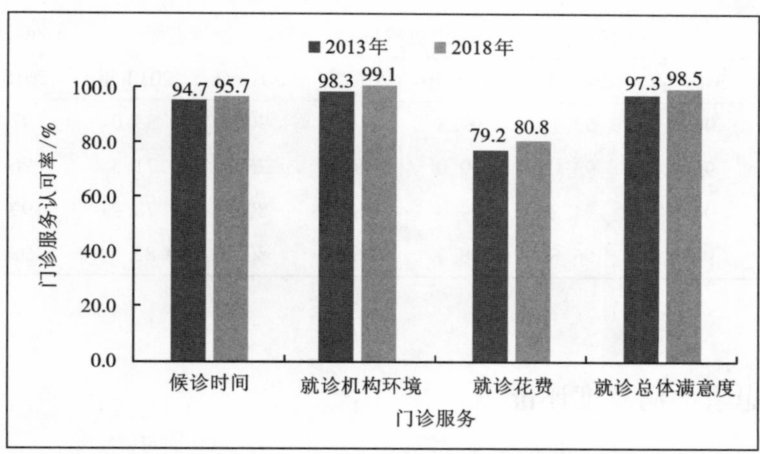

图 4－3－3　2013 年和 2018 年门诊服务认可率比较

表 4－3－2　2013 年和 2018 年门诊服务认可率性别比较(%)

门诊服务认可率	合计		男性		女性	
	2018 年	2013 年	2018 年	2013 年	2018 年	2013 年
候诊时间	95.7	94.7	95.7	96.8	95.8	92.8
就诊机构环境	99.1	98.3	99.4	97.4	98.9	99.1
就诊花费	80.8	79.2	82.0	79.5	79.7	79.1
就诊总体满意度	98.5	97.3	98.0	98.0	99.0	96.7

3. 年龄组比较

<5 岁组、5～24 岁组、25～44 岁组和 45～64 岁组患者候诊时间认可率较 2013 年上升，65 岁及以上组较 2013 年下降。

所有年龄组就诊机构环境认可率较 2013 年上升。

5～24 岁组、25～44 岁组、45～64 岁组就诊花费认可率较 2013 年上升，0～4岁组和 65 岁及以上组较 2013 年下降。

<5 岁组、25～44 岁组、45～64 岁组和 65 岁及以上组就诊总体满意度认可率较 2013 年上升，5～14 岁组较 2013 年下降(表 4－3－3)。

表 4－3－3　2013 年和 2018 年门诊服务认可率年龄组比较(%)

年龄组(岁)	候诊时间		就诊机构环境		就诊花费		就诊总体满意度	
	2018 年	2013 年	2018 年	2013 年	2018 年	2013 年	2018 年	2013 年
<5	96.0	95.2	98.9	98.7	78.8	93.5	99.2	98.5

续表 4－3－3

年龄组(岁)	候诊时间		就诊机构环境		就诊花费		就诊总体满意度	
	2018 年	2013 年	2018 年	2013 年	2018 年	2013 年	2018 年	2013 年
5～24	96.2	93.7	99.8	99.7	90.2	83.0	97.2	97.9
25～44	95.8	93.0	99.0	98.7	76.1	71.3	96.9	95.0
45～64	94.9	94.2	99.4	98.7	80.8	78.2	99.0	97.6
≥65	96.7	96.8	98.7	96.9	80.6	82.3	98.6	97.9

三、住院患者的满意度评价

本次调查从住院病房环境、住院医护人员态度、住院医护人员解释治疗方案清晰度、住院医护人员倾听病情认真程度、住院医疗花费、住院总体满意程度等六个方面评价近一年住院患者对住院服务的满意度情况。

住院病房环境、住院医护人员态度、住院医护人员解释治疗方案清晰度、住院医护人员倾听病情认真程度等指标，2013 年和 2018 年调查条目不一致，无法比较。

1. 住院医疗花费

2018 年住院患者认为住院医疗花费“不贵”的比例(32.4%)较 2013 年(28.1%)提高(图 4－3－4)。

2. 住院总体满意程度

2018 年住院患者认为住院总体满意程度“满意”的比例(78.2%)较 2013 年(66.4%)大幅提高(图 4－3－5)。

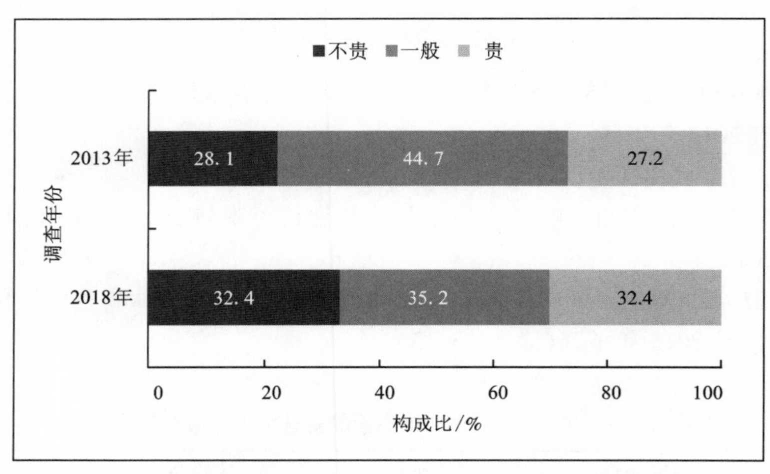

图 4－3－4 2013 年和 2018 年住院患者住院医疗花费评价比较

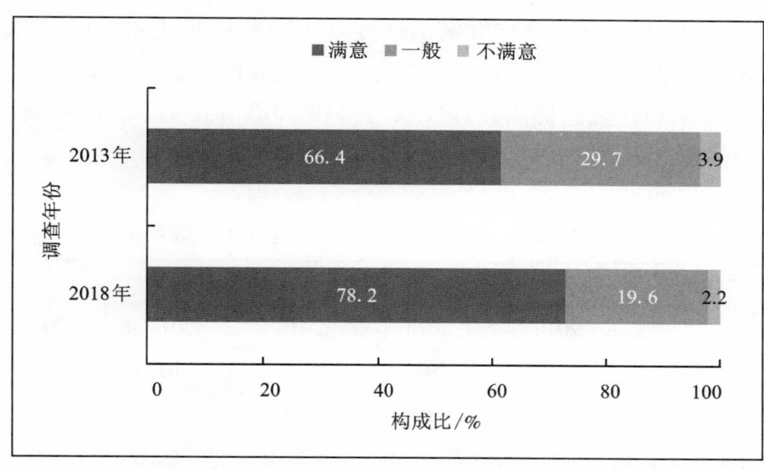

图 4-3-5　2013 年和 2018 年住院总体满意程度评价比较

四、住院服务认可率

1. 城乡比较

2018 年住院病房环境认可率(98.3%)、医护人员解释治疗方案清晰度认可率(99.1%)、医护人员倾听病情认真程度认可率(99.5%)、住院总体满意程度认可率(97.8%)均较 2013 年提高，但住院花费认可率下降(图 4-3-6)。

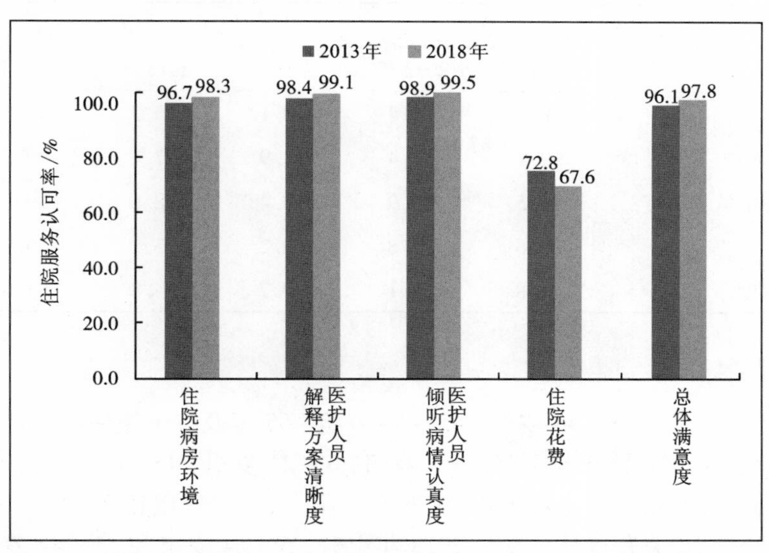

图 4-3-6　2013 年和 2018 年住院服务认可率比较

2018 年城市地区患者的住院病房环境认可率、住院花费认可率和住院总体满意程度认可率较 2013 年上升，医护人员解释治疗方案清晰度认可率和医护人员倾听病情认真程度认可率下降；农村地区住院病房环境认可率、医护人员解释治疗方案清晰度认可率、医护人员倾听病情认真程度认可率和住院总体满意程度认可率较 2013 年上升，住院花费认可率下降（表 4－3－4）。

表 4－3－4　2013 年和 2018 年住院服务认可率城乡比较

住院服务认可率	合计		城市		农村	
	2018 年	2013 年	2018 年	2013 年	2018 年	2013 年
住院病房环境	98.3	96.7	97.7	97.4	98.5	96.5
医护人员解释治疗方案清晰度	99.1	98.4	97.6	98.2	99.5	98.5
医护人员倾听病情认真程度	99.5	98.9	98.4	99.1	99.7	98.9
住院花费	67.6	72.8	56.7	56.2	70.5	76.6
住院总体满意程度	97.8	96.1	95.5	94.8	98.4	96.5

2. 性别比较

2018 年男性、女性住院患者的住院病房环境认可率、医护人员解释治疗方案清晰度认可率、医护人员倾听病情认真程度认可率和住院总体满意程度认可率较 2013 年上升，住院花费认可率较 2013 年下降（表 4－3－5）。

表 4－3－5　2013 年和 2018 年住院服务认可率性别比较

住院服务认可率	合计		城市		农村	
	2018 年	2013 年	2018 年	2013 年	2018 年	2013 年
住院病房环境	98.3	96.7	98.1	95.3	98.5	97.8
医护人员解释治疗方案清晰度	99.1	98.4	98.9	97.7	99.2	99.0
医护人员倾听病情认真程度	99.5	98.9	99.4	98.6	99.5	99.2
住院花费	67.6	72.8	65.2	73.2	69.7	72.5
住院总体满意程度	97.8	96.1	97.7	94.8	97.9	97.2

3. 年龄组比较

2018 年 5～24 岁组、25～44 岁组、45～64 岁组、65 岁及以上组住院病房环境认可率较 2013 年上升，<5 岁组较 2013 年下降；<5 岁组、5～24 岁组、45～64 岁组、65 岁及以上组医护人员解释治疗方案清晰度认可率较 2013 年上升，25～44岁组较 2013 年下降；所有年龄组医护人员倾听病情认真程度认可率较 2013 年上升；5～24 岁组和 25～44 岁组住院花费认可率较 2013 年上升，<5 岁组、45～64 岁组、65 岁及以上组较 2013 年下降；<5 岁组、25～44 岁组住院总体满意程度认可率较 2013 年下降，5～24 岁组、45～64 岁组、65 岁及以上组

较2013年上升(表4-3-6)。

表4-3-6　2013年和2018年住院服务认可率年龄组比较

年龄组(岁)	住院病房环境		医护人员解释治疗方案清晰度		医护人员倾听病情认真程度		住院花费		住院总体满意程度	
	2018年	2013年	2018年	2013年	2018年	2013年	2018年	2013年	2018年	2013年
<5	97.8	98.4	99.5	98.5	99.8	99.6	67.6	76.9	97.2	98.6
5~24	98.4	93.7	99.8	98.7	100.0	99.2	78.5	61.1	98.3	96.6
25~44	99.4	97.6	99.3	99.7	99.2	99.2	67.2	67.1	94.5	97.0
45~64	98.5	96.6	99.4	98.3	99.7	98.7	62.5	73.5	98.2	95.0
≥65	97.7	96.7	98.4	97.7	99.0	98.9	73.1	77.7	98.4	96.6

本章小结

(1)医疗服务总体认可度高，其中门诊总体满意度认可率为98.5%，住院总体满意度认可率为97.8%。充分说明近些年医疗机构的服务水平有很大提高，得到广大人民群众的认可。

(2)就诊机构环境差、医护人员解释问题态度差、医护人员解释治疗方案态度差和患者自认为就诊(住院)花费贵都会降低医疗服务总体满意度认可率。

(3)目前医疗花费认可度较低，门诊花费认可率为80.8%，住院花费认可率为67.6%，而且在患者不满意原因中医疗花费高占相当高的比例。医院主管和医保部门应加强就医规范，并控制医疗费用上升势头，减轻患者医疗负担。

(4)基层医疗卫生机构的医疗服务认可度高，大医院的候诊时间认可率及就诊(住院)花费认可率相对较低。未来政府部门可通过提高基层医疗卫生机构的吸引力，降低大医院的患者流向，从而提高患者对医疗服务的认可度。

第五章

6 岁及以下儿童医疗保健需要与利用

第一节 基本情况

一、6 岁及以下儿童性别、年龄构成

本次调查 6 岁及以下儿童共 2032 人：其中城市儿童 989 人、农村儿童 1043 人；其中男孩 1112 人，占儿童总数的 54.8%。5 岁组人数最少，为 263 人；6 岁组人数最多，有 325 人（表 5－1－1）。

表 5－1－1 湖南省 6 岁及以下儿童年龄及性别构成

变量	合计		城市		农村	
	人数(人)	构成(%)	人数(人)	构成(%)	人数(人)	构成(%)
合计	2032	100.0	989	100.0	1043	100.0
年龄组(岁)						
<1	266	14.4	159	20.8	107	11.7
1	285	14.2	152	16.1	133	13.4
2	311	15.5	147	15.7	164	15.5
3	297	15.1	137	13.1	160	15.9
4	285	13.5	124	10.7	161	14.7
5	263	12.4	115	9.7	148	13.5
6	325	15.0	155	14.0	170	15.3
性别						
男孩	1112	54.8	542	54.2	570	55.0
女孩	920	45.2	447	45.8	473	45.0

第二节 患病、就诊与住院情况

一、6岁及以下儿童两周患病情况

(一)两周患病率

本次调查中，6岁及以下儿童两周患病率为19.2%(95%置信区间为13.6%~24.8%)。其中，1岁组儿童两周患病率最高，达24.6%。

不同性别儿童两周患病率差异有统计学意义($\chi^2=5.20$，$P<0.05$)，不同地区、年龄组、收入水平间儿童两周患病率差异均无统计学意义(表5-2-1)。

(二)6岁及以下儿童疾病系统病别两周患病概况

城市儿童两周患病居首位的为呼吸系统疾病(12.3%，占比81.0%)，其次为消化系统疾病、其他疾病、皮肤和皮下组织疾病、损伤和中毒；农村儿童两周患病居首位的也为呼吸系统疾病(17.4%，占比83.3%)，其次为消化系统疾病、其他疾病、皮肤和皮下组织疾病(表5-2-2)。

表5-2-1 湖南省6岁及以下儿童两周患病概况

变量	调查人数	患病人数	两周患病率(%)		χ^2	P
			率	95%置信区间		
合计	2032	349	19.2	(13.6，24.8)		
地区					3.48	0.06
城市	989	162	15.2	(10.3，20.0)		
农村	1043	187	20.9	(13.9，27.9)		
性别					5.20	0.02*
男孩	1112	215	22.2	(17.2，27.2)		
女孩	920	134	15.6	(8.3，22.8)		
年龄组(岁)					8.34	0.21
<1	266	43	18.0	(9.4，26.7)		
1	285	62	24.6	(6.9，42.2)		
2	311	48	15.1	(6.9，23.2)		

续表 5-2-1

变量	调查人数	患病人数	两周患病率(%)		χ^2	P
			率	95%置信区间		
3	297	61	23.8	(18.1, 29.5)		
4	285	55	18.5	(14.4, 22.7)		
5	263	32	15.1	(8.3, 21.9)		
6	325	48	18.8	(13.8, 23.8)		
收入水平[1]					0.67	0.95
最低	390	68	19.9	(15.0, 24.9)		
较低	534	103	20.3	(12.9, 27.7)		
中等	523	90	17.5	(12.0, 23.0)		
较高	316	53	19.9	(9.7, 30.1)		
最高	264	33	18.2	(6.0, 30.4)		

*: $P<0.05$;

[1]: 由于存在缺失，亚组合计不等于总调查人数。

表 5-2-2 湖南省 6 岁及以下儿童系统别两周患病率及构成[1]

顺位	合计			城市			农村		
	疾病名称	率(%)	构成(%)	疾病名称	率(%)	构成(%)	疾病名称	率(%)	构成(%)
1	呼吸系统疾病	15.9	82.8	呼吸系统疾病	12.3	81.0	呼吸系统疾病	17.4	83.3
2	消化系统疾病	1.6	8.1	消化系统疾病	1.4	9.2	消化系统疾病	1.6	7.8
3	其他疾病[2]	0.6	3.2	其他疾病[2]	0.7	4.5	其他疾病[2]	0.6	2.8
4	皮肤和皮下组织疾病	0.3	1.4	皮肤和皮下组织疾病	0.3	2.1	皮肤和皮下组织疾病	0.3	1.2
5	耳和乳突疾病	0.2	1.1	损伤和中毒	0.2	1.4	耳和乳突疾病	0.2	1.2
6	损伤和中毒	0.1	0.7	耳和乳突疾病	0.1	0.7	泌尿生殖系统疾病	0.2	0.9
7	泌尿生殖系统疾病	0.1	0.7	血液和造血器官疾病	0.1	0.5	先天异常	0.2	0.9
8	先天异常	0.1	0.7	肌肉、骨骼系统和结缔组织疾病	0.1	0.5	内分泌、营养和代谢疾病及免疫疾病	0.1	0.5
9	内分泌、营养和代谢疾病及免疫疾病	0.1	0.4	泌尿生殖系统疾病	0.0	0.1	损伤和中毒	0.1	0.5

续表 5 -2 -2

顺位	合计			城市			农村		
	疾病名称	率（%）	构成（%）	疾病名称	率（%）	构成（%）	疾病名称	率（%）	构成（%）
10	眼及附器疾病	0.1	0.3				眼及附器疾病	0.1	0.4
合计		19.0	99.4		15.1	100.0		20.8	99.5

[1]：由于部分亚组例数较少，构成不稳定，引用时须谨慎；

[2]：其他疾病包括：疾病症状或体征不明而不能明确诊断的疾病、其他原因。

二、6 岁及以下儿童两周就诊情况

(一)两周就诊率

本次调查中，6 岁及以下儿童两周就诊率为 20.2%(95% 置信区间为13.2% ~27.3%)。

不同性别儿童两周就诊率差异有统计学意义($\chi^2=4.53$，$P<0.05$)。不同地区、年龄组、收入水平间儿童两周就诊率的差异均无统计学意义(表 5 -2 -3)。

(二)6 岁及以下儿童疾病系统别两周就诊概况

本次调查中，6 岁及以下的城市儿童呼吸系统疾病就诊率最高，为 9.3%，占所有两周就诊的 77.8%，而农村儿童两周就诊率最高的也为呼吸系统疾病，为 13.4%，占比 83.2%。无论城市儿童还是农村儿童，疾病系统别两周就诊率居前三位的依次为：呼吸系统疾病、消化系统疾病和其他疾病(表 5 -2 -4)。

表 5 -2 -3　湖南省 6 岁及以下儿童两周就诊概况

变量	调查人数	就诊人次	两周就诊率(%)		χ^2	P
			率	95% 置信区间		
合计	2032	374	20.2	(13.2，27.3)		
地区					1.91	0.17
城市	989	195	21.5	(11.6，31.3)		
农村	1043	179	19.7	(10.5，28.9)		
性别					4.53	0.03*
男孩	1112	250	25.9	(17.2，34.4)		
女孩	920	124	13.4	(5.9，20.9)		
年龄组(岁)					5.93	0.43

续表 5-2-3

变量	调查人数	就诊人次	两周就诊率(%)		χ^2	P
			率	95%置信区间		
<1	266	78	35.7	(16.8, 54.6)		
1	285	66	20.8	(3.1, 38.5)		
2	311	55	16.2	(6.6, 25.8)		
3	297	55	23.0	(16.2, 29.8)		
4	285	50	14.4	(8.5, 20.3)		
5	263	30	17.2	(2.7, 31.7)		
6	325	40	14.1	(7.8, 20.3)		
收入水平[1]					1.18	0.88
最低	390	93	29.5	(13.9, 45.2)		
较低	534	113	19.1	(11.7, 26.6)		
中等	523	90	17.0	(10.6, 23.5)		
较高	316	53	23.3	(6.9, 39.7)		
最高	264	23	13.6	(1.6, 25.6)		

*：$P<0.05$；

[1]：由于存在缺失，亚组合计不等于总调查人数。

(三)两周患者就诊率

由于6岁及以下儿童两周患者可能在两周内因某病多次就诊，导致部分亚组的就诊例数多于患病例数。为避免该情况，计算6岁及以下儿童两周患者就诊率时，将同一患者某病的多次就诊记为一次就诊。

本次调查中，6岁及以下儿童两周患者就诊率为77.6%(95%置信区间为69.8%~85.4%)。

不同地区、性别、年龄组和收入水平间儿童两周患者就诊率差异均无统计学意义(表5-2-5)。

表5-2-4　湖南省6岁及以下儿童两周疾病系统别就诊率及构成[1]

顺位	合计			城市			农村		
	疾病名称	率(%)	构成(%)	疾病名称	率(%)	构成(%)	疾病名称	率(%)	构成(%)
1	呼吸系统疾病	12.2	81.9	呼吸系统疾病	9.3	77.8	呼吸系统疾病	13.4	83.2
2	消化系统疾病	1.3	9.0	消化系统疾病	1.3	10.6	消化系统疾病	1.4	8.5

续表 5－2－4

顺位	合计			城市			农村		
	疾病名称	率（%）	构成（%）	疾病名称	率（%）	构成（%）	疾病名称	率（%）	构成（%）
3	其他疾病[2]	0.6	3.9	其他疾病[2]	0.7	5.7	其他疾病[2]	0.5	3.4
4	耳和乳突疾病	0.2	1.4	皮肤和皮下组织疾病	0.3	2.6	耳和乳突疾病	0.2	1.5
5	皮肤和皮下组织疾病	0.2	1.2	损伤和中毒	0.1	1.1	泌尿生殖系统疾病	0.2	1.2
6	泌尿生殖系统疾病	0.1	0.9	耳和乳突疾病	0.1	0.9	皮肤和皮下组织疾病	0.1	0.7
7	眼及附器疾病	0.1	0.4	血液和造血器官疾病	0.1	0.7	眼及附器疾病	0.1	0.6
8	血液和造血器官疾病	0.1	0.3	肌肉、骨骼系统和结缔组织疾病	0.1	0.6	循环系统疾病	0.1	0.4
9	循环系统疾病	0.0	0.3	泌尿生殖系统疾病	0.0	0.1	内分泌、营养和代谢疾病及免疫疾病	0.1	0.4
10	损伤和中毒	0.0	0.3				血液和造血器官疾病	0.0	0.2
合计		14.8	99.6		12.0	100.0		16.1	100.0

[1]：由于部分亚组例数较少，构成不稳定，引用时须谨慎；
[2]：其他疾病包括：疾病症状或体征不明而不能明确诊断的疾病、个人和人群的检查、其他原因。

表 5－2－5　湖南省 6 岁及以下儿童两周患者就诊概况

变量	患病人次	就诊人次	两周患者就诊率（%）		χ^2	P
			率	95%置信区间		
合计	349	275	77.6	（69.8，85.4）		
地区					0.14	0.71
城市	162	134	79.4	（71.0，87.8）		
农村	187	141	77.1	（65.7，88.4）		
性别					0.75	0.39
男孩	215	173	78.8	（71.5，86.0）		
女孩	134	102	75.6	（64.9，86.2）		
年龄组（岁）					5.03	0.54
<1	43	38	87.0	（72.4，100.0）		

续表 5－2－5

变量	患病人次	就诊人次	两周患者就诊率(%)		χ^2	P
			率	95%置信区间		
1	62	45	78.0	(58.2, 97.8)		
2	48	43	85.5	(72.3, 95.8)		
3	61	48	81.2	(69.7, 92.7)		
4	55	43	69.4	(46.0, 92.7)		
5	32	21	68.3	(45.5, 91.0)		
6	48	37	70.8	(50.3, 91.2)		
收入水平[1]					5.56	0.23
最低	69	61	87.5	(78.1, 96.9)		
较低	103	82	72.0	(61.6, 82.4)		
中等	90	71	80.7	(72.5, 88.8)		
较高	53	38	73.8	(60.6, 87.0)		
最高	33	21	72.9	(47.2, 98.6)		

[1]：由于存在缺失，亚组合计不等于总调查人数。

三、6 岁及以下儿童近一年住院情况

(一)近一年住院率

本次调查中，6 岁及以下儿童近一年住院率为 19.6%(95%置信区间为5.7%～33.6%)。

不同地区儿童近一年住院率差异有统计学意义(χ^2 = 88.97，P < 0.05)，其中：农村儿童近一年住院率较高，为24.7%；城市儿童较低，仅为7.8%。此外，不同性别儿童近一年住院率差异也有统计学意义(χ^2 = 7.73，P < 0.05)，其中：男童近一年住院率较高，为23.4%；女童较低，为15.1%。而不同年龄组、收入水平间儿童近一年住院率差异则无统计学意义(表 5－2－6)。

表 5－2－6　湖南省 6 岁及以下儿童近一年住院概况

变量	调查人数	住院人次	住院率(%)		χ^2	P
			率	95%置信区间		
合计	2032	238	19.6	(5.7, 33.6)		
地区					88.97	<0.01*
城市	989	79	7.8	(4.7, 10.8)		

续表 5-2-6

变量	调查人数	住院人次	住院率(%)		χ^2	P
			率	95%置信区间		
农村	1043	159	24.7	(4.4, 44.9)		
性别					7.73	0.01*
男孩	1112	141	23.4	(4.8, 41.9)		
女孩	920	97	15.1	(5.7, 24.5)		
年龄组(岁)					6.16	0.41
<1	266	45	31.5	(0.00, 63.9)		
1	285	53	22.5	(10.7, 34.3)		
2	311	42	14.8	(5.3, 24.3)		
3	297	35	16.5	(7.6, 25.4)		
4	285	31	32.6	(0.0, 80.4)		
5	263	9	5.6	(0.0, 11.3)		
6	325	23	13.7	(4.8, 22.5)		
收入水平[1]					6.94	0.14
最低	390	41	10.9	(5.6, 16.3)		
较低	534	56	15.6	(7.1, 24.1)		
中等	523	71	26.8	(3.1, 50.4)		
较高	316	38	11.7	(5.7, 17.7)		
最高	264	31	30.4	(0.0, 68.5)		

*：$P<0.05$；

[1]：由于存在缺失，亚组合计不等于总调查人数。

(二)6 岁及以下儿童疾病系统别近一年住院概况

城市 6 岁及以下儿童住院率居第一的是呼吸系统疾病(5.3%)，其次为其他疾病(0.9%)、消化系统疾病(0.6%)。农村儿童住院率前三位依次为呼吸系统疾病(17.2%)、消化系统疾病(2.8%)、传染病(0.9%)(表 5-2-7)。

表 5-2-7　湖南省 6 岁以下儿童近一年疾病系统别住院率及构成[1]

顺位	合计			城市			农村		
	疾病名称	率(%)	构成(%)	疾病名称	率(%)	构成(%)	疾病名称	率(%)	构成(%)
1	呼吸系统疾病	13.8	74.9	呼吸系统疾病	5.3	69.2	呼吸系统疾病	17.2	75.6

续表 5-2-7

顺位	合计			城市			农村		
	疾病名称	率（%）	构成（%）	疾病名称	率（%）	构成（%）	疾病名称	率（%）	构成（%）
2	消化系统疾病	2.2	11.8	其他疾病[2]	0.9	11.8	消化系统疾病	2.8	12.3
3	传染病	0.7	3.9	消化系统疾病	0.6	7.7	传染病	0.9	3.9
4	其他疾病[2]	0.6	3.1	传染病	0.3	3.8	其他疾病[2]	0.5	2.0
5	眼及附器疾病	0.3	1.7	神经系统疾病	0.2	2.8	眼及附器疾病	0.4	1.9
6	损伤和中毒	0.2	1.2	皮肤和皮下组织疾病	0.1	1.5	损伤和中毒	0.3	1.3
7	先天异常	0.2	1.0	耳和乳突疾病	0.1	1.4	先天异常	0.3	1.1
8	皮肤和皮下组织疾病	0.1	0.7	肌肉、骨骼系统和结缔组织疾病	0.1	0.8	泌尿生殖系统疾病	0.1	0.6
9	泌尿生殖系统疾病	0.1	0.5	损伤和中毒	0.1	0.7	皮肤和皮下组织疾病	0.1	0.6
10	起源于围产期的疾病	0.1	0.5	起源于围产期的疾病	0.0	0.4	起源于围产期的疾病	0.1	0.5
合计		18.3	99.3		7.6	99.9		22.6	99.9

[1]：由于部分亚组例数较少，构成不稳定，引用时须谨慎；

[2]：其他疾病包括：疾病症状或体征不明而不能明确诊断的疾病、为特殊治疗住院、个人和人群的检查、其他原因。

四、6 岁及以下儿童医疗保险参保情况

（一）不同特征居民医疗保险参保情况

本次调查中，6 岁及以下儿童参加了医疗保险的为 1881 人，参保率为 92.6%。

不同地区间儿童参保率差异有统计学意义（$\chi^2=207.82$，$P<0.05$），农村儿童参保率较高，为 96.3%；城市儿童参保率较低，为 84.1%。

不同年龄组儿童参保率差异有统计学意义（$\chi^2=169.38$，$P<0.05$），<1 岁组儿童参保率最低，为 72.7%，1 岁及以上组的儿童参保率均达 90% 以上（表 5-2-8）。

表 5－2－8　湖南省城乡有无医疗保险儿童居民特征比较

变量	有保险		无保险		χ^2	P
	人数	参保率(%)	人数	未参保率(%)		
合计	1881	92.6	151	7.4		
地区					207.82	<0.01*
城市	878	84.1	111	15.9		
农村	1003	96.3	40	3.8		
性别					0.01	0.93
男孩	1027	92.7	85	7.3		
女孩	854	92.6	66	7.4		
年龄组(岁)					169.38	<0.01*
<1	199	72.7	67	27.3		
1	266	93.9	19	6.1		
2	297	95.1	14	4.9		
3	279	95.8	18	4.2		
4	270	94.8	15	5.2		
5	253	97.4	10	2.6		
6	317	99.1	8	0.9		
收入水平[1]					7.69	0.10
最低	363	94.2	27	5.8		
较低	486	89.3	48	10.7		
中等	488	93.0	35	7.0		
较高	289	92.7	27	7.3		
最高	251	95.3	13	4.7		

*：$P<0.05$；

[1]：由于存在缺失，亚组合计不等于总调查人数。

(二)不同种类医疗保险的参保情况

本次调查中，6 岁及以下儿童参加新型农村合作医保的人数最多，为 952 人，参保率为 43.2%；其次为城乡居民基本医疗保险(31.7%)、城镇居民基本医疗保险(26.0%)、商业医疗保险(16.2%)和其他医疗保险(2.3%)(表 5－2－9)。

表 5-2-9　2013 湖南省 6 岁以下儿童各类医疗保险的参保率

变量	城镇居民基本医保		新型农村合作医保		城乡居民基本医保		商业医疗保险		其他医疗保险	
	例数	参保率（%）	例数	参保率（%）	例数	参保率（%）	例数	参保率（%）	例数	参保率（%）
合计	509	26.0	952	43.2	507	31.7	326	16.2	36	2.3
地区										
城市	460	58.1	329	27.6	139	12.9	184	18.2	17	2.4
农村	49	12.4	623	49.7	368	39.6	142	15.3	19	2.3
性别										
男孩	269	25.7	538	44.0	267	31.4	182	16.8	16	1.6
女孩	240	26.3	414	42.2	240	32.1	144	15.4	20	3.3
年龄组（岁）										
<1	79	30.9	77	25.4	45	22.7	26	12.4	3	1.6
1	73	31.2	139	37.8	61	29.5	31	12.4	1	0.2
2	82	25.6	142	42.9	82	33.3	42	16.9	4	1.5
3	73	28.1	135	46.4	87	32.6	49	12.5	7	4.3
4	61	23.6	156	50.1	78	34.2	45	13.7	10	5.7
5	60	21.9	136	50.2	67	34.4	62	22.5	5	2.1
6	81	19.9	167	50.2	87	35.4	71	23.4	6	1.3
收入水平[1]										
最低	79	21.2	222	56.1	98	39.9	46	11.2	8	2.4
较低	120	20.6	265	50.4	129	27.5	82	13.8	7	1.0
中等	134	26.6	219	34.5	152	37.3	88	18.5	10	3.7
较高	95	27.5	143	49.0	56	20.3	57	16.1	6	2.3
最高	80	36.7	103	29.0	69	30.3	53	21.2	5	2.0

[1]：由于存在缺失，亚组合计不等于总调查人数。

第三节　母乳喂养与辅食添加情况

一、母乳喂养情况

（一）母乳喂养率

母乳喂养率是指喝过母乳的儿童占总调查儿童的百分比。城市 6 岁及以下儿童母乳喂养率为 91.3%，农村为 86.5%。

不同地区、性别、收入水平间儿童母乳喂养率差异无统计学意义(表 5 - 3 - 1)。

表 5 - 3 - 1　湖南省 6 岁及以下儿童母乳喂养率[1]

变量	调查人数	母乳喂养人数	母乳喂养率(%)		χ^2	P
			率	95%置信区间		
合计	1860	1584	88.0	(85.3, 90.6)		
地区					3.24	0.07
城市	908	781	91.3	(86.2, 96.5)		
农村	952	803	86.5	(84.2, 88.8)		
性别					2.40	0.12
男孩	1003	841	87.2	(84.0, 90.3)		
女孩	857	743	88.9	(86.4.91.5)		
收入水平[1]					2.09	0.72
最低	355	294	83.8	(71.6, 96.1)		
较低	477	411	88.6	(83.1, 94.0)		
中等	482	409	89.6	(85.2, 94.1)		
较高	293	254	87.8	(82.0, 93.6)		
最高	248	211	88.3	(84.4, 92.1)		

[1]：由于存在缺失，亚组合计不等于总调查人数。

(二)平均母乳喂养时间

在有母乳喂养过的儿童中，城市 6 岁及以下儿童平均母乳喂养时间为 8.5 个月，农村儿童则为 8.9 个月(表 5 - 3 - 2)。

表 5 - 3 - 2　湖南省 6 岁及以下儿童平均母乳喂养时间(月)

地区	调查人数	均值	标准差	95%置信区间
合计	1584	8.8	0.2	(8.3, 9.2)
城市	781	8.5	0.4	(7.6, 9.5)
农村	803	8.9	0.2	(8.4, 9.3)

(三)纯母乳喂养时间

世界卫生组织建议纯母乳喂养时间应为 6 个月，调查结果显示：在有纯母乳喂养过的儿童中，城市 6 岁及以下儿童纯母乳喂养时间≥6 个月的有 364 人(53.1%)，农村儿童则有 393 人(67.3%)(表 5 - 3 - 3)。

表 5-3-3　湖南省 6 岁及以下儿童纯母乳喂养时间的构成

母乳喂养时间	合计		城市		农村	
	人数(人)	构成(%)	人数(人)	构成(%)	人数(人)	构成(%)
<6 个月	487	37.6	291	46.9	196	32.7
6~8 个月	605	49.5	316	48.0	289	50.4
9~11 个月	87	7.5	23	2.7	64	10.0
12~14 个月	52	4.1	21	1.4	31	5.6
≥15 月	13	1.3	4	1.0	9	1.4

二、辅食添加情况

辅食添加时间是指 6 岁及以下儿童从何时开始有规律地添加辅食。城市在 6 个月内开始添加辅食的儿童有 179 人(23.6%)，农村有 169 人(22.6%)(表 5-3-4)。

表 5-3-4　湖南省 6 岁及以下儿童辅食添加时间的构成

辅食添加时间	合计		城市		农村	
	人数(人)	构成(%)	人数(人)	构成(%)	人数(人)	构成(%)
<6 个月	348	22.9	179	23.6	169	22.6
6~8 个月	911	63.2	451	68.4	460	61.0
9~14 个月	199	13.0	69	7.7	130	15.2
≥15 个月	13	0.9	4	0.3	9	1.2

第四节　体检与疫苗接种

一、体检情况

(一)儿童体检率

6 岁及以下儿童体检率是指 6 岁及以下儿童近 1 年内体检次数≥1 次的儿童占总调查儿童人数的百分比。

城市 6 岁及以下儿童的体检率为 81.2%，农村仅为 67.2%。城市 <1 岁组儿童体检率达 89.1%，而农村 <1 岁组儿童为 88.7%。仅 4 岁年龄组，农村儿童近 1 年内体检率高于城市

儿童(表5－4－1)。

(二)平均体检次数

城市6岁及以下儿童近1年内平均体检2.3次，农村儿童为1.6次。1岁组儿童平均体检次数最多，城市为3.6次多于农村(2.3次)。仅4岁年龄组，农村儿童近1年内平均体检次数多于城市儿童(表5－4－2)。

表5－4－1　湖南省6岁及以下儿童近1年内体检率

变量	合计				城市				农村			
	调查人数	体检人数	率(%)	95%置信区间	调查人数	体检人数	率(%)	95%置信区间	调查人数	体检人数	率(%)	95%置信区间
合计	1860	1419	71.4	(52.9，89.9)	908	742	81.2	(71.9，90.6)	952	677	67.2	(38.9，95.4)
年龄组(岁)												
<1	266	236	88.8	(81.3，96.4)	159	144	89.1	(86.1，92.1)	107	92	88.7	(74.0，100.0)
1	285	238	71.8	(44.7，99.0)	152	137	84.5	(69.6，99.3)	133	101	65.5	(22.4，100.0)
2	311	223	65.0	(45.3，84.8)	147	118	85.6	(71.7，99.6)	164	105	56.2	(29.1，83.4)
3	297	210	62.2	(31.4，93.0)	137	105	79.1	(69.2，88.9)	160	105	56.3	(12.3，100.0)
4	285	223	78.7	(65.2，92.2)	124	96	68.9	(41.8，96.0)	161	127	81.7	(63.8，99.6)
5	263	191	72.0	(51.7，92.4)	115	87	77.9	(63.2，92.6)	148	104	70.3	(40.9，99.6)
6	153	98	54.6	(28.7，80.4)	74	55	69.7	(59.4，80.0)	79	43	47.5	(8.4，86.6)
性别												
男孩	1003	770	73.0	(57.5，88.5)	485	401	78.0	(63.7，92.2)	518	369	70.9	(47.2，94.7)
女孩	857	649	69.5	(46.6，92.4)	423	341	84.9	(77.4，92.3)	434	308	62.6	(28.6，96.6)

表5－4－2　湖南省6岁及以下儿童近1年内平均体检次数

变量	合计				城市				农村			
	调查人数	均数	标准差	95%置信区间	调查人数	均数	标准差	95%置信区间	调查人数	均数	标准差	95%置信区间
总计	1860	1.8	0.3	(1.2，2.4)	908	2.3	0.1	(2.0，2.6)	952	1.6	0.4	(0.7，2.5)
年龄组(岁)												
<1	266	2.5	0.3	(1.9，3.1)	159	2.6	0.1	(2.3，2.9)	107	2.4	0.5	(1.4，3.4)
1	285	2.7	0.6	(1.4，4.1)	152	3.6	0.4	(2.8，4.5)	133	2.3	0.8	(0.6，3.9)

续表 5－4－2

变量	合计				城市				农村			
	调查人数	均数	标准差	95%置信区间	调查人数	均数	标准差	95%置信区间	调查人数	均数	标准差	95%置信区间
2	311	1.7	0.3	(1.0, 2.4)	147	2.8	0.3	(2.2, 3.5)	164	1.2	0.3	(0.6, 1.9)
3	297	1.4	0.4	(0.6, 2.1)	137	1.5	0.1	(1.3, 1.8)	160	1.3	0.5	(0.3, 2.3)
4	285	1.6	0.2	(1.1, 2.0)	124	1.1	0.1	(0.9, 1.3)	161	1.7	0.3	(1.1, 2.3)
5	263	1.0	0.1	(0.7, 1.3)	115	1.1	0.1	(0.9, 1.3)	148	0.9	0.2	(0.6, 1.3)
6	153	1.3	0.4	(0.5, 2.1)	74	1.8	0.2	(1.4, 2.1)	79	1.1	0.2	(0.1, 2.1)
性别												
男孩	1003	1.9	0.3	(1.3, 2.5)	485	2.4	0.2	(2.0, 2.7)	518	1.7	0.3	(0.9, 2.5)
女孩	857	1.7	0.3	(1.0, 2.4)	423	2.2	0.1	(1.9, 2.4)	434	1.4	0.4	(0.5, 2.4)

（三）牙齿、视力检查率

6 岁及以下儿童健康体检牙齿、视力检查率是指 6 岁及以下儿童近 1 年内在进行健康体检的过程中，有检查过牙齿、视力的儿童占总调查儿童人数的百分比。

城市 6 岁及以下儿童的牙齿检查率为 71.4%，农村的为 89.5%。城市 6 岁及以下儿童的视力检查率为 65.2%，农村的为 72.2%（表 5－4－3、表 5－4－4）。

（四）贫血检查率和诊断率

6 岁及以下儿童健康体检贫血检查率是指 6 岁及以下儿童近 1 年内在进行健康体检的过程中，有抽血检查过血红蛋白（检测是否贫血）的儿童占总调查儿童人数的百分比。6 岁及以下儿童健康体检贫血诊断率是指曾被诊断为贫血的儿童占总调查儿童人数的百分比。

城市 6 岁及以下儿童的贫血检查率为 76.7%，农村为 84.7%。城市 6 岁及以下儿童的贫血诊断率为 10.6%，农村为 9.2%（表 5－4－5、表 5－4－6）。

二、疫苗接种情况

（一）预防接种建证率

预防接种建证率是指各亚组儿童中有预防接种证的占该亚组儿童总人数的百分比。1860 名城乡儿童中，建证率达 99.1%（表 5－4－7）。

表5-4-3 湖南省6岁及以下儿童健康体检牙齿检查率

变量	合计				城市				农村			
	调查人数	检查人数	率（%）	95%置信区间	调查人数	检查人数	率（%）	95%置信区间	调查人数	检查人数	率（%）	95%置信区间
合计	1419	1191	83.3	(75.6, 90.9)	742	587	71.4	(60.4, 82.3)	677	604	89.5	(84.1, 94.9)
年龄组（岁）												
<1	236	119	47.8	(30.9, 64.7)	144	58	21.9	(5.6, 38.2)	92	61	67.3	(58.1, 76.5)
1	238	200	87.4	(79.6, 95.1)	137	110	83.2	(69.0, 97.4)	101	90	90.1	(79.7, 100.0)
2	223	201	90.4	(82.3, 98.5)	118	104	82.9	(68.4, 97.5)	105	97	95.3	(89.7, 100.0)
3	210	194	93.8	(88.9, 98.7)	105	97	95.1	(92.2, 97.9)	105	97	93.2	(84.9, 100.0)
4	223	210	95.2	(90.2, 100.0)	96	90	95.1	(89.3, 100.0)	127	120	95.2	(88.3, 100.0)
5	191	183	96.6	(92.3, 100.0)	87	83	96.2	(90.9, 100.0)	104	100	96.8	(90.6, 100.0)
6	98	87	82.3	(67.5, 97.1)	55	45	69.9	(51.9, 87.9)	43	39	90.9	(76.0, 100.0)
性别												
男孩	770	645	84.8	(77.5, 92.1)	401	313	73.3	(59.9, 86.7)	369	332	90.0	(82.7, 97.4)
女孩	649	546	81.4	(71.1, 91.8)	341	274	69.4	(50.9, 87.9)	308	272	88.8	(83.2, 94.3)

表5-4-4 湖南省6岁及以下儿童健康体检视力检查率

变量	合计				城市				农村			
	调查人数	检查人数	率（%）	95%置信区间	调查人数	检查人数	率（%）	95%置信区间	调查人数	检查人数	率（%）	95%置信区间
合计	1419	980	69.8	(60.9, 78.8)	742	498	65.2	(55.6, 74.9)	677	482	72.2	(58.8, 85.6)
年龄组（岁）												
<1	236	115	51.2	(32.4, 70.0)	144	60	30.4	(7.2, 53.7)	92	55	66.8	(47.7, 85.9)
1	238	141	63.0	(57.1, 68.8)	137	82	64.9	(54.8, 75.0)	101	59	61.7	(54.0, 69.4)
2	223	129	58.9	(50.8, 67.1)	118	71	62.4	(44.9, 80.0)	105	58	56.6	(44.9, 68.3)
3	210	171	79.8	(66.6, 93.0)	105	89	90.1	(81.5, 98.7)	105	82	74.8	(52.4, 97.2)
4	223	187	83.9	(76.2, 91.7)	96	85	92.2	(83.9, 100.0)	127	102	81.8	(71.4, 92.2)
5	191	166	87.3	(68.8, 100.0)	87	74	96.1	(89.9, 100.0)	104	92	84.3	(56.3, 100.0)
6	98	71	74.6	(57.9, 91.4)	55	37	64.8	(51.5, 78.2)	43	34	81.4	(56.7, 100.0)
性别												
男孩	770	537	70.6	(62.3, 79.0)	401	271	66.0	(58.9, 73.1)	369	266	72.8	(60.1, 85.4)
女孩	649	443	68.8	(58.1, 79.5)	341	227	64.4	(48.7, 80.1)	308	216	71.4	(56.4, 86.5)

表 5-4-5　湖南省 6 岁及以下儿童健康体检贫血检查率

变量	合计				城市				农村			
	调查人数	检查人数	率（%）	95%置信区间	调查人数	检查人数	率（%）	95%置信区间	调查人数	检查人数	率（%）	95%置信区间
合计	1419	1178	81.9	(77.2, 86.7)	742	598	76.7	(66.0, 87.5)	677	580	84.7	(81.1, 88.2)
年龄组（岁）												
<1	236	149	59.0	(47.8, 70.2)	144	90	55.6	(28.9, 82.4)	92	59	61.5	(54.0, 69.1)
1	238	208	88.0	(80.5, 95.5)	137	118	88.0	(82.2, 93.9)	101	90	87.9	(74.6, 100.0)
2	223	192	84.4	(74.2, 94.6)	118	98	74.9	(54.7, 95.2)	105	94	90.6	(85.8, 95.4)
3	210	182	86.2	(81.1, 91.2)	105	89	84.8	(78.0, 91.5)	105	93	86.9	(79.2, 94.6)
4	223	194	90.3	(84.1, 96.5)	96	81	90.2	(78.1, 100.0)	127	113	90.3	(82.2, 98.5)
5	191	172	92.2	(87.6, 96.8)	87	78	90.6	(78.9, 100.0)	104	94	92.8	(87.3, 98.3)
6	98	81	78.6	(68.2, 89.0)	55	44	72.3	(55.6, 89.1)	43	37	92.9	(68.7, 97.1)
性别												
男孩	770	641	83.9	(80.7, 87.2)	401	321	81.9	(78.6, 85.1)	369	320	84.9	(80.0, 89.8)
女孩	649	537	79.5	(69.8, 89.1)	341	277	71.5	(48.7, 94.3)	308	260	84.4	(81.0, 87.7)

表 5-4-6　湖南省 6 岁及以下儿童健康体检贫血诊断率

变量	合计				城市				农村			
	调查人数	检查人数	率（%）	95%置信区间	调查人数	检查人数	率（%）	95%置信区间	调查人数	检查人数	率（%）	95%置信区间
合计	1860	176	9.6	(8.0, 11.2)	908	95	10.6	(6.0, 15.2)	952	81	9.2	(7.2, 11.2)
年龄组（岁）												
<1	266	21	9.7	(6.0, 13.5)	159	10	6.8	(4.4, 9.2)	107	11	11.9	(5.9, 17.9)
1	285	40	10.8	(5.1, 16.6)	152	26	16.3	(1.8, 30.7)	133	14	8.1	(1.5, 14.7)
2	311	27	7.9	(4.5, 11.3)	147	17	11.9	(8.7, 15.0)	164	10	6.2	(0.7, 11.6)
3	297	26	7.8	(3.9, 11.8)	137	12	9.3	(0.0, 19.3)	160	14	7.3	(2.5, 12.2)
4	285	24	12.7	(0.3, 25.1)	124	12	8.3	(0.0, 20.3)	161	12	14.0	(0.0, 31.5)
5	263	28	12.1	(7.6, 16.7)	115	12	15.4	(5.6, 25.1)	148	16	11.2	(5.8, 16.5)
6	153	10	4.4	(0.0, 9.3)	74	6	5.9	(0.0, 12.5)	79	4	3.7	(0.0, 10.9)
性别												
男孩	1003	102	11.5	(8.5, 14.4)	485	49	10.9	(7.7, 14.1)	518	53	11.7	(7.2, 16.1)
女孩	857	74	7.4	(3.7, 11.2)	423	46	10.2	(2.1, 18.4)	434	28	6.2	(1.4, 11.0)

表 5-4-7　湖南省 6 岁及以下儿童预防接种建证率

变量	合计				城市				农村			
	调查人数	检查人数	率（%）	95%置信区间	调查人数	检查人数	率（%）	95%置信区间	调查人数	检查人数	率（%）	95%置信区间
合计	1860	1848	99.1	(97.9, 100.0)	908	900	97.8	(95.0, 100.0)	952	948	99.6	(99.2, 100.0)
年龄组（岁）												
<1	266	262	97.2	(92.8, 100.0)	159	155	93.5	(84.3, 100.0)	107	107	100.0	(100.0, 100.0)
1	285	283	98.9	(97.1, 100.0)	152	152	100.0	(100.0, 100.0)	133	131	98.4	(95.4, 100.0)
2	311	310	99.6	(98.8, 100.0)	147	147	100.0	(100.0, 100.0)	164	163	99.5	(98.1, 100.0)
3	297	297	100.0	(100.0, 100.0)	137	137	100.0	(100.0, 100.0)	160	160	100.0	(100.0, 100.0)
4	285	284	99.8	(99.4, 100.0)	124	124	100.0	(100.0, 100.0)	161	160	99.7	(99.1, 100.0)
5	263	262	99.9	(99.6, 100.0)	115	114	99.4	(98.1, 100.0)	148	148	100.0	(100.0, 100.0)
6	153	150	97.3	(92.4, 100.0)	74	71	91.7	(79.9, 100.0)	79	79	100.0	(100.0, 100.0)
性别												
男孩	1003	995	98.6	(96.5, 100.0)	485	479	96.4	(90.1, 100.0)	518	516	99.6	(98.8, 100.0)
女孩	857	853	99.6	(99.2, 100.0)	423	421	99.4	(98.5, 100.0)	434	432	99.7	(99.2, 100.0)

第五节　2013 年与 2018 年 5 岁以下儿童医疗保健需要与利用主要指标比较

由于两次调查统计路径不同，此节比较的是 2013 年和 2018 年 5 岁以下儿童的关键指标。

一、母乳喂养情况

（一）平均母乳喂养时间

与 2013 年相比，2018 年城乡平均母乳喂养时间显著提高。城市平均提高 2.4 个月，农村平均提高 3.0 个月（表 5-5-1）。

表 5-5-1 2013 年与 2018 年湖南省 5 岁以下儿童平均母乳喂养时间(月)

变量	2018 年		2013 年	
	调查人数	均值	调查人数	均值
合计	1234	8.2	1463	5.4
城市	620	7.8	557	5.4
农村	614	8.4	906	5.4

(二)纯母乳喂养时间

与 2013 年相比，2018 年城市 5 岁以下儿童纯母乳喂养时间≥6 个月的所占比例有所变化，城市减少 2.4%，农村增加 17.5%(表 5-5-2)。

表 5-5-2 2013 年与 2018 年湖南省 5 岁以下儿童纯母乳喂养时间的构成

母乳喂养时间	合计				城市				农村			
	2018 年		2013 年		2018 年		2013 年		2018 年		2013 年	
	人数	构成(%)	人数	构成(%)	人数	构成(%)	人数	构成(%)	人数	构成(%)	人数	构成(%)
<6 个月	387	38.5	683	49.9	234	47.9	294	45.5	153	33.2	389	50.7
6~8 个月	463	50.6	537	33.9	242	48.7	209	41.5	221	51.6	328	32.5
9~11 个月	63	6.7	151	9.9	17	1.9	36	8.3	46	9.3	115	10.2
12~14 个月	40	3.8	87	5.7	16	1.5	17	4.2	24	5.1	70	6.0
≥15 个月	5	0.5	5	0.6	1	0.0	1	0.5	4	0.7	4	0.7

二、辅食添加情况

辅食添加时间是指 5 岁以下儿童从何时开始有规律地添加辅食。无论城市还是农村，与 2013 年相比，2018 年在 6 个月内开始添加辅食的儿童所占比例有所下降，在 6 到 8 个月开始添加辅食的比例有所上升(表 5-5-3)。

表 5-5-3 2013 年与 2018 年湖南省 5 岁以下儿童辅食添加时间的构成

辅食添加时间	合计				城市				农村			
	2018 年		2013 年		2018 年		2013 年		2018 年		2013 年	
	人数	构成(%)	人数	构成(%)	人数	构成(%)	人数	构成(%)	人数	构成(%)	人数	构成(%)
<6 个月	269	23.1	512	39.4	139	23.6	214	32.1	130	23.0	298	40.7
6~8 个月	702	64.2	630	40.3	351	69.6	253	48.2	351	61.9	377	38.9

续表 5-5-3

母乳喂养时间	合计				城市				农村			
	2018年		2013年		2018年		2013年		2018年		2013年	
	人数	构成(%)	人数	构成(%)	人数	构成(%)	人数	构成(%)	人数	构成(%)	人数	构成(%)
9~14个月	151	12.0	313	19.6	56	6.7	85	19.1	95	14.2	228	19.7
≥15个月	7	0.7	7	0.7	1	0.1	2	0.6	6	0.9	5	0.7

三、平均体检次数

与2013年相比，2018年5岁以下儿童近1年内总体平均体检次数上升0.4次，其中城市儿童近1年内平均体检次数下降0.7次，农村儿童平均体检次数上升0.6次(表5-5-4)。

表5-5-4　2013年与2018年湖南省5岁以下儿童近1年内平均体检次数

变量	合计				城市				农村			
	2018年		2013年		2018年		2013年		2018年		2013年	
	调查人数	均数	调查人数	均数	调查人数	均数	调查人数	均数	调查人数	均数	调查人数	均数
总计	1444	2.0	1646	1.6	719	2.5	643	3.2	725	1.7	1003	1.1
年龄组(岁)												
<1	266	2.5	282	1.8	159	2.6	131	3.6	107	2.4	151	1.4
1	285	2.7	362	2.1	152	3.6	137	4.2	133	2.3	225	1.7
2	311	1.7	324	1.7	147	2.8	137	3.0	164	1.2	187	1.4
3	297	1.3	332	1.4	137	1.5	120	2.7	160	1.3	212	1.2
4	285	1.6	346	1.1	124	1.1	118	2.0	161	1.7	228	1.0
性别												
男孩	773	2.1	908	1.6	382	2.7	357	3.0	391	1.9	551	1.4
女孩	671	1.8	738	1.6	337	2.2	286	3.4	334	1.6	452	1.3

四、预防接种建证情况

与2013年相比，2018年5岁以下儿童总体预防接种建证率上升1.1%，其中城市儿童预防接种建证率下降1.6%，农村儿童预防接种建证率上升1.8%(表5-5-5)。

表 5-5-5 2013 年与 2018 年湖南省 5 岁以下儿童预防接种建证率(%)

变量	合计				城市				农村			
	2018 年		2013 年		2018 年		2013 年		2018 年		2013 年	
	调查人数	建证率	调查人数	建证率	调查人数	建证率	调查人数	建证率	调查人数	建证率	调查人数	建证率
总计	1444	99.1	1653	98.0	719	98.2	645	99.8	725	99.5	1008	97.7
年龄组(岁)												
<1	266	97.2	282	97.5	159	93.5	131	100.0	107	100.0	151	96.9
1	285	98.9	364	98.1	152	100.0	138	100.0	133	98.4	226	97.8
2	311	99.6	328	99.3	147	100.0	138	99.2	164	99.5	190	99.4
3	297	100.0	331	98.4	137	100.0	119	100.0	160	100.0	212	98.1
4	285	99.8	348	96.8	124	100.0	119	100.0	161	99.7	229	96.4
性别												
男孩	773	98.8	914	97.4	382	97.3	360	99.7	391	99.4	554	97.0
女孩	671	99.5	739	98.8	337	99.2	285	100.0	334	99.6	454	98.6

本章小结

(1)6 岁及以下儿童两周患病率为 19.2%，所患疾病主要是呼吸系统疾病、消化系统疾病、其他疾病、皮肤和皮下组织疾病等。

(2)6 岁及以下儿童两周就诊率为 20.2%，而两周患者就诊率为 77.6%。两周疾病系统病别就诊率居前 3 位的依次是：呼吸系统疾病、消化系统疾病、其他疾病。

(3)6 岁及以下儿童近一年住院率为 19.6%，住院率居前 3 的依次为：呼吸系统疾病、消化系统疾病、传染病。

(4)医疗保险的参保率为 92.6%，参保类型主要是新型农村合作医疗保险和城乡居民基本医疗保险。

(5)6 岁及以下儿童母乳喂养率为 88.0%，平均母乳喂养时间 8.8 个月。世界卫生组织推荐纯母乳喂养时间应大于 6 个月，湖南省有 62.4% 达到此标准。

(6)6 岁及以下儿童预防接种建证率为 99.1%。

第六章

15～64岁女性卫生保健及影响因素

女性由于自身的生理特点以及在不同的文化背景下形成的社会角色的关系，往往比男性面临更多的生育健康问题，是健康领域的脆弱人群。妇女保健是妇幼卫生工作的主要内容之一，也是促进民族健康、增强民族素质的重要措施。提供优质、高效、便捷的妇女保健卫生服务，促进社区女性健康，有利于提高居民的整体健康水平和生活质量。

本章节主要调查了15～64岁女性的健康体检状况、生育史及孕产期保健状况，并对部分影响因素进行了分析。

第一节　基本情况

本次共调查6999名15～64岁女性，调查对象的人口学与社会学特征等情况见表6－1－1。

表6－1－1　湖南省15～64岁妇女人口学特征

变量	调查人数	构成(%)	构成(%)
合计	6999	100.0	100.0
地区			
城市	3671	52.5	32.6
农村	3328	47.6	67.4
年龄组(岁)			
15～24	520	7.4	6.4
25～34	1164	16.6	15.1
35～44	1204	17.2	17.1
45～54	2400	34.3	35.6
55～64	1711	24.5	25.9
收入水平[1]			

续表 6-1-1

变量	调查人数	构成(%)	构成(%)
最低	1196	17.1	13.8
较低	1452	20.8	18.1
中等	1687	24.1	25.3
较高	1228	17.6	17.6
最高	1430	20.5	25.3
婚姻状况			
未婚	530	7.6	7.1
已婚	6098	87.1	86.9
离婚	252	3.6	3.9
丧偶	111	1.6	1.8
其他	8	0.1	0.3
文化程度			
没上过学	451	6.4	6.5
小学	1749	25.0	26.6
初中	2457	35.1	34.0
高中/技校	1086	15.5	15.5
中专	382	5.5	5.4
大专	538	7.7	7.5
大学及以上	336	4.8	4.7
就业状况			
在业(包括灵活就业)	4002	57.2	59.9
离退休	453	6.5	8.3
在校学生	257	3.7	3.3
失业	207	3.0	3.1
无业	2080	29.7	25.5
职业类型			
国家公务员	59	1.3	2.2
专业技术人员	472	10.6	9.0
职员	490	11.0	7.3
企业管理人员	67	1.5	1.2
工人	402	9.0	9.1
农民	1850	41.5	42.4

续表 6－1－1

变量	调查人数	构成(%)	构成(%)
现役军人	1	0.0	0.0
自由职业者	416	9.3	7.8
个体经营者	454	10.2	12.6
其他	244	5.5	8.4

[1]：由于存在缺失，亚组合计不等于总调查人数。

第二节 健康检查

女性健康检查是妇女保健的一项重要内容，通过定期的、有针对性的女性健康检查，可以及早地发现女性的易患疾病，为早期治疗争取时间；同时，通过有针对性的健康教育讲座普及妇女保健知识，有利于提高妇女的健康水平。

一、妇科检查

本次调查中，近一年内做过妇科检查的女性为 2670 人(37.6%)，95% 置信区间为 31.9%～43.3%。

35～44 岁年龄组妇科检查率最高(48.3%)，15～24 岁年龄组最低(18.7%)(χ^2＝87.87，P＜0.05)(表 6－2－1)。

表 6－2－1 近一年内调查地区 15～64 岁妇女接受妇科检查的分布

变量	调查人数	接受检查人数	检查率(%)	95%置信区间	χ^2	P
合计	6984	2670	37.6	(31.9，43.3)		
地区					59.28	＜0.01*
城市	3663	1479	43.9	(39.7，48.1)		
农村	3321	1191	34.6	(28.1，41.0)		
年龄组(岁)					87.87	＜0.01*
15～24	509	88	18.7	(11.6，25.7)		
25～34	1164	542	44.8	(36.4，53.1)		
35～44	1204	582	48.3	(44.6，51.9)		
45～54	2398	980	40.0	(31.2，48.9)		

续表 6－2－1

变量	调查人数	接受检查人数	检查率(%)	95%置信区间	χ^2	P
55～64	1709	478	27.6	(23.3, 31.9)		
收入水平[1]					2.86	0.58
最低	1189	376	34.5	(27.7, 41.3)		
较低	1448	515	36.7	(30.9, 42.6)		
中等	1686	637	36.3	(30.6, 41.9)		
较高	1227	488	39.3	(34.1, 44.5)		
最高	1428	651	40.1	(28.4, 51.9)		

*：$P<0.05$；

[1]：由于存在缺失，亚组合计不等于总调查人数。

二、宫颈癌检查

宫颈癌检查对女性宫颈癌的早期发现、早期诊断、早期治疗具有重要意义。

本次调查对象的宫颈癌检查率为30.7%，35～54岁年龄组检查率较高，不同年龄组居民宫颈癌检查率差异有统计学意义($\chi^2=64.84$，$P<0.05$)(表6－2－2)。

表6－2－2　近一年内调查地区15～64岁妇女接受宫颈癌检查的分布

变量	调查人数	接受检查人数	检查率(%)	95%置信区间	χ^2	P
合计	6984	2149	30.7	(26.3, 35.2)		
地区					2.58	0.11
城市	3663	1153	33.7	(28.3, 39.0)		
农村	3321	996	29.3	(24.2, 34.5)		
年龄组(岁)					64.84	<0.01*
15～24	509	51	11.6	(7.3, 15.9)		
25～34	1164	357	26.6	(19.4, 33.8)		
35～44	1204	482	41.8	(37.9, 45.7)		
45～54	2398	852	35.1	(27.2, 42.9)		
55～64	1709	407	24.5	(20.6, 28.4)		
收入水平[1]					1.23	0.87

续表 6－2－1

变量	调查人数	接受检查人数	检查率(%)	95%置信区间	χ^2	P
最低	1189	310	26.1	(23.3, 37.7)		
较低	1448	417	28.8	(24.6, 34.3)		
中等	1686	510	30.3	(25.6, 33.9)		
较高	1227	388	31.6	(27.4, 35.6)		
最高	1428	524	36.7	(23.0, 41.8)		

*：$P<0.05$；

[1]：由于存在缺失，亚组合计不等于总调查人数。

三、乳腺检查

城市妇女乳腺检查率为 34.6%，农村为 28.1%，城市检查率高于农村，差异有统计学意义($\chi^2=5.88$，$P<0.05$)。

35～54 岁年龄段的检查率较高，检查率最高的为 35～44 岁组，但仅为40.8%，仍处于较低水平(表 6－2－3)。

表 6－2－3　近一年内调查地区 15～64 岁妇女接受乳腺检查的分布

变量	调查人数	接受检查人数	检查率(%)	95%可信区间	χ^2	P
合计	6984	2166	30.2	(24.6, 35.8)		
地区					5.88	0.02*
城市	3663	1170	34.6	(30.0, 39.2)		
农村	3321	996	28.1	(21.4, 34.9)		
年龄组(岁)					51.47	<0.01*
15～24	509	52	11.5	(7.20, 15.7)		
25～34	1164	355	26.8	(19.2, 34.3)		
35～44	1204	477	40.8	(37.2, 44.4)		
45～54	2398	848	34.1	(25.4, 42.7)		
55～64	1709	434	24.6	(17.8, 31.3)		
收入水平[1]					3.18	0.53
最低	1189	301	28.2	(5.7, 26.3)		

续表 6-2-3

变量	调查人数	接受检查人数	检查率(%)	95%可信区间	χ^2	P
较低	1448	413	28.4	(10.5, 31.6)		
中等	1686	498	28.8	(10.8, 28.1)		
较高	1227	408	32.4	(21.5, 32.2)		
最高	1428	546	32.7	(17.9, 41.2)		

*: $P<0.05$;

[1]: 由于存在缺失，亚组合计不等于总调查人数。

第三节　孕产期保健

本次共调查 1001 名 2013 年以后有分娩史的已婚育龄妇女，对其最后一次分娩及妊娠期间的保健情况进行了调查。

一、产前检查率

产前检查率，指怀孕期间接受过一次及以上产前检查的产妇人数占产妇总人数的百分比。本次调查结果显示城乡产前检查率较高，均在 99% 以上(表 6-3-1)。

表 6-3-1　2013—2018 年调查地区孕产妇产前检查率

地区	产妇人数	接受产前检查人数	检查率(%)	95%可信区间	χ^2	P
合计	1001	993	99.4	(98.5, 100.0)	0.02	0.89
城市	620	614	99.7	(99.2, 100.0)		
农村	381	379	99.6	(98.9, 100.0)		

二、产前检查次数

根据国家基本公共卫生服务的要求，妇女在怀孕期间至少检查 5 次。

本次调查结果显示：城市产前检查次数≥5 次的占 92.6%，高于农村(80.5%)，没有产前检查的比例为 0.3%(表 6-3-2)。

表6－3－2 2013—2018年调查地区孕产妇产检次数分布

产检次数(次)	合计		城市		农村	
	人数(人)	构成(%)	人数(人)	构成(%)	人数(人)	构成(%)
合计	999	100.0	619	100.0	380	100.0
0	6	0.3	5	0.3	1	0.4
1～4	131	14.3	59	7.1	72	19.2
≥5	862	85.4	555	92.6	307	80.5

三、孕次分布

城市育龄妇女怀孕次数以2次居多，占30.3%，农村以2次居多(34.9%)。怀孕≥4次的共有1349人，占20.0%(表6－3－3)。

表6－3－3 2013—2018年调查地区孕产妇孕次分布

怀孕次数	合计		城市		农村	
	人数(人)	构成(%)	人数(人)	构成(%)	人数(人)	构成(%)
合计	6984	100.0	3663	100.0	3321	100.0
0	620	8.1	398	10.1	222	7.2
1	1029	14.6	665	21.2	364	11.5
2	2418	33.4	1234	30.3	1184	34.9
3	1568	23.9	732	20.2	836	25.7
≥4	1349	20.0	634	18.2	715	20.8

四、产次分布

在城市育龄妇女中，产次为1的最多，占53.8%，农村以2次居多，占54.6%。农村育龄妇女中2次及以上产次所占比例(73.9%)远高于城市(46.1%)(表6－3－4)。

表6－3－4 2013－2018年调查地区孕产妇产次分布

产次数	合计		城市		农村	
	人数(人)	构成(%)	人数(人)	构成(%)	人数(人)	构成(%)
合计	6286	100.0	3212	100.0	3074	100.0
1	2250	34.9	1476	53.8	774	26.2

续表 6-3-4

产次数	合计		城市		农村	
	人数(人)	构成(%)	人数(人)	构成(%)	人数(人)	构成(%)
2	3142	49.9	1462	39.6	1680	54.6
3	680	12.1	230	5.7	450	15.1
4	214	3.1	44	0.8	170	4.2

五、产后访视

产后访视率是指产妇出院后28天内接受过1次及以上检查或访视的产妇人数占产妇总数的比。本次调查结果显示产后访视率为67.4%。访视次数≥2次的仅为33.7%，其中：城市为40.1%，农村为29.5%(表6-3-5)。

表6-3-5　2013—2018年调查地区孕产妇产后28天内接受访视次数的构成

产次数	合计		城市		农村	
	人数(人)	构成(%)	人数(人)	构成(%)	人数(人)	构成(%)
合计	1000	100.0	619	100.0	381	100.0
0	214	32.6	120	23.0	94	39.1
1	377	33.6	242	37.0	135	31.4
2	294	25.4	186	31.0	108	21.7
≥3	115	8.3	71	9.1	44	7.8

第四节　分娩情况

一、分娩基本情况

本次调查2013年后有分娩史的妇女共1001人，剖宫产率为54.2%。随着年龄的升高剖宫产率总体呈现升高趋势($\chi^2=40.75$，$P<0.05$)。不同地区、收入水平间剖宫产率差异无统计学意义(表6-4-1)。

表 6－4－1　2013—2018 年调查地区孕产妇分娩方式的分布

变量	调查人数	频数	剖宫产率(%)		χ^2	P
			率	95%置信区间		
合计	1001	501	54.2	(45.5, 62.8)		
地区					0.68	0.41
城市	620	331	57.7	(51.0, 64.5)		
农村	381	170	51.7	(37.7, 65.8)		
年龄组(岁)					40.75	<0.01*
15～24	100	25	18.8	(8.7, 28.9)		
25～34	679	333	52.3	(45.2, 59.5)		
35～44	209	135	72.9	(55.9, 89.8)		
45～64	13	8	74.8	(46.4, 100.0)		
收入水平[1]					4.46	0.35
最低	174	82	54.8	(40.2, 69.4)		
较低	235	115	45.2	(34.8, 55.6)		
中等	253	130	58.7	(46.2, 71.1)		
较高	180	99	58.8	(43.5, 74.0)		
最高	156	73	50.7	(33.6, 67.9)		

*：$P<0.05$；

[1]：由于存在缺失，亚组合计不等于总调查人数。

二、选择剖宫产的原因

分娩方式除了与产妇的身体状况有关以外，产妇自己的意愿也有很大的影响。本次调查显示：剖宫产中非医生建议的达 31.3%，其中城市为 39.3%，农村为 25.2%（表 6－4－2）。

表 6－4－2　2013—2018 年调查地区孕产妇剖宫产提议分布情况

变量	合计		城市		农村	
	人数(人)	构成(%)	人数(人)	构成(%)	人数(人)	构成(%)
合计	501	100.0	331	100.0	170	100.0
医生建议	347	68.7	223	60.7	124	74.8
非医生建议	154	31.3	108	39.3	46	25.2

三、分娩地点

分娩的医疗机构中，在县及以上医院分娩的占52.0%，在妇幼保健机构的为32.9%。城市在这两类医院分娩率达到87.4%，农村在这两类医院的分娩率为83.2%（表6－4－3）。

表6－4－3 2013—2018年调查地区孕产妇分娩所在医疗机构的构成情况#

医疗机构	合计		城市		农村	
	人数(人)	构成(%)	人数(人)	构成(%)	人数(人)	构成(%)
合计	1001	100.0	620	100.0	381	100.0
县及以上医院	536	52.0	315	44.5	221	57.1
妇幼保健机构	315	32.9	198	42.9	117	26.1
乡镇街道卫生院	33	3.9	14	1.2	19	5.7
社区卫生服务中心	2	0.0	2	0.1	0	0.0
卫生室/所/站	0	0.0	0	0.0	0	0.0
民营医院	107	10.5	87	10.9	20	10.3
其他	8	0.7	4	0.4	4	0.8

#：由于部分亚组例数较少，构成不稳定，引用时须谨慎。

四、分娩费用

阴道分娩总费用的中位数为3986元，其中自付费用的中位数为2918元。剖宫产总费用的中位数为6982元，自付费用的中位数为4985元，剖宫产费用高于自然分娩（表6－4－4）。

表6－4－4 2013—2018年调查地区孕产妇不同分娩方式的费用(元)

地区	总费用			自付费用		
	人数	中位数	四分位间距	人数	中位数	四分位间距
合计						
阴道分娩	500	3986	2628	500	2918	2573
剖宫产	501	6982	4318	501	4985	3696
城市						
阴道分娩	289	4935	3416	289	3263	2780
剖宫产	331	7982	5734	331	4958	4536
农村						
阴道分娩	211	3519	2513	211	2265	2489
剖宫产	170	6821	4162	170	4989	2801

五、出生体重

城市小孩出生体重 3292±37.2 克低于农村小孩出生体重 3316±54.9 克。以出生体重 <2500 克作为低体重儿，以出生体重 >4000 克作为超重儿，农村低体重儿率(3.7%)高于城市(2.5%)，农村超重儿率(6.7%)高于城市(5.3%)(表 6－4－5)。

表 6－4－5　2013—2018 年调查地区新生儿出生体重

地区	出生人数	体重		低体重儿(<2500 克)			超重儿(>4000 克)		
		均值	标准差	人数	率(%)	95%置信区间	人数	率(%)	95%置信区间
合计	960	3305	26.1	42	3.2	(1.2，4.5)	54	6.1	(3.7，8.5)
城市	606	3283	12.7	23	2.5	(1.2，3.9)	33	5.3	(2.2，8.4)
农村	354	3320	42.9	19	3.7	(1.8，5.6)	21	6.7	(3.2，10.2)

第五节　2013 年与 2018 年主要指标比较

一、宫颈癌检查

2018 年调查地区 15～65 岁妇女的宫颈癌检查率高于 2013 年，城市和农村地区的宫颈癌检查率比前 5 年均有所上升(图 6－5－1)。

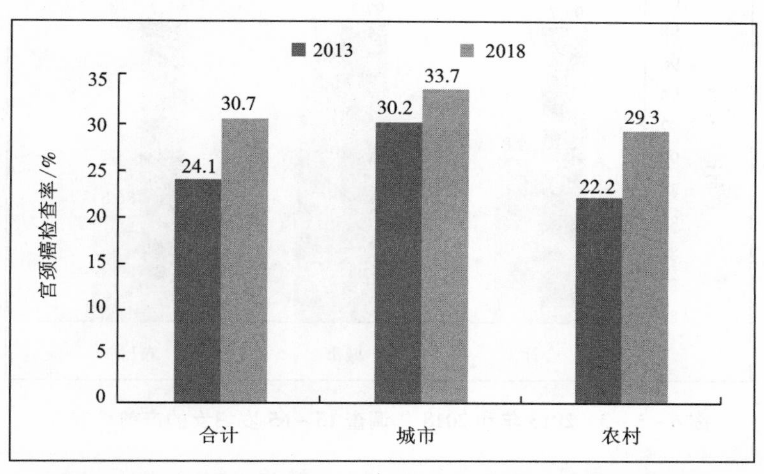

图 6－5－1　2013 年和 2018 年调查 15～65 岁妇女的宫颈癌检查率

二、乳腺癌检查

2018 年调查地区 15 ~ 65 岁妇女的乳腺癌检查率高于 2013 年，城市和农村地区的乳腺癌检查率比前 5 年均有所上升(图 6 – 5 – 2)。

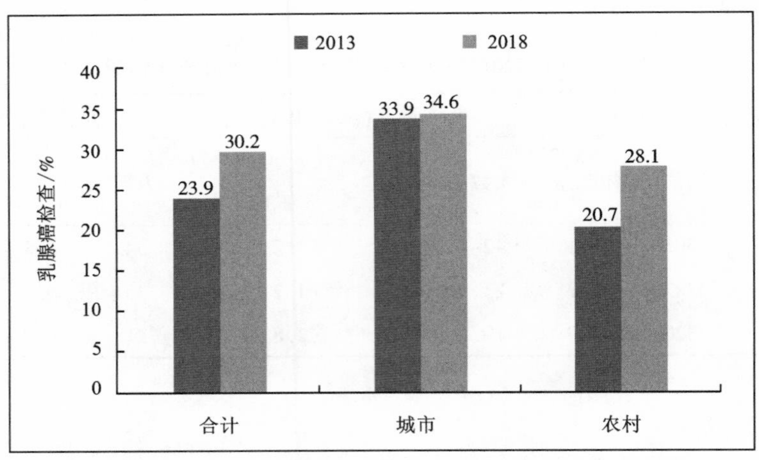

图 6 – 5 – 2　2013 年和 2018 年调查 15 ~ 65 岁妇女的乳腺癌检查率

三、产前检查率

2018 年城市和农村 15 ~ 65 岁妇女的产前检查率均低于 2013 年。2018 年农村 15 ~ 65 岁妇女的产前检查率仅为 86.5%(图 6 – 5 – 3)。

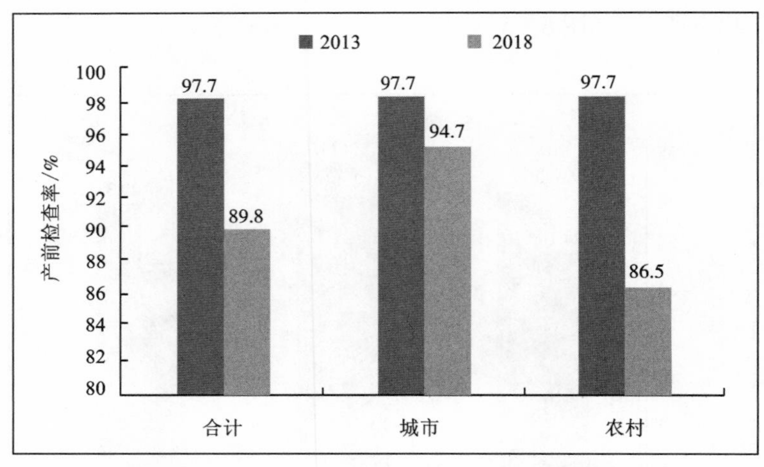

图 6 – 5 – 3　2013 年和 2018 年调查 15 ~ 65 岁妇女的产前检查率

四、产前检查次数

与2013年相比，2018年城市和农村产检次数≥5次的构成比例均有所增加，0～1次和1～5次的构成比例均有所降低。2013年和2018年产检次数≥5次的构成比例均最高（表6－5－1）。

表6－5－1　2013年和2018年调查15～65岁妇女的产检次数分布

产检次数	合计		城市		农村	
	2018 年	2013 年	2018 年	2013 年	2018 年	2013 年
合计	100.0	100.0	100.0	100.0	100.0	100.0
0	0.3	2.3	0.3	2.3	0.4	2.3
1～4	14.3	37.6	7.1	24.4	19.2	42.1
≥5	85.4	60.1	92.6	73.3	80.5	55.6

五、孕次分布

2013年和2018年怀孕2次的构成比例均最高，2018年怀孕2次的构成比例高于2013年。2018年怀孕次数≥4次所占比例最低，2013年怀孕次数0次所占比例最低（表6－5－2）。

表6－5－2　2013年和2018年调查15～65岁妇女的孕次分布

怀孕次数	合计		城市		农村	
	2018 年	2013 年	2018 年	2013 年	2018 年	2013 年
合计	100.0	100.0	100.0	100.0	100.0	100.0
0	9.9	9.3	12.0	12.6	8.8	8.2
1	17.8	19.2	25.1	32.0	14.1	15.1
2	40.6	36.5	35.9	30.2	43.0	38.5
3	29.0	21.2	23.9	15.3	31.6	23.0
≥4	2.7	13.9	3.1	9.9	2.5	15.2

六、分娩方式

（一）地区

2018 年调查孕产妇剖宫产率比 2013 年明显上升，城市地区与 2013 年基本持平，农村剖宫产率大幅度上升，城市剖宫产率高于农村（图 6－5－4）。

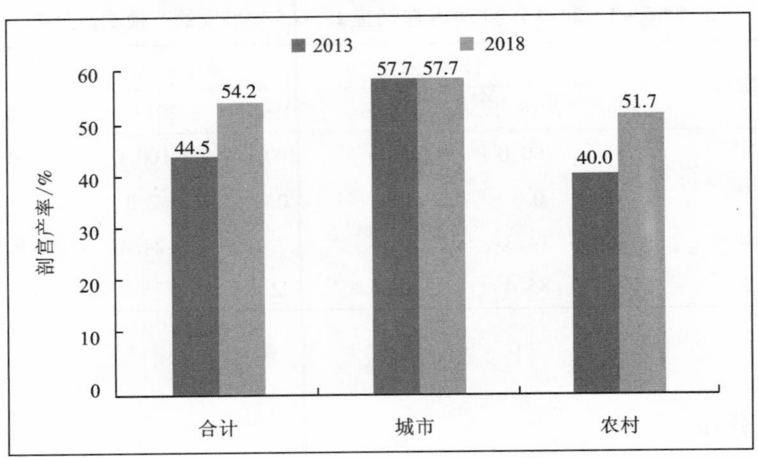

图 6－5－4　2013 年和 2018 年不同地区的孕产妇剖宫产率

（二）年龄

2018 年孕产妇剖宫产率随年龄的增加呈现上升的趋势，2018 年 45～64 岁孕产妇剖宫产率最高，2013 年 25～34 岁孕产妇剖宫产率最高。除 15～24 岁年龄组外，其他年龄组 2018 年孕产妇剖宫产率均高于 2013 年（表 6－5－5）。

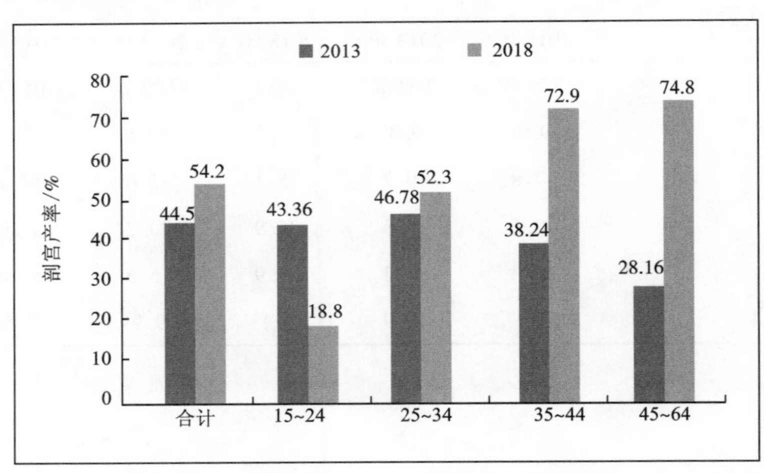

图 6－5－5　2013 年和 2018 年不同年龄组的孕产妇剖宫产率

七、出生体重

2018 年低体重儿率高于 2013 年，其中 2018 年城市的低体重儿率低于 2013 年，但 2018 年农村的低体重儿率远高于 2013 年。2018 年超重儿率稍低于 2013 年，且 2018 年城市和农村的超重儿率均低于 2013 年(表 6－5－3)。

表 6－5－3　2013 年和 2018 年调查新生儿出生体重

地区	低体重儿(＜2500 克)		超重儿(＞4000 克)	
	2018 年	2013 年	2018 年	2013 年
合计	3. 2	2. 2	6. 1	6. 5
城市	2. 5	5. 8	5. 3	5. 7
农村	3. 7	0. 9	6. 7	6. 8

本章小结

(1)女性妇科检查率为 37. 6%，25～44 岁育龄期女性妇科检查率较高。

(2)宫颈癌检查率为 30. 7%，且城市高于农村。2018 年已婚育龄妇女的宫颈癌检查率高于 2013 年。提高宫颈涂片的检查率，将有利于妇女健康水平的提高。

(3)乳腺检查率为 30. 2%，且城市高于农村。2018 年已婚育龄妇女的乳腺癌检查率高于 2013 年。乳腺检查是乳腺癌早期发现的简单有效的方法。提高育龄妇女的乳腺检查率，将有助于减少乳腺疾病对妇女健康的危害。

(4)产前检查和产后访视工作仍有待加强。产前检查次数符合国家基本公共卫生要求的产检次数(≥5 次)的为 85. 4%。产后 28 天内访视 2 次及以上的比例仅为 33. 8%，远低于国家基本公共卫生要求。

(5)2018 年孕产妇剖宫产率比 2013 年明显上升，其中城市达 57. 7%，农村为 51. 7%。其中非医生建议的剖宫产占 31. 3%。剖宫产总费用的中位数(6982 元)远高于自然分娩的中位数(3986 元)，高剖宫产率造成了医疗资源不必要的浪费。政府应采取有效措施降低非医学需要的剖宫产比例，以节省有限的医疗资源。

(6)农村新生儿低体重儿和超重儿率都高于城市，应加大农村地区孕期女性及准父母的宣传，加强孕期营养与保健，减少新生儿低体重和超重的发生。

第七章

60 岁及以上老年人卫生服务需求与利用分析

第一节 基本情况

一、总体情况

本次调查了 60 岁及以上老年人 6332 名，占总人口的 29.4%；城市 3031 名，占城市总人口的 27.6%；农村 3301 名，占农村总人口的 30.2%（表 7-1-1）。

表 7-1-1 湖南省老年人分布情况

变量	总人口	≥60 岁居民	≥60 岁居民占总人口的比例(%)
合计	22530	6332	29.4
城市	11404	3031	27.6
农村	11126	3301	30.2

二、不同人口学特征构成

调查的老年人中，男女比例相当；60~64 岁，65~69 岁，70~74 岁，75~79 岁，≥80 岁居民所占比例分别为 31.9%，31.2%，16.4%，10.6%，9.9%；收入最低组和最高组所占比例分别为 24.9%，22.4%（表 7-1-2）。

表7-1-2　湖南省不同人口学特征老年人分布情况

变量	合计		城市		农村	
	人数(人)	构成(%)	人数(人)	构成(%)	人数(人)	构成(%)
合计	6332	100.0	3031	100.0	3301	100.0
性别						
男性	3173	49.2	1489	48.4	1684	49.6
女性	3159	50.8	1542	51.6	1617	50.4
年龄组(岁)						
60~64	1993	31.9	873	30.6	1120	32.4
65~69	1898	31.2	965	31.7	933	31.0
70~74	1176	16.4	585	18.8	591	15.5
75~79	725	10.6	366	10.8	359	10.6
≥80	540	9.9	242	8.1	298	10.7
收入水平[1]						
最低	1737	24.9	704	18.1	1033	27.5
较低	1268	18.1	480	12.8	788	20.2
中等	1273	19.6	633	19.5	640	19.7
较高	1069	15.0	724	27.7	345	10.1
最高	981	22.4	488	21.9	493	22.6

[1]：由于存在缺失，亚组合计不等于总调查人数。

第二节　患病、就诊及住院情况

一、两周患病情况

(一)两周患病率

老年人两周患病率为59.7%，95%置信区间为52.7%~66.6%。

男性老年人两周患病率为54.0%，女性为65.1%，组间差异有统计学意义($\chi^2=16.45$，$P<0.05$)。

不同收入水平老年人中，收入较高组两周患病率最高，为66.4%，组间差异有统计学意义($\chi^2=15.00$，$P<0.05$)。

不同地区和年龄组老年人两周患病率，组间差异没有统计学意义(表7-2-1)。

表 7-2-1　湖南省老年人两周患病情况

变量	调查人数	患病例数	两周患病率(%)		χ^2	P
			率	95%置信区间		
合计	6332	3542	59.7	(52.7, 66.6)		
地区					1.93	0.16
城市	3031	2043	68.7	(57.3, 80.2)		
农村	3301	1499	56.1	(45.8, 66.4)		
性别					16.45	<0.01*
男性	3173	1604	54.0	(47.2, 60.9)		
女性	3159	1938	65.1	(56.5, 73.8)		
年龄组(岁)					3.66	0.45
60~64	1993	938	53.2	(43.2, 63.3)		
65~69	1898	1062	59.3	(53.4, 65.2)		
70~74	1176	747	65.3	(58.3, 72.3)		
75~79	725	470	69.1	(58.7, 79.4)		
≥80	540	325	62.0	(53.1, 71.0)		
收入水平[1]					15.00	<0.01*
最低	1737	883	53.7	(44.1, 62.6)		
较低	1268	704	56.8	(47.7, 65.9)		
中等	1273	713	61.0	(50.3, 71.7)		
较高	1069	657	61.1	(52.9, 69.3)		
最高	981	583	66.4	(57.3, 75.4)		

*: $P<0.05$;

[1]: 由于存在缺失，亚组合计不等于总调查人数。

二、两周就诊情况

(一) 两周就诊情况

老年人两周就诊率为 26.9%，95%置信区间为 19.8%~34.0%。

男性老年人两周就诊率为 26.4%，女性为 27.4%，组间差异有统计学意义($\chi^2=5.70$, $P<0.05$)。

不同年龄组老年人中，70~74 岁组两周就诊率最高，为 37.9%，组间差异有统计学意义($\chi^2=10.41$, $P<0.05$)。

不同地区和收入水平老年人两周就诊率，组间差异没有统计学意义(表 7-2-2)。

表 7－2－2　湖南省老年人两周就诊情况

变量	调查人数	就诊例数	两周患病率(%)		χ^2	P
			率	95%置信区间		
合计	6332	1660	26.9	(19.8, 34.0)		
地区					0.51	0.47
城市	3031	778	28.4	(20.3, 36.4)		
农村	3301	882	26.3	(17.3, 35.4)		
性别					5.70	0.02
男性	3173	786	26.4	(18.5, 34.4)		
女性	3159	874	27.4	(18.5, 36.3)		
年龄组(岁)					10.41	0.03
60～64	1993	445	25.1	(20.7, 29.5)		
65～69	1898	481	24.5	(14.2, 34.7)		
70～74	1176	398	37.9	(23.7, 52.0)		
75～79	725	207	28.4	(15.3, 41.6)		
≥80	540	129	20.6	(14.9, 26.2)		
收入水平[1]					5.46	0.24
最低	1737	472	26.5	(20.8, 32.2)		
较低	1268	353	31.3	(22.2, 40.3)		
中等	1273	322	23.2	(16.9, 29.4)		
较高	1069	266	31.5	(12.8, 50.2)		
最高	981	247	24.1	(13.7, 34.5)		

[1]：由于存在缺失，亚组合计不等于总调查人数。

(二)两周患者就诊情况

老年人两周患者就诊率为 45.1%，95%置信区间为 29.7%～60.5%。

不同年龄组老年人，70～74 岁组两周患者就诊率最高，为 58.0%，组间差异有统计学意义。($\chi^2=13.55$，$P<0.05$)

不同收入水平老年人，较低收入组两周患者就诊率最高，为 55.1%；最高收入组两周人数患者就诊率为 36.4%，组间差异有统计学意义($\chi^2=12.62$，$P<0.05$)。不同地区和性别老年人两周患者就诊率，组间差异没有统计学意义(表 7－2－3)。

表7-2-3 湖南省患病老年人两周患者就诊情况

变量	患病例数	就诊例数	两周患病率(%)		χ^2	P
			率	95%置信区间		
合计	3542	1660	45.1	(29.7, 60.5)		
地区					0.74	0.39
城市	2043	778	41.3	(25.0, 57.5)		
农村	1499	882	46.9	(24.3, 69.6)		
性别					0.29	0.59
男性	1604	786	48.9	(30.5, 67.3)		
女性	1938	874	42.0	(26.7, 57.4)		
年龄组(岁)					13.55	<0.01*
60~64	938	445	47.2	(34.0, 60.4)		
65~69	1062	481	41.2	(22.2, 60.3)		
70~74	747	398	58.0	(32.7, 83.3)		
75~79	470	207	41.1	(20.3, 62.1)		
≥80	325	129	33.2	(22.6, 43.8)		
收入水平[1]					12.62	0.01
最低	883	472	49.4	(39.5, 59.2)		
较低	704	353	55.1	(36.1, 74.1)		
中等	713	322	38.0	(22.4, 53.5)		
较高	657	266	51.5	(18.3, 84.6)		
最高	583	247	36.4	(17.6, 55.1)		

*: $P<0.05$;

[1]: 由于存在缺失，亚组合计不等于总调查人数。

三、近一年住院情况

(一)住院情况

老年人近一年住院率为34.6%，95%置信区间为27.9%~41.4%。

不同年龄组老年人中，75~79岁组住院率最高，为50.1%，组间差异有统计学意义($\chi^2=11.50$, $P<0.05$)。

不同地区、性别、收入水平老年人住院率组间差异没有统计学意义(表7-2-4)。

表 7－2－4　湖南省患病老年人住院情况

变量	调查人数	住院例数	住院率(%)		χ^2	P
			率	95%置信区间		
合计	6332	1829	34.6	(27.9, 41.4)		
地区					2.59	0.11
城市	3031	789	28.0	(21.4, 34.7)		
农村	3301	1040	37.2	(29.5, 44.9)		
性别					0.01	0.92
男性	3173	910	32.8	(28.1, 37.4)		
女性	3159	919	36.5	(26.7, 46.2)		
年龄组(岁)					11.50	0.02*
60～64	1993	478	31.8	(20.8, 42.8)		
65～69	1898	533	32.2	(26.1, 38.3)		
70～74	1176	358	31.1	(22.6, 39.7)		
75～79	725	274	50.1	(31.4, 68.8)		
≥80	540	186	40.7	(24.2, 57.1)		
收入水平[1]					6.79	0.15
最低	1737	450	29.1	(24.3, 34.0)		
较低	1268	359	32.1	(25.2, 39.0)		
中等	1273	363	37.1	(25.6, 48.6)		
较高	1069	315	31.0	(25.8, 36.2)		
最高	981	338	42.7	(27.4, 57.9)		

*：$P<0.05$；

[1]：由于存在缺失，亚组合计不等于总调查人数。

第三节　自评健康状况

一、自我健康评价

(一) 总体情况

老年人五个维度存在问题率为：
“行动能力”，17.8%，95%置信区间：13.5%～22.1%(表 7－3－1)；
“自我照顾能力”，8.3%，95%置信区间：7.0%～9.7%(表 7－3－2)；

“日常活动能力”，13.4%，95%置信区间：9.9%～16.9%（表7－3－3）；
“疼痛/不舒服”，34.7%，95%置信区间：30.7%～38.7%（表7－3－4）；
“焦虑/抑郁”，11.4%，95%置信区间：9.4%～13.3%（表7－3－5）。

老年人自评健康得分的中位数为69.1，四分位间距为29.3（表7－3－6）。

（二）城乡差异

不同地区老年人，五个维度存在问题率差异有统计学意义（表7－3－1至表7－3－5）。

城市老年人平均自评健康得分为69.7，高于农村64.0，差异有统计学意义（$P<0.05$）（表7－3－6）。

（三）性别差异

男性“疼痛/不舒服”维度存在问题的率（30.4%）低于女性（38.6%），差异有统计学意义（$P<0.05$）（表7－3－4）。

男性平均自评健康得分为67.0，高于女性（64.2），差异有统计学意义（$P<0.05$）（表7－3－6）。

（四）年龄别差异

随着年龄的升高，老年人“行动能力”“自我照顾能力”“日常活动能力”“疼痛/不舒服”四个维度存在有问题率升高（$P<0.05$）（表7－3－1、表7－3－4至表7－3－4）。

随着年龄增加，老年人平均自评健康得分降低，60～64岁组得分最高，组间差异有统计学意义（$P<0.05$）（表7－3－6）。

（五）收入差异

不同收入水平老年人，“行动能力”“疼痛/不舒服”“焦虑/抑郁”维度存在有问题率不同，差异有统计学意义（$P<0.05$）（表7－3－4、表7－3－5）。

随着收入增加，老年人平均自评健康得分增加，收入最低组最低60.7，组间差异有统计学意义（$P<0.05$）（表7－3－6）。

表7－3－1　湖南省老年人调查当天行动能力情况

变量	调查人数	构成比（%）			有问题率（%）		χ^2	P
		无困难	有些不便	卧病在床	率	95%置信区间		
合计	5310	82.2	17.2	0.6	17.8	(13.5, 22.1)		
地区							9.49	<0.01*
城市	2574	87.8	11.6	0.6	12.2	(10.4, 14.1)		
农村	2736	79.9	19.5	0.6	20.1	(15.1, 25.1)		

续表 7-3-1

变量	调查人数	构成比(%)			有问题率(%)		χ^2	P
		无困难	有些不便	卧病在床	率	95%置信区间		
性别							0.03	0.86
男性	2626	82.4	16.9	0.7	17.6	(11.3, 23.9)		
女性	2684	82.0	17.6	0.4	18.0	(14.8, 21.3)		
年龄组(岁)							69.40	<0.01*
60~64	1696	87.1	12.8	0.1	12.9	(4.7, 21.1)		
65~69	1625	87.1	12.4	0.5	12.9	(10.8, 15.1)		
70~74	1003	83.5	16.2	0.3	16.5	(11.6, 21.5)		
75~79	619	69.5	28.5	2.0	30.5	(26.6, 34.5)		
≥80	367	55.9	42.8	1.3	44.1	(32.9, 55.5)		
收入水平[1]							16.75	<0.01*
最低	1437	76.8	22.4	0.8	23.2	(17.3, 29.1)		
较低	1056	85.9	13.1	1.0	14.1	(10.8, 17.3)		
中等	1061	83.8	15.9	0.3	16.2	(10.1, 22.3)		
较高	922	88.0	11.4	0.6	12.0	(7.6, 16.5)		
最高	830	79.8	20.0	0.2	20.2	(11.4, 29.1)		

*：$P<0.05$；

[1]：由于存在缺失，亚组合计不等于总调查人数。

表 7-3-2　湖南省老年人调查当天自我照顾能力情况

变量	调查人数	构成比(%)			有问题率(%)		χ^2	P
		无困难	有些不便	无法从事	率	95%置信区间		
合计	5310	91.7	6.8	1.5	8.3	(7.0, 9.7)		
地区							32.21	<0.01*
城市	2574	94.5	4.7	0.8	5.5	(4.2, 6.8)		
农村	2736	90.5	7.7	1.8	9.5	(7.9, 11.0)		
性别							5.25	0.02
男性	2626	92.5	6.5	1.0	7.5	(6.1, 8.9)		
女性	2684	90.9	7.2	1.9	9.1	(7.4, 10.8)		
年龄组(岁)							104.43	<0.01*
60~64	1696	94.9	4.8	0.3	5.1	(2.7, 7.4)		
65~69	1625	94.0	5.2	0.8	6.0	(3.8, 8.2)		
70~74	1003	92.8	6.7	0.5	7.2	(4.9, 9.5)		
75~79	619	84.7	9.6	5.7	15.3	(12.0, 18.6)		

续表 7-3-2

变量	调查人数	构成比(%)			有问题率(%)		χ^2	P
		无困难	有些不便	无法从事	率	95%置信区间		
≥80	367	75.6	18.8	5.6	24.4	(19.8, 29.0)		
收入水平[1]							8.99	0.06
最低	1437	88.4	10.1	1.5	11.6	(9.2, 14.1)		
较低	1056	92.5	6.3	1.2	7.5	(5.2, 9.8)		
中等	1061	90.8	7.3	1.9	9.2	(3.5, 14.9)		
较高	922	93.9	5.5	0.6	6.1	(2.5, 9.8)		
最高	830	94.2	3.9	1.9	5.8	(3.4, 8.2)		

*: $P<0.05$;

[1]: 由于存在缺失，亚组合计不等于总调查人数。

表 7-3-3　湖南省老年人调查当天日常活动能力情况

变量	调查人数	构成比(%)			有问题率(%)		χ^2	P
		无	中度	极度	率	95%置信区间		
合计	5310	86.7	9.8	3.5	13.4	(9.9, 16.9)		
地区							12.97	<0.01*
城市	2574	91.6	6.6	1.8	8.4	(7.0, 9.9)		
农村	2736	84.6	11.2	4.2	15.4	(11.3, 19.4)		
性别							0.03	0.87
男性	2626	86.5	9.8	3.7	13.6	(8.1, 19.0)		
女性	2684	86.8	9.8	3.4	13.2	(10.6, 15.8)		
年龄组(岁)								240.72
60~64	1696	91.5	6.9	1.6	8.5	(4.4, 12.6)		
65~69	1625	89.1	8.6	2.3	10.9	(8.1, 13.7)		
70~74	1003	86.7	10.9	2.4	13.3	(10.0, 16.6)		
75~79	619	79.3	13.0	7.7	20.7	(17.3, 24.1)		
≥80	367	65.7	20.8	13.5	34.3	(26.4, 42.1)		
收入水平[1]							9.81	0.04
最低	1437	83.0	14.3	2.7	17.0	(13.0, 21.1)		
较低	1056	87.0	10.8	2.2	13.0	(7.6, 18.3)		
中等	1061	87.1	8.0	4.9	12.9	(6.2, 19.5)		
较高	922	89.3	8.9	1.8	10.6	(7.6, 14.0)		
最高	830	88.2	6.3	5.5	11.8	(8.7, 14.9)		

*: $P<0.05$;

[1]: 由于存在缺失，亚组合计不等于总调查人数。

表 7－3－4　湖南省老年人调查当天疼痛/不舒服情况

变量	调查人数	构成比(%)			有问题率(%)		χ^2	P
		无	中度	极度	率	95%置信区间		
合计	5310	65.3	33.4	1.3	34.7	(30.7, 38.7)		
地区							26.68	<0.01*
城市	2574	72.6	25.4	2.0	27.4	(24.1, 30.7)		
农村	2736	62.4	36.6	1.0	37.6	(32.7, 42.5)		
性别							12.83	<0.01*
男性	2626	69.6	29.6	0.8	38.6	(25.3, 35.5)		
女性	2684	82.0	17.6	0.4	18.0	(14.8, 21.3)		
年龄组(岁)							34.64	<0.01*
60～64	1696	69.8	29.7	0.5	30.2	(25.6, 34.9)		
65～69	1625	67.5	31.4	1.1	32.5	(28.0, 37.0)		
70～74	1003	67.3	31.1	1.6	32.7	(25.3, 40.2)		
75～79	619	54.8	43.3	1.9	45.2	(40.1, 50.3)		
≥80	367	48.0	48.6	3.4	52.0	(38.0, 66.0)		
收入水平[1]							15.61	<0.01*
最低	1437	60.2	38.3	1.5	39.8	(33.6, 46.0)		
较低	1056	68.9	30.4	0.7	31.1	(25.4, 36.8)		
中等	1061	65.3	33.6	1.1	34.7	(30.0, 39.5)		
较高	922	71.9	26.7	1.4	28.1	(22.8, 33.3)		
最高	830	64.0	34.5	1.5	36.0	(29.0, 43.0)		

*：$P<0.05$；

[1]：由于存在缺失，亚组合计不等于总调查人数。

表 7－3－5　湖南省老年人调查当天焦虑/抑郁情况

变量	调查人数	构成比(%)			有问题率(%)		χ^2	P
		无	中度	极度	率	95%置信区间		
合计	5310	88.6	10.9	0.5	11.4	(9.4, 13.3)		
地区							13.98	<0.01*
城市	2574	92.0	7.5	0.5	8.0	(7.2, 8.9)		
农村	2736	87.3	12.2	0.5	12.7	(9.9, 15.5)		
性别							2.44	0.12
男性	2626	89.6	10.0	0.4	10.4	(8.4, 12.3)		
女性	2684	87.7	11.7	0.6	12.3	(9.6, 15.0)		
年龄组(岁)							23.94	<0.01*
60～64	1696	91.2	8.4	0.4	8.8	(7.6, 9.9)		

续表 7-3-5

变量	调查人数	构成比(%)			有问题率(%)		χ^2	P
		无	中度	极度	率	95%置信区间		
65~69	1625	88.6	10.8	0.6	11.4	(9.2, 13.7)		
70~74	1003	89.2	9.9	0.9	10.8	(7.1, 14.4)		
75~79	619	83.5	16.3	0.2	16.5	(11.5, 21.5)		
≥80	367	83.8	16.2	0.0	16.2	(9.1, 23.4)		
收入水平[1]							14.40	<0.01*
最低	1437	84.9	14.8	0.3	15.1	(11.6, 18.5)		
较低	1056	90.3	9.3	0.4	9.7	(8.1, 11.4)		
中等	1061	90.1	8.9	1.0	9.9	(6.7, 13.1)		
较高	922	90.3	9.4	0.3	9.7	(5.2, 14.1)		
最高	830	89.2	10.4	0.4	10.8	(8.4, 13.2)		

*: $P<0.05$;

[1]: 由于存在缺失，亚组合计不等于总调查人数。

表 7-3-6　湖南省老年人调查当天自评健康得分情况

变量	调查人数	均数	标准差	中位数	四分位间距	P_{75}	P_{25}	t/F	P
合计	5310	65.6	1.2	69.1	29.3	79.3	50.0		
地区								-1.77	0.10
城市	2574	69.7	3.0	69.6	21.1	79.7	58.6		
农村	2736	64.0	1.1	64.9	28.5	78.3	49.8		
性别								-4.11	<0.01*
男性	2626	67.0	1.1	68.7	21.4	79.5	58.1		
女性	2684	64.2	1.2	64.6	28.4	78.2	49.8		
年龄组(岁)								-7.00	<0.01*
60~64	1696	68.6	1.3	69.6	22.4	79.6	57.2		
65~69	1625	65.8	1.3	68.2	28.8	78.8	50.0		
70~74	1003	65.9	1.1	68.2	20.6	78.7	58.1		
75~79	619	62.6	1.2	59.8	25.4	74.6	49.2		
≥80	367	57.5	1.4	57.8	19.9	69.0	49.1		
收入水平[1]								6.05	<0.01*
最低	1437	60.7	1.3	58.7	20.3	69.8	49.5		
较低	1056	65.3	1.3	68.1	29.9	79.3	49.4		

续表 7－3－6

变量	调查人数	均数	标准差	中位数	四分位间距	P_{75}	P_{25}	t/F	P
中等	1061	65.4	2.3	68.3	28.8	78.6	49.8		
较高	922	69.1	1.3	69.5	20.5	79.2	58.7		
最高	830	69.1	0.9	69.3	20.5	79.2	58.7		

*：$P<0.05$；

[1]：由于存在缺失，亚组合计不等于总调查人数。

二、日常生活能力情况

老年人不能独立做家务率最高，为10.4%，其次为不能独立管理钱及财务、洗澡、上下床、上厕所、自己穿衣服、控制大小便、吃饭率，分别为6.1%，4.4%，3.5%，3.5%，3.0%，2.4%，2.1%（表7－3－7）。

男性自己穿衣服、吃饭、洗澡、上下床、上厕所、控制大小便、做家务、管理钱及财务率分别为2.0%，1.4%，3.4%，2.7%，2.5%，1.7%，10.0%，5.1%，均低于女性（表7－3－8）。

随着年龄增加，老年人不能独立完成自己穿衣服、吃饭、洗澡、上下床、上厕所、控制大小便、做家务、管理钱及财务等八个方面日常生活的率增加（表7－3－9）。

表7－3－7　湖南省不同地区老年人日常生活能力情况（%）

生活能力情况	合计		城市		农村	
	率	95%置信区间	率	95%置信区间	率	95%置信区间
自己穿衣服						
有困难需帮助	2.0	(1.2, 2.8)	1.9	(1.2, 2.5)	2.0	(0.9, 3.1)
无法完成	1.0	(0.6, 1.5)	0.8	(0.3, 1.4)	1.1	(0.5, 1.7)
小计	3.0	(2.2, 3.8)	2.7	(1.6, 3.8)	3.1	(2.2, 4.1)
吃饭						
有困难需帮助	1.5	(0.3, 2.7)	0.8	(0.6, 1.1)	1.8	(0.3, 3.3)
无法完成	0.6	(0.3, 0.9)	0.4	(0.1, 0.7)	0.6	(0.3, 1.0)
小计	2.1	(1.0, 3.2)	1.2	(0.8, 1.6)	2.4	(1.0, 3.8)
洗澡						
有困难需帮助	3.3	(1.0, 5.6)	2.7	(1.8, 3.6)	3.5	(0.4, 6.7)
无法完成	1.1	(0.8, 1.5)	0.7	(0.4, 1.1)	1.3	(0.9, 1.7)
小计	4.4	(1.9, 7.0)	3.4	(2.3, 4.5)	4.9	(1.5, 8.2)

续表 7－3－7

生活能力情况	合计		城市		农村	
	率	95%置信区间	率	95%置信区间	率	95%置信区间
上、下床						
有困难需帮助	2.4	(0.9, 4.0)	1.6	(0.7, 2.5)	2.7	(0.7, 4.7)
无法完成	1.1	(0.8, 1.4)	0.6	(0.4, 0.8)	1.3	(0.9, 1.6)
小计	3.5	(1.7, 5.3)	2.2	(1.2, 3.1)	4.0	(1.8, 6.2)
上厕所						
有困难需帮助	2.5	(1.0, 4.1)	1.3	(1.0, 1.6)	3.0	(1.1, 5.0)
无法完成	1.0	(0.6, 1.4)	0.6	(0.4, 0.8)	1.1	(0.7, 1.6)
小计	3.5	(1.6, 5.4)	1.8	(1.4, 2.3)	4.2	(1.9, 6.5)
控制大小便						
有困难需帮助	1.7	(0.4, 2.9)	1.2	(0.9, 1.5)	1.8	(0.2, 3.5)
无法完成	0.8	(0.6, 1.0)	0.6	(0.4, 0.8)	0.8	(0.6, 1.1)
小计	2.4	(1.2, 3.7)	1.8	(1.5, 2.1)	2.7	(1.1, 4.3)
做家务						
有困难需帮助	3.2	(1.4, 5.1)	1.6	(1.1, 2.1)	3.9	(1.6, 6.2)
无法完成	7.1	(2.9, 11.3)	4.4	(2.9, 6.0)	8.2	(2.8, 13.5)
小计	10.4	(4.3, 16.4)	6.1	(4.5, 7.6)	12.0	(4.5, 19.6)
管理钱及财务						
有困难需帮助	2.6	(0.9, 4.2)	1.5	(0.7, 2.2)	3.0	(0.9, 5.1)
无法完成	3.5	(2.7, 4.4)	3.0	(1.5, 4.5)	3.8	(2.8, 4.7)
小计	6.1	(4.1, 8.2)	4.4	(1.0, 2.2)	6.8	(1.1, 4.3)

表 7－3－8　湖南省不同性别老年人日常生活能力情况(%)

生活能力情况	男性		女性	
	率	95%置信区间	率	95%置信区间
自己穿衣服				
有困难需帮助	1.1	(0.7, 1.5)	2.9	(1.3, 4.5)
无法完成	0.9	(0.6, 1.2)	1.1	(0.2, 2.0)
小计	2.0	(1.4, 2.6)	4.0	(2.7, 5.3)
吃饭				
有困难需帮助	0.8	(0.4, 1.3)	2.2	(0.0, 4.6)
无法完成	0.6	(0.3, 0.9)	0.5	(0.0, 1.1)
小计	1.4	(1.0, 1.8)	2.7	(1.0, 4.9)

续表 7-3-8

生活能力情况	男性		女性	
	率	95%置信区间	率	95%置信区间
洗澡				
有困难需帮助	2.5	(0.8, 4.1)	4.1	(1.1, 7.1)
无法完成	0.9	(0.6, 1.3)	1.4	(0.9, 1.9)
小计	3.4	(1.5, 5.2)	5.5	(2.2, 8.8)
上、下床				
有困难需帮助	1.9	(0.3, 3.6)	2.9	(1.4, 4.3)
无法完成	0.8	(0.5, 1.1)	1.3	(0.8, 1.9)
小计	2.7	(0.9, 4.5)	4.2	(2.4, 6.1)
上厕所				
有困难需帮助	1.8	(0.7, 2.9)	3.3	(1.0, 5.5)
无法完成	0.7	(0.4, 0.9)	1.3	(0.6, 1.9)
小计	2.5	(1.2, 3.8)	4.5	(1.8, 7.2)
控制大小便				
有困难需帮助	0.8	(0.2, 1.4)	2.5	(0.0, 5.0)
无法完成	0.9	(0.5, 1.2)	0.7	(0.1, 1.2)
小计	1.7	(1.1, 2.3)	3.1	(1.0, 5.3)
做家务				
有困难需帮助	2.9	(0.9, 4.9)	3.6	(1.7, 5.5)
无法完成	7.2	(1.7, 12.6)	7.1	(3.9, 10.3)
小计	10.0	(2.6, 17.5)	10.6	(5.7, 15.6)
管理钱及财务				
有困难需帮助	2.5	(0.6, 4.4)	2.7	(1.2, 4.1)
无法完成	2.6	(2.0, 3.3)	4.4	(3.2, 5.7)
小计	5.1	(2.9, 7.4)	7.1	(5.0, 9.2)

表 7-3-9　湖南省不同年龄老年人日常生活能力情况(%)

失能情况	60~64 岁		65~69 岁		70~74 岁		75~79 岁		≥80 岁	
	率	95%置信区间	率	95%置信区间	率	95%置信区间	率	95%置信区间	率	95%置信区间
自己穿衣服										
有困难需帮助	0.5	(0.1, 0.9)	1.4	(0.3, 2.4)	2.1	(0.4, 3.7)	3.8	(0.0, 7.9)	6.7	(2.2, 11.1)

续表 7-3-9

失能情况	60~64岁		65~69岁		70~74岁		75~79岁		≥80岁	
	率	95%置信区间	率	95%置信区间	率	95%置信区间	率	95%置信区间	率	95%置信区间
无法完成	0.4	(0.0, 0.9)	0.3	(0.0, 0.6)	1.3	(0.2, 2.4)	2.7	(0.9, 4.6)	3.0	(0.0, 6.3)
小计	0.8	(0.1, 1.6)	1.7	(0.4, 3.0)	3.3	(1.5, 5.2)	6.5	(3.3, 9.8)	9.7	(5.9, 13.5)
吃饭										
有困难需帮助	0.9	(0.0, 2.3)	0.9	(0.2, 1.5)	0.7	(0.1, 1.3)	3.3	(0.0, 7.6)	5.0	(2.2, 7.8)
无法完成	0.2	(0.0, 0.5)	0.2	(0.0, 0.5)	0.7	(0.0, 1.8)	1.8	(0.0, 3.9)	1.3	(0.0, 2.9)
小计	1.0	(0.0, 2.3)	1.1	(0.2, 1.9)	1.4	(0.0, 3.0)	5.1	(1.6, 8.7)	6.3	(3.8, 8.8)
洗澡										
有困难需帮助	2.1	(0.0, 4.6)	1.5	(0.4, 2.5)	1.5	(0.3, 2.7)	3.3	(2.1, 4.5)	15.9	(1.9, 29.9)
无法完成	0.3	(0.0, 0.8)	0.4	(0.0, 0.8)	1.1	(0.0, 2.2)	4.5	(1.3, 7.7)	2.5	(0.0, 5.1)
小计	2.4	(0.0, 5.0)	1.9	(0.6, 3.1)	2.6	(0.9, 4.3)	7.8	(5.1, 10.5)	18.5	(5.9, 31.1)
上、下床										
有困难需帮助	1.4	(0.3, 2.6)	1.0	(0.2, 1.9)	1.2	(0.4, 2.0)	4.8	(0.7, 8.8)	9.2	(1.3, 17.0)
无法完成	1.0	(0.0, 2.3)	0.4	(0.0, 0.7)	1.1	(0.0, 2.2)	2.2	(0.4, 4.0)	2.3	(0.0, 4.6)
小计	2.4	(0.0, 4.8)	1.4	(0.4, 2.5)	2.3	(1.3, 3.3)	7.0	(4.0, 9.9)	11.4	(4.6, 18.2)
上厕所										
有困难需帮助	1.5	(0.2, 2.8)	1.1	(0.2, 2.0)	1.7	(0.4, 3.1)	5.2	(1.6, 8.9)	8.6	(0.3, 16.9)
无法完成	1.0	(0.0, 2.3)	0.4	(0.1, 0.7)	0.8	(0.0, 1.9)	1.7	(0.0, 3.5)	1.1	(0.0, 4.6)
小计	2.5	(0.0, 5.1)	1.5	(0.4, 2.6)	2.5	(0.8, 4.2)	6.9	(3.8, 10.0)	10.9	(3.8, 17.9)
控制大小便										
有困难需帮助	0.9	(0.0, 2.3)	0.5	(0.2, 0.7)	1.1	(0.0, 2.2)	4.6	(0.4, 8.7)	5.5	(2.6, 8.4)
无法完成	0.6	(0.2, 1.0)	0.5	(0.2, 0.8)	0.9	(0.0, 2.0)	1.6	(0.0, 3.5)	1.1	(0.0, 2.1)
小计	1.5	(0.3, 2.7)	1.0	(0.6, 1.4)	2.0	(0.3, 3.6)	6.2	(2.8, 9.6)	6.6	(3.6, 9.7)
做家务										
有困难需帮助	1.0	(0.5, 1.5)	3.8	(1.1, 6.4)	2.6	(1.5, 3.7)	5.2	(1.1, 9.4)	7.5	(2.6, 12.4)
无法完成	3.3	(0.1, 6.6)	4.3	(2.0, 6.6)	5.3	(3.2, 7.4)	10.6	(7.9, 13.3)	27.2	(11.9, 42.5)
小计	4.4	(1.0, 7.8)	8.1	(3.4, 12.8)	7.9	(5.0, 10.8)	15.8	(9.8, 21.9)	34.7	(14.8, 54.5)
管理钱及财务										
有困难需帮助	1.4	(0.0, 2.7)	2.3	(1.1, 3.5)	1.7	(0.5, 2.8)	2.3	(1.6, 3.0)	9.3	(3.2, 15.5)
无法完成	1.7	(0.3, 3.1)	1.3	(0.3, 2.3)	3.5	(1.4, 5.6)	6.8	(2.9, 10.8)	13.0	(9.8, 16.3)
小计	3.0	(0.3, 5.8)	3.6	(2.7, 4.5)	5.1	(2.9, 7.4)	9.1	(4.8, 13.4)	22.4	(17.0, 27.7)

三、失能情况

老年人听力失能率最高，为 30.3%，其次为视力、智力失能率，分别为29.3%、3.4%（表 7－3－10）。

男性听力失能率分别为 31.8%，高于女性；视力、智力失能率 24.5%、2.5%，均低于女性（表 7－3－11）。

随着年龄增加，听力、视力和智力三个方面的失能率增加（表 7－3－12）。

表 7－3－10　湖南省不同地区老年人失能情况（%）

失能情况	合计		城市		农村	
	率	95%置信区间	率	95%置信区间	率	95%置信区间
听力						
很难听清楚	6.6	（4.7，8.5）	7.9	（6.0，9.8）	6.1	（3.8，8.4）
需提高声音	23.7	（20.2，27.2）	21.0	（12.8，29.1）	24.8	（20.5，29.0）
小计	30.3	（25.8，34.9）	28.8	（21.1，36.5）	30.9	（25.0，36.8）
视力						
极度困难	4.2	（3.3，5.1）	4.3	（3.5，5.1）	4.2	（3.0，5.4）
中度困难	25.1	（20.9，29.2）	18.3	（16.2，20.4）	27.7	（22.8，32.7）
小计	29.3	（25.2，33.3）	22.5	（21.1，24.0）	31.9	（26.9，37.0）
确诊失智						
有	3.4	（2.6，4.1）	2.3	（1.6，2.9）	3.8	（2.8，4.8）

表 7－3－11　湖南省不同性别老年人失能情况（%）

失能情况	男性		女性	
	率	95%置信区间	率	95%置信区间
听力				
很难听清楚	7.4	（5.5，9.4）	5.8	（3.8，7.7）
需提高声音	24.3	（20.4，28.2）	23.1	（19.5，26.7）
小计	31.8	（27.3，36.2）	28.9	（23.9，33.9）
视力				
极度困难	3.2	（2.0，4.4）	5.2	（4.5，6.0）
中度困难	21.3	（17.3，25.3）	28.7	（24.1，33.4）
小计	24.5	（20.8，28.1）	34.0	（29.2，38.7）
确诊失智				
有	2.5	（1.6，3.4）	4.2	（2.9，5.5）

表 7-3-12　湖南省不同年龄老年人失能情况(%)

失能情况	60~64岁		65~69岁		70~74岁		75~79岁		≥80岁	
	率	95%置信区间	率	95%置信区间	率	95%置信区间	率	95%置信区间	率	95%置信区间
听力										
很难听清楚	4.9	(2.8, 6.9)	4.5	(2.8, 6.3)	7.1	(4.4, 9.9)	7.6	(4.8, 10.4)	16.7	(12.8, 20.7)
需提高声音	16.0	(12.1, 20.0)	20.1	(17.0, 23.3)	26.2	(21.1, 31.3)	37.0	(30.6, 43.3)	41.0	(34.0, 47.9)
小计	20.9	(15.4, 26.4)	24.7	(21.4, 27.9)	33.4	(27.3, 39.4)	44.5	(37.0, 52.1)	57.7	(47.6, 67.8)
视力										
极度困难	3.3	(1.8, 4.8)	3.7	(2.6, 4.8)	4.5	(2.4, 6.6)	5.5	(2.8, 8.2)	7.0	(1.9, 12.0)
中度困难	21.6	(16.5, 26.7)	21.7	(17.0, 26.5)	23.0	(19.7, 26.3)	33.5	(24.9, 42.1)	40.9	(35.8, 46.0)
小计	24.9	(20.5, 29.3)	25.5	(21.1, 29.8)	27.5	(23.7, 31.2)	39.0	(31.4, 46.6)	47.9	(42.2, 53.6)
确诊失智										
有	2.0	(0.9, 3.0)	2.0	(1.3, 2.8)	3.3	(2.3, 4.3)	3.7	(0.6, 6.9)	11.8	(7.1, 16.4)

第四节　社会养老情况

一、最主要经济来源

城市老年人的经济来源大部分为离退休养老金，占70.5%，其次为家庭其他成员供养；农村老年人的经济来源大部分为家庭其他成员供养，占38.7%，其次为劳动收入(表7-4-1)。

表 7-4-1　调查老年人最主要经济来源构成(%)

养老情况	合计	城市	农村
最主要经济来源			
离退休养老金	34.3	70.5	20.0
家庭其他成员供养	31.9	14.7	38.7
劳动收入	25.1	7.8	31.9
最低生活保障金	7.0	5.2	7.7
其他	1.3	1.0	1.4
财产性收入	0.5	0.7	0.4

二、生活照顾情况

调查前30天内，城市老年人生活起居需要照顾的比例为11.6%，农村为16.2%。

城市老年人养老方式主要居家养老，占88.6%，其次为社区养老，占6.4%；农村老年人主要居家养老，占92.4%，其次为机构养老4.1%（表7－4－2）。

表7－4－2　调查老年人生活照顾情况比例及构成（%）

生活照顾情况	合计	城市	农村
近30天生活起居需要照顾	14.9	11.6	16.2
养老方式			
居家养老	91.3	88.6	92.4
社区养老	4.3	6.4	3.5
机构养老	4.4	5.0	4.1

第五节　2013年与2018年老年人卫生服务需求与利用比较

一、患病情况比较

2018年65岁及以上老年人两周患病率（62.7%）较2013年（54.3%）显著升高，2018年农村老年人两周患病率（58.2%）较2013年（50.0%）显著升高（图7－5－1）。

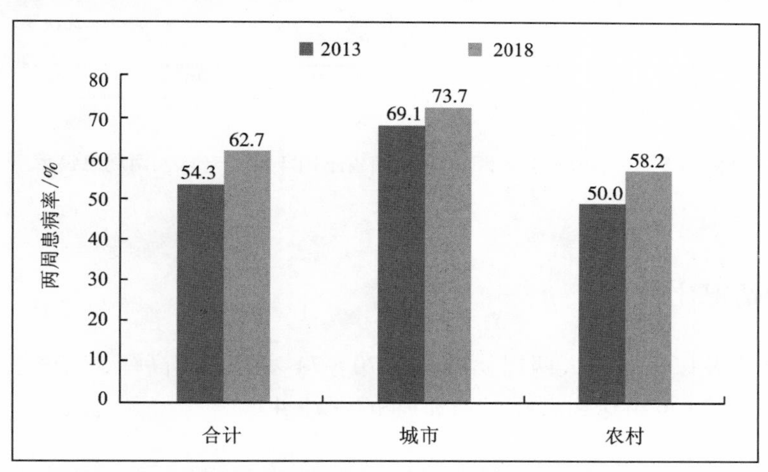

图7－5－1　2013年与2018年湖南省城乡老年人两周患病率

2018 年女性两周患病率(68. 4%)依然高于男性(56. 5%), 2013 年女性两周患病率(55. 8%)高于男性(52. 8%)(图 7 -5 -2)。

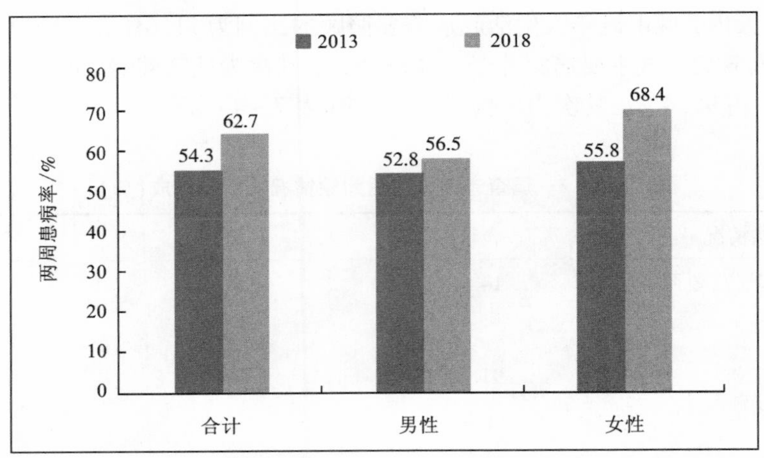

图 7 -5 -2　2013 年与 2018 年湖南省不同性别老年人两周患病率

2018 年与 2013 年老年人两周患病率在各年龄组中均先上升后下降, 2018 年 65 岁及以上老年人两周患病率在 75 ~79 岁组达到高峰 69. 1%, 2013 年老年人两周患病率在 70 ~74 岁组达到高峰 63. 6%(图 7 -5 -3)。

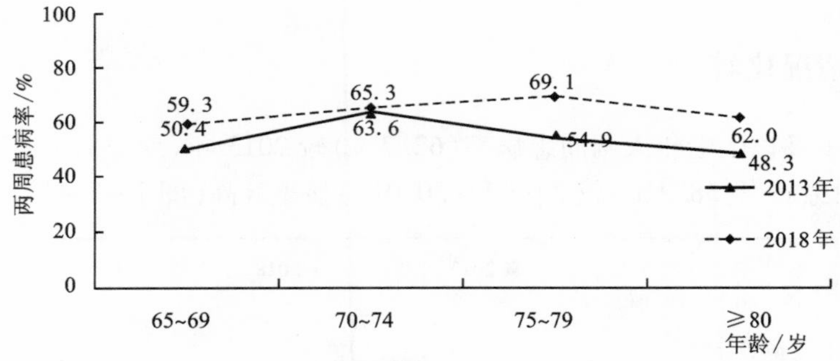

图 7 -5 -3　2013 年与 2018 年湖南省不同年龄组老年人两周患病率

二、就诊情况比较

2018 年 65 岁及以上老年人两周就诊率在 70 ~74 岁组达到高峰 37. 9%, 2013 年老年人两周就诊率在 75 ~79 岁组达到高峰 17. 1%(图 7 -5 -4)。

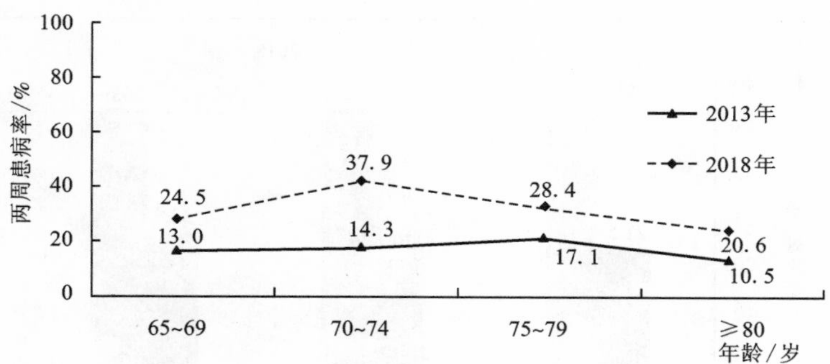

图 7-5-4 2013 年与 2018 年湖南省不同年龄组老年人就诊率

三、住院情况比较

2018 年 65 岁及以上老年人住院率(36.0%)较 2013 年(21.5%)显著升高，2018 年农村老年人住院率(37.9%)反超城市老年人住院率(31.1%)(图 7-5-5)。

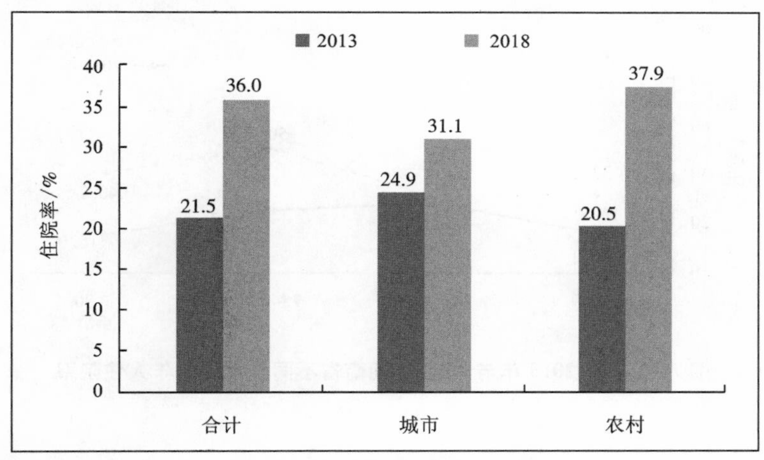

图 7-5-5 2013 年与 2018 年湖南省城乡老年人住院率

2018 年女性住院率(36.6%)依然高于男性(35.2%)，2013 年女性住院率(22.9%)高于男性(20.1%)(图 7-5-6)。

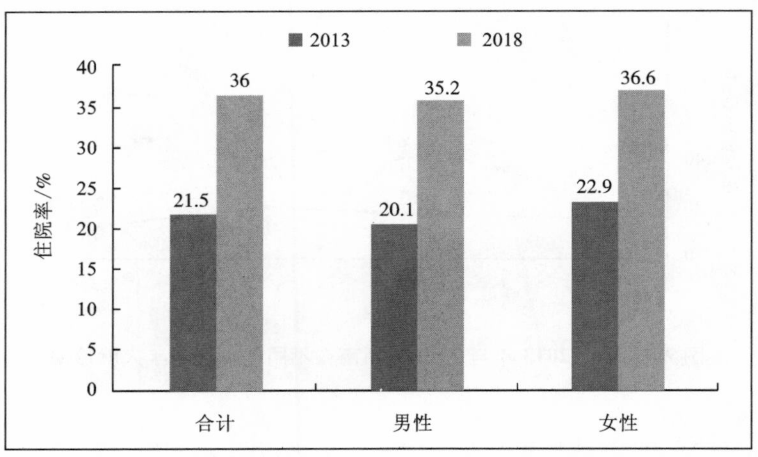

图 7－5－6　2013 年与 2018 年湖南省不同性别老年人住院率

2018 年老年人住院率在 75～79 岁组达到高峰 50. 1%，2013 年老年人住院率在 70～74 岁组达到高峰 28. 7%（图 7－5－7）。

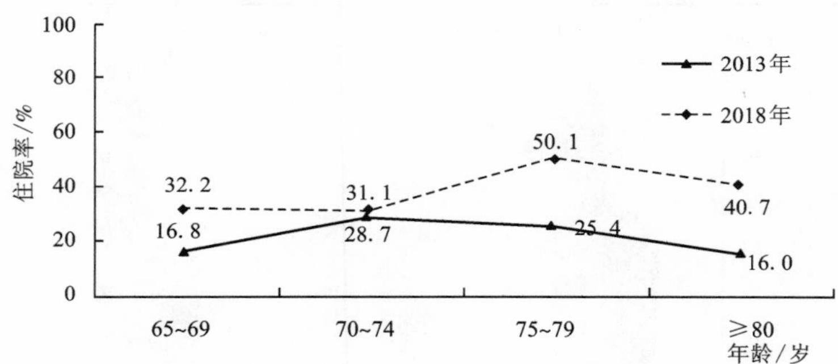

图 7－5－7　2013 年与 2018 年湖南省不同年龄组老年人住院率

四、自评健康情况比较

城乡老年人 EQ－5D 各维度有问题的比例总体上以疼痛/不适维度最高，其次是行动维度，自我照顾有问题的比例最低。2018 年疼痛/不适、焦虑/抑郁问题均较 2013 年有所增加，农村老年人问题更加显著（表 7－5－1）。

自评健康得分方面，2018 年较 2013 年均有所下降，农村居民评分下降幅度较大。

表7-5-1　老年人EQ-5D各维度有问题比例及评分中位数(%；分)

EQ-5D维度	合计		城市		农村	
	2018年	2013年	2018年	2013年	2018年	2013年
行动能力	17.8	19.8	12.2	15.3	20.1	20.2
自己照顾能力	7.4	10.2	5.2	8.7	8.3	10.7
日常活动能力	13.4	13.5	8.4	10.9	15.4	14.3
疼痛/不舒服	34.7	29.6	27.4	26.2	37.6	30.7
焦虑/抑郁	11.4	8.1	8.0	9.9	12.7	8.1
自评健康得分	65.6	68.0	69.7	70.0	64.0	70.0

本章小结

(1)湖南省≥60岁居民占总人口的29.4%，农村略多于城市。

(2)≥60岁居民两周患病率为59.7%，两周就诊率为26.9%，住院率为34.6%。

(3)≥60岁居民调查当天“行动能力”“自我照顾能力”“日常活动能力”“疼痛/不舒服”“焦虑/抑郁”五个维度存在问题的率分别为17.8%，7.4%，13.4%，34.7%，11.4%。老年人听力失能率最高，为30.3%，其次为视力、智力失能率，分别为29.3%，3.4%。

(4)≥60岁居民自评健康得分中位数为69.1(最低分为0，最高分为100)。

(5)城市老年人的经济来源大部分为离退休养老金，占70.5%；农村老年人的经济来源大部分为家庭其他成员供养，占38.7%。

(6)调查前30天内，14.9%的老年人生活起居需要照顾，其中91.3%选择居家养老。

第八章

15 岁及以上居民自我健康评价情况

湖南省第二次卫生服务总调查嵌入了欧洲五维度健康量表(European quality of life, EQ－5D)，通过自我健康评价衡量≥15 岁居民的健康相关生活质量及其影响因素。

EQ－5D 从两个方面评价健康状况：

第一部分是健康描述系统，包括五个维度：行动能力、自我照顾能力、日常活动能力、疼痛/不舒服、焦虑/抑郁。每个维度包含三个水平：没有任何困难、有些困难、有极度困难。

第二部分是自评健康得分，其测量工具为一个标尺，顶端标记 100(表示调查对象所能想象到的最好的健康状态)，底端标记 0(表示调查对象所能想象到的最差的健康状态)，由调查对象给自己的健康状况打分。

本次调查仅涉及≥15 岁居民 18383 名，根据 EQ－5D 使用规定，当量表非本人回答(3923 名)、量表中任意一项缺失(1 名)时，剔除该条记录，最后纳入个样本 14459 个。

第一节　自我健康评价总体情况

居民五个维度存在问题的率为：

“行动能力”，9.8%，95%置信区间：6.3%～13.3%(表 8－2－1)；

“自我照顾能力”，4.4%，95%置信区间：3.5%～5.4%(表 8－2－2)；

“日常活动能力”，7.7%，95%置信区间：4.2%～11.3%(表 8－2－3)；

“疼痛/不舒服”，23.0%，95%置信区间：19.3%～26.7%(表 8－2－4)；

“焦虑/抑郁”，9.0%，95%置信区间：6.6%～11.4%(表 8－2－5)。

居民自评健康得分的中位数为 79.1，四分位数间距为 29.7(表 8－2－6)。

第二节　不同人口学特征居民自我健康评价

一、城乡差异

城市居民各维度存在问题的率均低于农村，差异有统计学意义($P<0.05$)(表 8－2－1

至表 8－2－5）。

城市居民平均自评健康得分为 77.7，高于农村，差异有统计学意义（$t=2.95$，$P<0.05$）（表 8－2－6）。

二、性别差异

除了调查当天疼痛/不舒服这一维度存在问题的率在性别中稍有差别，差异有统计学意义（$P<0.05$）（表 8－2－4）。男性其他各维度存在问题的率和女性的差别不大，差异无统计学意义（$P>0.05$）（表 8－2－1 至表 8－2－3、表8－2－5）。

男性平均自评健康得分高于女性，但差异有统计学意义（$t=4.93$，$P<0.05$）（表 8－2－6）。

三、年龄差异

随着年龄增加，居民各维度存在问题的率大致增加（$P<0.05$）（表 8－2－1 至表 8－2－5）。

随着年龄增加，居民平均自评健康得分降低，≥65 岁组得分最低（64.9），组间差异有统计学意义（$F=332.50$，$P<0.05$）（表 8－2－6）。

四、收入差异

不同收入水平居民各维度存在问题的率不同，组间差异有统计学意义（$P<0.05$）（表 8－2－1 至表 8－2－5）。

随着收入增加，居民平均自评健康得分增加，收入最低组得分最低（66.7），组间差异有统计学意义（$F=42.18$，$P<0.05$）（表 8－2－6）。

表 8－2－1　湖南省 15 岁及以上居民调查当天行动能力情况

变量	调查人数	构成比（%）			有问题率（%）		χ^2	P
		无困难	有些不便	卧病在床	率	95%置信区间		
合计	14459	90.2	9.5	0.3	9.8	（6.3，13.3）		
地区							11.18	<0.01*
城市	7489	94.7	5.1	0.2	5.4	（4.6，6.1）		
农村	6970	88.1	11.5	0.4	11.9	（7.6，16.1）		
性别							1.65	0.20
男性	6575	89.4	10.2	0.4	10.6	（5.8，15.5）		
女性	7884	90.9	8.9	0.3	9.1	（6.4，11.8）		
年龄组（岁）							86.84	<0.01*
15～24	460	98.8	1.2	0	1.2	（0，2.5）		

续表 8-2-1

变量	调查人数	构成比(%)			有问题率(%)		χ^2	P
		无困难	有些不便	卧病在床	率	95%置信区间		
25～44	3379	98.8	1.1	0.1	1.2	(0.6, 1.8)		
45～64	7006	91.4	8.4	0.2	8.6	(3.0, 14.2)		
≥65	3614	79.7	19.4	0.8	20.3	(17.0, 23.5)		
收入水平[1]							16.11	<0.01*
最低	2838	84.0	15.6	0.5	16.0	(12.2, 19.9)		
较低	2881	91.3	8.2	0.5	8.7	(6.0, 11.3)		
中等	3289	92.1	7.7	0.2	7.9	(4.6, 11.2)		
较高	2508	94.3	5.3	0.4	5.7	(3.5, 7.8)		
最高	2934	89.2	10.7	0.1	10.8	(2.1, 19.5)		

*：$P<0.05$；

[1]：由于存在缺失，亚组合计不等于总调查人数(频数缺失=9)。

表 8-2-2 湖南省 15 岁及以上居民调查当天自我照顾能力情况

变量	调查人数	构成比(%)			有问题率(%)		χ^2	P
		无问题	有些问题	无法自理	率	95%置信区间		
合计	14459	95.6	3.7	0.7	4.4	(3.5, 5.4)		
地区							21.73	<0.01*
城市	7489	97.7	2.1	0.3	2.4	(1.8, 2.9)		
农村	6970	94.6	4.5	0.9	5.4	(4.5, 6.3)		
性别							0.40	0.53
男性	6575	95.3	4.1	0.5	4.7	(3.1, 6.2)		
女性	7884	95.8	3.4	0.8	4.2	(3.3, 5.1)		
年龄组(岁)							153.33	<0.01*
15～24	460	98.9	0.7	0.4	1.1	(0, 2.6)		
25～44	3379	99.3	0.7	0	0.7	(0.4, 1.0)		
45～64	7006	96.6	3.1	0.3	3.4	(2.0, 4.8)		
≥65	3614	90.1	7.8	2.1	9.9	(8.2, 11.6)		
收入水平[1]							26.28	<0.01*
最低	2838	92.0	6.9	1.1	8.0	(6.3, 9.8)		
较低	2881	96.0	3.5	0.6	4.0	(2.9, 5.2)		
中等	3289	95.3	3.9	0.7	4.7	(1.9, 7.5)		

续表 8-2-2

变量	调查人数	构成比(%)			有问题率(%)		χ^2	P
		无问题	有些问题	无法自律	率	95%置信区间		
较高	2508	97.2	2.5	0.3	2.8	(1.2, 4.5)		
最高	2934	97.0	2.4	0.7	3.0	(2.3, 3.8)		

*: $P<0.05$;

[1]: 由于存在缺失，亚组合计不等于总调查人数。

表 8-2-3　湖南省 15 岁及以上居民调查当天日常活动能力情况

变量	调查人数	构成比(%)			有问题率(%)		χ^2	P
		无问题	有些问题	无法自律	率	95%置信区间		
合计	14459	92.3	5.7	2.0	7.7	(4.2, 11.3)		
地区							10.18	<0.01*
城市	7489	96.4	2.9	0.7	3.7	(3.2, 4.1)		
农村	6970	90.4	7.0	2.7	9.6	(5.3, 13.9)		
性别							0.67	0.41
男性	6575	91.7	5.8	2.4	8.3	(3.4, 13.2)		
女性	7884	92.7	5.6	1.7	7.3	(4.6, 10.0)		
年龄组(岁)							93.15	<0.01*
15~24	460	98.2	0.6	1.2	1.8	(0, 3.8)		
25~44	3379	98.2	1.5	0.3	1.8	(0.9, 2.6)		
45~64	7006	93.5	4.9	1.6	6.5	(1.7, 11.3)		
≥65	3614	84.2	11.3	4.5	15.8	(12.3, 19.2)		
收入水平[1]							14.56	<0.01*
最低	2838	88.0	9.6	2.4	12.0	(9.0, 15.1)		
较低	2881	92.7	6.3	0.1	7.3	(4.8, 9.8)		
中等	3289	92.8	4.7	2.4	7.2	(1.9, 12.5)		
较高	2508	94.3	4.8	0.9	5.7	(3.8, 7.7)		
最高	2934	93.1	4.1	2.9	6.9	(1.7, 12.1)		

*: $P<0.05$;

[1]: 由于存在缺失，亚组合计不等于总调查人数。

表 8-2-4 湖南省 15 岁及以上居民调查当天疼痛/不舒服情况

变量	调查人数	构成比(%)			有中度及以上问题率(%)		χ^2	P
		无	中度	极度	率	95%置信区间		
合计	14459	77.0	22.3	0.7	23.0	(19.3, 26.7)		
地区							24.83	<0.01*
城市	7489	84.7	14.5	0.9	15.3	(14.1, 16.6)		
农村	6970	73.4	25.9	0.6	26.6	(22.7, 30.5)		
性别							4.05	<0.05*
男性	6575	78.5	21.0	0.5	21.5	(17.0, 26.0)		
女性	7884	75.9	23.3	0.9	24.1	(20.8, 27.5)		
年龄组(岁)							551.56	<0.01*
15~24	460	96.9	3.1	0	3.1	(0, 6.5)		
25~44	3379	92.9	6.9	0.2	7.1	(6.1, 8.1)		
45~64	7006	76.3	23.3	0.5	23.8	(19.0, 28.5)		
≥65	3614	63.2	35.2	1.6	36.8	(32.7, 41.0)		
收入水平[1]							17.80	<0.01*
最低	2838	69.6	29.2	1.2	30.4	(26.4, 34.4)		
较低	2881	76.6	23.0	0.3	23.4	(18.7, 28.0)		
中等	3289	79.0	20.4	0.6	21.0	(17.1, 24.9)		
较高	2508	83.1	16.2	0.7	16.9	(13.6, 20.3)		
最高	2934	76.5	22.8	0.7	23.5	(14.8, 32.2)		

*：$P<0.05$；

[1]：由于存在缺失，亚组合计不等于总调查人数。

表 8-2-5 湖南省 15 岁及以上居民调查当天焦虑/抑郁情况

变量	调查人数	构成比(%)			有中度及以上问题率(%)		χ^2	P
		无	中度	极度	率	95%置信区间		
合计	14459	91.0	8.6	0.4	9.0	(6.6, 11.4)		
地区							10.98	<0.01*
城市	7489	94.4	5.2	0.3	5.6	(4.9, 6.3)		
农村	6970	89.4	10.1	0.4	10.6	(7.5, 13.6)		
性别							3.39	0.07
男性	6575	91.9	7.8	0.4	8.1	(5.4, 10.8)		
女性	7884	90.4	9.2	0.4	9.6	(7.2, 12.0)		

续表 8 - 2 - 5

变量	调查人数	构成比(%)			有中度及以上问题率(%)		χ^2	P
		无	中度	极度	率	95%置信区间		
年龄组(岁)							43.25	<0.01*
15～24	460	97.5	2.5	0	2.5	(0, 5.4)		
25～44	3379	95.0	4.5	0.5	5.0	(3.2, 6.8)		
45～64	7006	90.9	8.9	0.3	9.1	(5.9, 12.4)		
≥65	3614	87.4	12.1	0.6	12.6	(10.0, 15.3)		
收入水平[1]							37.05	<0.01*
最低	2838	86.0	13.4	0.5	14.0	(10.3, 17.6)		
较低	2881	91.7	8.0	0.3	8.4	(6.7, 10.0)		
中等	3289	92.1	7.3	0.6	7.9	(4.5, 11.3)		
较高	2508	93.2	6.6	0.2	6.8	(4.5, 9.1)		
最高	2934	91.6	8.1	0.3	8.4	(5.4, 11.4)		

*：$P<0.05$；

[1]：由于存在缺失，亚组合计不等于总调查人数。

表 8 - 2 - 6　湖南省 15 岁及以上居民调查当天自评健康得分情况

变量	调查人数	均数	标准差	中位数	四分位数间距	P_{25}	P_{75}	t/F	P
合计	14459	73.3	1.3	79.1	29.7	59.4	89.1		
地区								2.95	0.01*
城市	7489	77.7	1.6	79.6	20.1	69.3	89.4		
农村	6970	71.3	1.5	69.9	21.1	58.8	80.0		
性别								4.93	<0.01*
男性	6575	73.9	1.3	79.2	29.6	59.5	89.1		
女性	7884	72.9	1.3	78.1	29.8	59.3	89.0		
年龄组(岁)								332.50	<0.01*
15～24	460	89.1	0.8	89.6	7.5	87.4	94.9		
25～44	3379	83.6	0.7	89.1	11.2	78.6	89.8		
45～64	7006	72.4	1.6	79.0	20.7	59.3	80.0		
≥65	3614	64.9	1.2	68.0	28.6	49.9	78.5		
收入水平[1]								42.18	<0.01*
最低	2838	66.7	1.1	68.4	29.3	49.9	79.3		

续表 8-2-6

变量	调查人数	均数	标准差	中位数	四分位间距	P_{25}	P_{75}	t/F	P
较低	2881	72.4	1.0	74.0	25.1	59.1	84.3		
中等	3289	73.9	2.2	79.2	29.3	59.0	88.3		
较高	2508	76.7	0.6	78.9	19.5	69.1	88.7		
最高	2934	75.6	1.9	78.7	21.0	68.2	89.3		

*：$P<0.05$；

[1]：由于存在缺失，亚组合计不等于总调查人数。

第三节　不同患病居民自我健康评价

一、行动能力

近一年未住院且两周内未患病居民“行动能力”存在问题的比例最低，为3.8%；按发病时间分组，即分为两周内新发、急性病两周前开始发病、慢性病持续到两周内三组，近一年住院且慢性病持续到两周内居民最高，为28.5%（表8-3-1）。

按疾病种类分组，即分为高血压、糖尿病、急性鼻咽炎、伤害和其他疾病，近一年住院且两周内患≥2种疾病居民存在的问题比例最高，其次为近一年住院且两周内患病类型为糖尿病的居民，为38.5%（表8-3-2）。

二、自我照顾能力

近一年未住院且两周内未患病居民“自我照顾能力”存在问题的比例最低，为1.8%；按发病时间分组，近一年住院且慢性病持续到两周内居民最高，为11.1%（表8-3-3）。

按疾病种类分组，近一年住院且两周内患≥2种疾病居民存在的问题比例最高，为23.2%，其次为近一年住院且两周内患病类型为伤害的居民，为21.2%（表8-3-4）。

三、日常活动能力

近一年未住院且两周内未患病居民“日常活动能力”存在问题的比例最低，为3.2%；按发病时间分组，近一年住院且慢性病持续到两周内居民最高，为26.9%（表8-3-5）。

按疾病种类分组，近一年住院且两周内患≥2种疾病居民存在的问题比例最高，为38.2%，其次为近一年住院且两周内患病类型为糖尿病的居民，为36.9%（表8-3-6）。

四、疼痛/不舒服

近一年未住院且两周内未患病居民“疼痛/不舒服”的比例最低，为12.5%；按发病时间分组，近一年住院且慢性病持续到两周内居民最高，为51.1%（表8－3－7）。

按疾病种类分组，近一年住院且两周内患≥2 种疾病或其他疾病的两类居民存在的问题比例最高，其次为近一年未住院且两周内患病类型为伤害的居民，为53.5%（表8－3－8）。

五、焦虑/抑郁

近一年未住院且两周内未患病居民“焦虑/抑郁”的比例最低，为4.5%；按发病时间分组，近一年住院且两周内新发居民最高，为23.5%（表8－3－9）。

按疾病种类分组，近一年住院且两周内患病类型为急性鼻咽炎的居民最高，为39.1%（表8－3－10）。

六、自评健康得分

随着患病数量增加，自评健康得分降低。近一年未住院且两周内未患病居民得分最高；近一年住院且两周内患≥2 种疾病居民最低（表8－3－11、表8－3－12）。

表8－3－1 湖南省不同患病数量和发病时间的居民调查当天行动能力情况

近一年住院	两周内患病数量和发病时间	调查人数	构成比（%）			有问题率（%）	
			无困难	有些不便	卧病在床	率	95%置信区间
否	无	9169	96.2	3.7	0.1	3.8	(2.8, 4.9)
	1 种						
	两周内新发	705	89.6	10.4	0	10.4	(2.8, 18.0)
	急性病两周前开始发病	127	87.5	10.9	1.6	12.5	(2.4, 22.6)
	慢性病持续到两周内	2024	82.7	16.9	0.4	17.3	(12.1, 22.5)
	≥2 种	464	75.2	22.8	2.0	24.8	(18.9, 30.7)

续表 8-3-1

近一年住院	两周内患病数量和发病时间	调查人数	构成比(%)			有问题率(%)	
			无困难	有些不便	卧病在床	率	95%置信区间
是[1]	无	865	90.5	9.4	0.1	9.5	(6.1, 12.9)
	1 种						
	两周内新发	141	83.8	16.2	0	16.2	(4.9, 27.5)
	急性病两周前开始发病	48	87.2	12.8	0	12.8	(0, 28.3)
	慢性病持续到两周内	623	71.5	27.5	1.1	28.5	(19.8, 37.3)
	≥2 种	293	55.6	43.2	1.2	44.4	(12.9, 75.9)

[1]：该项排除康复、计划生育、分娩和健康体检等原因所致的住院。

表 8-3-2　湖南省不同患病数量和疾病种类的居民调查当天行动能力情况

近一年住院	两周内患病数量和发病时间	调查人数	构成比(%)			有问题率(%)	
			无困难	有些不便	卧病在床	率	95%置信区间
否	无	9196	96.2	3.7	0.1	3.8	(2.8, 4.9)
	1 种						
	高血压	1024	82.1	17.4	0.5	17.9	(9.8, 25.9)
	糖尿病	187	94.7	4.9	0.4	5.3	(0.9, 9.7)
	急性鼻咽炎	188	94.4	5.6	0	5.6	(0, 12.4)
	伤害	38	83.5	10.8	5.8	16.5	(0, 34.9)
	其他	1419	84.1	15.7	0.2	15.9	(11.4, 20.5)
	≥2 种	464	75.2	22.8	2.0	24.8	(18.9, 30.7)
是[1]	无	865	90.5	9.4	0.1	9.5	(6.1, 12.9)
	1 种						
	高血压	218	74.4	24.1	1.5	25.6	(16.9, 34.3)
	糖尿病	77	61.5	37.7	0.8	38.5	(0, 78.4)
	急性鼻咽炎	35	73.5	26.5	0	26.5	(0, 64.7)
	伤害	13	85.8	14.2	0	14.2	(0, 30.8)
	其他	469	76.0	23.3	0.7	24.0	(19.1, 28.9)
	≥2 种	293	55.6	43.2	1.2	44.4	(12.9, 75.9)

[1]：该项排除康复、计划生育、分娩和健康体检等原因所致的住院。

表 8-3-3　湖南省不同患病数量和发病时间的居民调查当天自我照顾能力情况

近一年住院	两周内患病数量和发病时间	调查人数	构成比(%)			有问题率(%)	
			无困难	有些不便	卧病在床	率	95%置信区间
否	无	9169	98.2	1.6	0.2	1.8	(1.3, 2.4)
	1 种						
	两周内新发	705	95.3	2.5	2.2	4.7	(0.1, 9.3)
	急性病两周前开始发病	127	91.3	7.6	1.1	8.7	(1.3, 16.2)
	慢性病持续到两周内	2024	93.6	5.5	0.9	6.4	(4.7, 8.2)
	≥2 种	464	88.3	9.4	2.3	11.7	(8.0, 15.4)
是[1]	无	865	94.6	5.4	0	5.4	(3.0, 7.8)
	1 种						
	两周内新发	141	89.4	10.6	0	10.6	(5.2, 16.1)
	急性病两周前开始发病	48	90.7	6.4	2.9	9.3	(0, 22.2)
	慢性病持续到两周内	623	89.0	9.8	1.2	11.1	(7.8, 14.3)
	≥2 种	293	76.8	17.9	5.3	23.2	(9.7, 36.7)

[1]：该项排除康复、计划生育、分娩和健康体检等原因所致的住院。

表 8-3-4　湖南省不同患病数量和疾病种类的居民调查当天自我照顾能力情况

近一年住院	两周内患病数量和发病时间	调查人数	构成比(%)			有问题率(%)	
			无困难	有些不便	卧病在床	率	95%置信区间
否	无	9196	98.2	1.6	0.2	1.8	(1.3, 2.4)
	1 种						
	高血压	1024	93.4	5.8	0.9	6.7	(4.2, 9.1)
	糖尿病	187	97.5	1.7	0.8	2.5	(0, 5.4)
	急性鼻咽炎	188	100	0	0	0	(0, 0)
	伤害	38	81.6	12.9	5.5	18.4	(0, 43.7)
	其他	1419	93.4	4.9	1.7	6.6	(5.3, 7.9)
	≥2 种	464	88.3	9.4	2.3	11.7	(8.0, 15.4)

续表 8－3－4

近一年住院	两周内患病数量和发病时间	调查人数	构成比(%)			有问题率(%)	
			无困难	有些不便	卧病在床	率	95%置信区间
是[1]	无	865	94.6	5.4	0	5.4	(3.0, 7.8)
	1种						
	高血压	218	87.3	10.8	1.9	12.7	(8.1, 17.3)
	糖尿病	77	96.9	2.7	0.4	3.1	(0, 7.6)
	急性鼻咽炎	35	81.6	18.4	0	18.4	(0, 41.8)
	伤害	13	78.8	14.2	7.0	21.2	(11.7, 30.7)
	其他	469	89.3	9.8	0.9	10.7	(6.2, 15.1)
	≥2种	293	76.8	17.9	5.3	23.2	(9.7, 36.7)

[1]：该项排除康复、计划生育、分娩和健康体检等原因所致的住院。

[2]：因急性鼻咽炎有中度及以上有问题率为0%，故把患该类疾病的居民纳入其他类。

表 8－3－5　湖南省不同患病数量和发病时间的居民日常活动能力情况

近一年住院	两周内患病数量和发病时间	调查人数	构成比(%)			有问题率(%)	
			无困难	有些不便	卧病在床	率	95%置信区间
否	无	9169	96.8	2.4	0.8	3.2	(1.7, 4.7)
	1种						
	两周内新发	705	94.5	2.9	2.5	5.5	(1.0, 10.0)
	急性病两周前开始发病	127	87.5	10.3	2.3	12.5	(4.5, 20.5)
	慢性病持续到两周内	2024	88.3	9.4	2.4	11.7	(8.1, 15.4)
	≥2种	464	84.5	11.9	3.6	15.5	(10.4, 20.6)
是[1]	无	865	91.4	7.7	0.9	8.6	(6.4, 10.8)
	1种						
	两周内新发	141	86.7	9.5	3.8	13.3	(3.0, 23.6)
	急性病两周前开始发病	48	81.7	17.3	1.0	18.3	(7.3, 29.3)
	慢性病持续到两周内	623	73.1	22.0	4.9	26.9	(14.6, 39.3)
	≥2种	293	61.8	14.2	23.9	38.2	(9.2, 67.1)

[1]：该项排除康复、计划生育、分娩和健康体检等原因所致的住院。

表 8-3-6　湖南省不同患病数量和疾病种类的居民调查当天日常活动能力情况

近一年住院	两周内患病数量和发病时间	调查人数	构成比(%)			有问题率(%)	
			无困难	有些不便	卧病在床	率	95%置信区间
否	无	9196	96.8	2.4	0.8	3.2	(1.7, 4.7)
	1 种						
	高血压	1024	89.6	7.8	2.6	10.4	(5.8, 15.0)
	糖尿病	187	96.5	2.7	0.8	3.5	(1.3, 5.7)
	急性鼻咽炎	188	98.3	1.2	0.5	1.7	(0, 3.9)
	伤害	38	83.5	9.2	7.3	16.5	(1.2, 31.7)
	其他	1419	88.3	9.1	2.6	11.7	(8.0, 15.4)
	≥2 种	464	84.5	11.9	3.6	15.5	(10.4, 20.6)
是[1]	无	865	91.4	7.7	0.9	8.6	(6.4 10.8)
	1 种						
	高血压	218	80.1	18.1	1.9	19.9	(7.6, 32.2)
	糖尿病	77	63.1	35.8	1.1	36.9	(0, 78.3)
	急性鼻咽炎	35	76.9	10.6	12.5	23.1	(0, 53.2)
	伤害	13	78.8	21.2	0	21.2	(11.7, 30.7)
	其他	469	75.8	18.6	5.7	24.2	(13.6, 34.8)
	≥2 种	293	61.8	14.2	23.9	38.2	(9.2, 67.1)

[1]：该项排除康复、计划生育、分娩和健康体检等原因所致的住院。

表 8-3-7　湖南省不同患病数量和发病时间的居民调查当天疼痛/不舒服情况

近一年住院	两周内患病数量和发病时间	调查人数	构成比(%)			有问题率(%)	
			无困难	有些不便	卧病在床	率	95%置信区间
否	无	9169	87.5	12.2	0.3	12.5	(10.6, 14.4)
	1 种						
	两周内新发	705	69.0	30.4	0.7	31.0	(23.0, 39.0)
	急性病两周前开始发病	127	57.4	41.9	0.7	42.6	(25.4, 59.8)
	慢性病持续到两周内	2024	62.7	36.2	1.1	37.3	(32.1, 42.5)
	≥2 种	464	54.5	43.3	2.2	45.5	(32.3, 58.7)

续表 8-3-7

近一年住院	两周内患病数量和发病时间	调查人数	构成比(%)			有问题率(%)	
			无困难	有些不便	卧病在床	率	95%置信区间
是[1]	无	865	73.8	25.6	0.6	26.2	(21.7, 30.7)
	1种						
	两周内新发	141	63.6	34.4	2.0	36.4	(23.3, 49.4)
	急性病两周前开始发病	48	58.7	39.6	1.7	41.3	(20.4, 62.3)
	慢性病持续到两周内	623	48.9	49.4	1.7	51.1	(43.1, 59.2)
	≥2种	293	40.1	55.8	4.2	59.9	(46.7, 73.2)

[1]：该项排除康复、计划生育、分娩和健康体检等原因所致的住院。

表 8-3-8　湖南省不同患病数量和疾病种类的居民调查当天疼痛/不舒服情况

近一年住院	两周内患病数量和发病时间	调查人数	构成比(%)			有问题率(%)	
			无困难	有些不便	卧病在床	率	95%置信区间
否	无	9196	87.5	12.2	0.3	12.5	(10.6, 14.4)
	1种						
	高血压	1024	70.2	28.9	0.9	29.9	(24.2, 35.5)
	糖尿病	187	78.4	20.9	0.8	21.7	(11.7, 31.6)
	急性鼻咽炎	188	72.5	27.5	0	27.5	(21.6, 33.4)
	伤害	38	46.5	49.9	3.6	53.5	(33.4, 73.6)
	其他	1419	57.7	41.3	1.1	42.3	(37.1, 47.5)
	≥2种	464	54.5	43.3	2.2	45.5	(32.3, 58.7)
是[1]	无	865	73.8	25.6	0.6	26.2	(32.3, 58.7)
	1种						
	高血压	218	67.3	31.0	1.6	32.7	(16.7, 48.6)
	糖尿病	77	53.0	46.6	0.4	47.0	(10.1, 83.9)
	急性鼻咽炎	35	47.0	48.3	4.7	53.0	(25.0, 81.1)
	伤害	13	57.2	42.8	0	42.8	(9.9, 75.7)
	其他	469	45.6	52.6	1.9	54.4	(50.8, 58.0)
	≥2种	293	40.1	55.8	4.2	59.9	(46.7, 73.2)

[1]：该项排除康复、计划生育、分娩和健康体检等原因所致的住院。

表 8－3－9　湖南省不同患病数量和发病时间的居民调查当天焦虑/抑郁情况

近一年住院	两周内患病数量和发病时间	调查人数	构成比(％)			有问题率(％)	
			无困难	有些不便	卧病在床	率	95％置信区间
否	无	9169	95.5	4.4	0.2	4.5	(3.3, 5.7)
	1 种						
	两周内新发	705	92.1	7.5	0.5	7.9	(5.1, 10.8)
	急性病两周前开始发病	127	86.0	13.3	0.7	14.0	(0.8, 27.2)
	慢性病持续到两周内	2024	85.3	14.1	0.7	14.7	(12.2, 17.3)
	≥2 种	464	82.8	16.8	0.5	17.2	(6.5, 28.0)
是[1]	无	865	88.4	11.1	0.5	11.6	(6.6, 16.7)
	1 种						
	两周内新发	141	76.5	22.5	1.0	23.5	(14.6, 32.4)
	急性病两周前开始发病	48	86.5	13.5	0	13.5	(0, 27.5)
	慢性病持续到两周内	623	78.7	20.5	0.9	21.3	(16.1, 26.6)
	≥2 种	293	67.7	29.9	2.4	32.3	(8.6, 56.0)

[1]：该项排除康复、计划生育、分娩和健康体检等原因所致的住院。

表 8－3－10　湖南省不同患病数量和疾病种类的居民调查当天焦虑/抑郁情况

近一年住院	两周内患病数量和发病时间	调查人数	构成比(％)			有问题率(％)	
			无困难	有些不便	卧病在床	率	95％置信区间
否	无	9196	95.5	4.4	0.2	4.5	(3.3, 5.7)
	1 种						
	高血压	1024	91.2	8.4	0.4	8.8	(5.8, 11.7)
	糖尿病	187	89.7	10.3	0	10.3	(2.4, 18.3)
	急性鼻咽炎	188	94.6	5.4	0	5.4	(0.3, 10.5)
	伤害	38	82.5	13.9	3.6	17.5	(4.2, 30.8)
	其他	1419	83.0	16.1	0.9	17.0	(14.0, 20.0)
	≥2 种	464	82.8	16.8	0.5	17.2	(6.5, 28.0)

续表 8-3-10

近一年住院	两周内患病数量和发病时间	调查人数	构成比(%)			有问题率(%)	
			无困难	有些不便	卧病在床	率	95%置信区间
是[1]	无	865	88.4	11.1	0.5	11.6	(6.6, 16.7)
	1种						
	高血压	218	84.7	15.2	0.1	15.3	(6.9, 23.7)
	糖尿病	77	94.0	5.5	0.5	6.0	(0, 13.4)
	急性鼻咽炎	35	60.9	39.1	0	39.1	(18.9, 59.2)
	伤害	13	100	0	0	0	(0, 0)
	其他	469	74.8	24.0	1.2	25.2	(21.6, 28.8)
	≥2种	293	67.7	29.9	2.4	32.3	(8.6, 56.0)

[1]：该项排除康复、计划生育、分娩和健康体检等原因所致的住院；

[2]：因伤害有中度及以上有问题率为0%，故把患该类疾病的居民纳入其他类。

表 8-3-11　湖南省不同患病数量和发病时间的居民调查当天自评健康得分情况

近一年住院	两周内患病数量和发病时间	调查人数	均值	标准差	中位数	四分位数间距	P_{25}	P_{75}
否	无	9169	78.8	1.0	79.6	20.0	69.5	89.5
	1种							
	两周内新发	705	72.4	1.3	75.4	20.7	58.7	79.4
	急性病两周前开始发病	127	67.1	3.0	60.5	26.1	51.6	77.7
	慢性病持续到两周内	2024	66.0	1.3	68.3	24.2	55.1	79.4
	≥2种	464	60.5	1.6	59.1	20.9	48.8	69.7
是[1]	无	865	69.1	1.3	69.0	22.2	56.8	79.1
	1种							
	两周内新发	141	63.9	1.0	59.3	27.0	48.8	75.8
	急性病两周前开始发病	48	68.8	3.3	68.5	18.5	56.4	74.9
	慢性病持续到两周内	623	58.0	1.4	56.7	22.9	46.1	69.0
	≥2种	293	53.0	3.2	49.1	21.5	38.4	60.0

[1]：该项排除康复、计划生育、分娩和健康体检等原因所致的住院。

表 8-3-12　湖南省不同患病数量和疾病种类的居民调查当天自评健康得分情况

近一年住院	两周内患病数量和发病时间	调查人数	均值	标准差	中位数	四分位数间距	P_{25}	P_{75}
否	无	9169	78.8	1.0	79.6	20.0	69.5	89.5
	1 种							
	高血压	1024	67.9	1.6	67.6	22.7	56.3	79.0
	糖尿病	187	69.1	1.9	68.6	23.0	56.6	79.5
	急性鼻咽炎	188	73.5	1.6	75.1	20.3	59.4	79.7
	伤害	38	68.3	3.1	66.6	24.3	54.0	78.3
	其他	1419	66.6	1.3	68.6	27.4	50.1	77.5
	≥2 种	464	60.5	1.6	59.1	20.9	48.8	69.7
是[1]	无	865	69.1	1.3	69.0	22.2	56.8	79.1
	1 种							
	高血压	218	60.0	1.9	57.8	21.3	47.8	69.1
	糖尿病	77	63.4	2.9	60.0	22.7	47.4	70.1
	急性鼻咽炎	35	54.4	4.2	51.5	26.1	36.5	62.7
	伤害	13	68.5	3.1	65.0	8.3	60.8	69.2
	其他	469	58.7	0.8	57.1	20.4	48.3	68.7
	≥2 种	293	53.0	3.2	49.1	21.5	38.4	60.0

[1]：该项排除康复、计划生育、分娩和健康体检等原因所致的住院。

第四节　自评健康情况的多因素分析

采用复杂抽样的二分类 logistic 回归分析 EQ-5D 五维度与多个因素的关系（因调查对象五个维度“有极度问题”的比例很小，对“有些问题”和“有极度问题”组进行合并）。

采用复杂抽样的多元线性回归模型分析 EQ-5D 自我健康评分与多个因素的关系。选择 $\alpha=0.05$ 作为检验水准，赋值见表 8-4-1、表 8-4-2。

表 8-4-1　多因素分析的自变量定义及赋值表

变量名	定义及赋值
X_1（地区）	城市 =1，农村 =2（以城市为对照）
X_2（性别）	男性 =1，女性 =2（以女性为对照）
X_3（年龄组）	X_{31} =15～24 岁，X_{32} =25～44 岁，X_{33} =45～64 岁，X_{34} = ≥65 岁（以≥65 岁为对照）
X_4（收入水平）	X_{41} = 最低，X_{42} = 较低，X_{43} = 中等，X_{44} = 较高，X_{45} = 最高（以最高为对照）
X_5（两周患病情况）	X_{51} = 未患病，X_{52} = 患 1 种病，X_{53} = 患 2 种及以上疾病（以≥2 种为对照）

表 8-4-2　多因素分析的因变量定义及赋值表

变量	定义及赋值
Y_1(行动)	无问题=0，有问题=1
Y_2(自我照顾)	无问题=0，有问题=1
Y_3(日常活动)	无问题=0，有问题=1
Y_4(疼痛/不舒服)	无问题=0，有问题=1
Y_5(焦虑/抑郁)	无问题=0，有问题=1
Y_6(自我健康评分)	计量资料

一、行动能力

logistic 回归分析结果显示：农村地区的居民“行动能力”存在问题的风险是城市地区居民的2.46倍；随着年龄增加，居民“行动能力”存在问题的风险增加，15~24岁、25~44岁、45~64岁居民存在问题的风险分别是65岁及以上居民的0.11，0.09，0.45倍；两周内未患病、患1种病居民存在问题的风险分别是患2种及以上疾病居民的0.13，0.47倍（表8-4-3）。

表 8-4-3　湖南省 15 岁及以上居民调查当天行动能力的二分类 logistic 回归结果

变量	b	S_b	$t^{\#}$	P	$\hat{OR}$	$\hat{OR}$的95%置信区间	
						下限	上限
常数项	0.90	0.16	-5.50	<0.01*			
地区(以城市为对照)							
农村	0.90	0.20	4.53	<0.01*	2.46	1.60	3.80
年龄(以≥65岁为对照)							
15~24岁	-2.24	0.52	-4.34	<0.01*	0.11	0.04	0.33
25~44岁	-2.40	0.22	-11.06	<0.01*	0.09	0.06	0.15
45~64岁	-0.79	0.32	-2.45	0.03*	0.45	0.22	0.92
两周患病(以≥2种为对照)							
0种	-2.06	0.47	-4.41	<0.01*	0.13	0.05	0.35
1种	-0.76	0.28	-2.72	0.02*	0.47	0.26	0.86

*：$P<0.05$。

#：加入权重之后的 surveylogistic 程序运行后产生的检验默认为 score test 计分检验，故此处为 t 检验。

二、自我照顾能力

logistic 回归分析结果显示：农村地区的居民“自我照顾能力”存在问题的风险是城市地区居民的 2.24 倍；15～24 岁、25～44 岁、45～64 岁居民“自我照顾能力”存在问题的风险分别是 65 岁及以上居民的 0.23，0.13，0.43 倍；收入最低组存在问题的风险是最高组的 2.32 倍（$OR=2.32$）；两周内未患病、患 1 种病居民存在问题的风险分别是患 2 种及以上疾病居民的 0.15，0.40 倍（表 8－4－4）。

表 8－4－4　湖南省 15 岁及以上居民调查当天自我照顾能力的二分类 logistic 回归结果

变量	b	S_b	$t^{\#}$	P	$\hat{OR}$	$\hat{OR}$的 95% 置信区间	
						下限	上限
常数项	-2.14	0.21	-10.24	<0.01*			
地区（以城市为对照）							
农村	0.81	0.14	5.83	<0.01*	2.24	1.66	3.03
年龄（以≥65 岁为对照）							
15～24 岁	-1.48	0.57	-2.59	0.02*	0.23	0.07	0.79
25～44 岁	-2.07	0.22	-9.51	<0.01*	0.13	0.08	0.20
45～64 岁	-0.83	0.22	-3.75	<0.01*	0.43	0.27	0.71
收入（以最高为对照）							
最低	0.84	0.24	3.49	<0.01*	2.32	1.37	3.91
较低	0.28	0.28	0.98	0.35	1.32	0.71	2.45
中等	0.55	0.35	1.57	0.14	1.73	0.81	3.71
较高	0.06	0.21	0.27	0.79	1.06	0.67	1.67
两周患病（以≥2 种为对照）							
0 种	-1.89	0.27	-7.05	<0.01*	0.15	0.09	0.27
1 种	-0.91	0.23	-3.88	<0.01*	0.40	0.24	0.67

*：$P<0.05$。

#：加入权重之后的 *surveylogistic* 程序运行后产生的检验默认为 *score test* 计分检验，故此处为 t 检验。

三、日常活动能力

logistic 回归分析结果显示：农村地区的居民“日常活动能力”存在问题的风险是城市地区居民的 2.82 倍；15～24 岁、25～44 岁、45～64 岁居民“日常活动能力”存在问题的风险分别是 65 岁及以上居民的 0.23，0.19，0.48 倍；收入最低组存在问题的风险是最高组的 1.54 倍

（$OR = 1.54$）；两周内未患病、患1种病居民存在问题的风险分别是患2种及以上疾病居民的0.14，0.47倍（表8-4-5）。

表8-4-5　湖南省15岁及以上居民调查当天日常活动能力二分类logistic回归结果

变量	b	S_b	$t^{\#}$	P	$\hat{OR}$	$\hat{OR}$的95%置信区间	
						下限	上限
常数项	-1.54	0.17	-9.28	<0.01*			
地区（以城市为对照）							
农村	1.04	0.24	4.28	<0.01*	2.82	1.66	4.78
年龄（以≥65岁为对照）							
15~24岁	-1.48	0.49	-3.00	<0.01*	0.23	0.08	0.67
25~44岁	-1.65	0.19	-8.73	<0.01*	0.19	0.13	0.29
45~64岁	-0.74	0.27	-2.71	0.02*	0.48	0.27	0.87
收入（以最高为对照）							
最低	0.43	0.18	2.40	0.03*	1.54	1.04	2.28
较低	0.03	0.16	0.22	0.83	1.04	0.74	1.45
中等	0.13	0.10	1.30	0.22	1.14	0.91	1.43
较高	-0.04	0.17	-0.23	0.82	0.96	0.66	1.40
两周患病（以≥2种为对照）							
0种	-1.94	0.32	-5.99	<0.01*	0.14	0.07	0.29
1种	-0.75	0.22	-3.41	0.01*	0.47	0.29	0.76

*：$P<0.05$。

#：加入权重之后的*surveylogistic*程序运行后产生的检验默认为*score test*计分检验，故此处为t检验。

四、疼痛/不舒服

logistic回归分析结果显示：农村地区的居民存在“疼痛/不舒服”问题的风险是城市地区居民的1.97倍；随着年龄增加，居民存在问题的风险增加，15~24岁、25~44岁、45~64岁居民存在“疼痛/不舒服”问题的风险分别是65岁及以上居民的0.10，0.21，0.63倍；两周内未患病、患1种病居民存在问题的风险分别是患2种及以上疾病居民的0.20和0.64倍（表8-4-6）。

表 8-4-6　湖南省 15 岁及以上居民调查当天疼痛/不舒服情况的二分类 logistic 回归结果

变量	b	S_b	$t^{\#}$	P	$\hat{OR}$	$\hat{OR}$的 95% 置信区间	
						下限	上限
常数项	-0.02	0.10	-0.17	0.87			
地区（以城市为对照）							
农村	0.68	0.11	6.17	<0.01*	1.97	1.55	2.50
性别（以女性为对照）							
男性	-0.20	0.10	-1.98	0.07	0.82	0.66	1.02
年龄（以≥65 岁为对照）							
15～24 岁	-2.30	0.45	-5.12	<0.01*	0.10	0.04	0.27
25～44 岁	-1.56	0.11	-14.60	<0.01*	0.21	0.17	0.27
45～64 岁	-0.46	0.10	-4.40	<0.01*	0.63	0.50	0.79
两周患病（以≥2 种为对照）							
0 种	-1.63	0.19	-8.66	<0.01*	0.20	0.13	0.30
1 种	-0.44	0.15	-2.98	0.01*	0.64	0.47	0.89

*：$P<0.05$。

#：加入权重之后的 surveylogistic 程序运行后产生的检验默认为 score test 计分检验，故此处为 t 检验。

五、焦虑/抑郁

logistic 回归分析结果显示：农村地区的居民存在“焦虑/抑郁”问题的风险是城市地区居民的 1.94 倍；收入最低组存在问题的风险是最高组的 1.74 倍；两周内未患病居民存在问题的风险是患 2 种及以上疾病居民的 0.18 倍（表 8-4-7）。

表 8-4-7　湖南省 15 岁及以上居民调查当天焦虑/抑郁情况的二分类 logistic 回归分析结果

变量	b	S_b	$t^{\#}$	P	$\hat{OR}$	$\hat{OR}$的 95% 置信区间	
						下限	上限
常数项	-1.64	0.16	-10.43	<0.01*			
地区（以城市为对照）							
农村	0.66	0.16	4.04	<0.01*	1.94	1.36	2.78
年龄（以≥65 岁为对照）							
15～24 岁	-0.96	0.53	-1.81	0.10	0.38	0.12	1.21
25～44 岁	-0.33	0.22	-1.51	0.16	0.72	0.44	1.16
45～64 岁	-0.06	0.19	-0.30	0.77	0.95	0.63	1.42

续表 8-4-7

变量	b	S_b	$t^{\#}$	P	$\hat{OR}$	$\hat{OR}$的95%置信区间	
						下限	上限
收入(以最高为对照)							
最低	0.55	0.13	4.33	<0.01*	1.74	1.32	2.29
较低	0.00	0.06	-0.04	0.97	1.00	0.88	1.13
中等	0.02	0.17	0.09	0.93	1.02	0.70	1.47
较高	-0.10	0.17	-0.59	0.57	0.91	0.63	1.31
两周患病(以≥2 种为对照)							
0 种	-1.73	0.29	-5.94	<0.01*	0.18	0.09	0.34
1 种	-0.65	0.32	-2.05	0.06	0.52	0.26	1.04

*: $P<0.05$。

#: 加入权重之后的 surveylogistic 程序运行后产生的检验默认为 score test 计分检验，故此处为 t 检验。

六、自评健康得分

自评健康得分农村低于城市；男性高于女性；随着年龄、两周患病数量增加，自评健康得分降低；随着收入水平增加，自评健康得分增加(表 8-4-8)。

表 8-4-8 湖南省 15 岁及以上居民调查当天自评健康得分的多元线性回归结果

变量	b	S_b	$t^{\#}$	P	b 的95%置信区间	
					下限	上限
常数项	62.64	2.90	21.63	<0.01*	56.33	68.95
地区(以城市为对照)						
农村	-4.82	1.88	-2.57	0.02*	-8.90	-0.73
性别(以女性为对照)						
男性	1.56	0.24	6.35	<0.01*	1.02	2.09
年龄(以≥65 为对照)						
15~24 岁	18.22	1.37	13.28	<0.01*	15.23	21.21
25~44 岁	13.08	1.24	10.52	<0.01*	10.37	15.78
45~64 岁	4.62	1.03	4.48	<0.01*	2.37	6.87
收入(以最高为对照)						
最低	-7.36	0.72	-10.24	<0.01*	-8.92	-5.79
较低	-3.22	0.85	-3.80	<0.01*	-5.06	-1.37

续表 8－4－8

变量	b	S_b	$t^{\#}$	P	b 的 95% 置信区间	
					下限	上限
中等	－2.65	1.02	－2.59	0.02*	－4.88	－0.42
较高	－0.06	0.65	－0.10	0.93	－1.49	1.36
两周患病（以≥2 种为对照）						
0 种	16.92	1.81	9.35	<0.01*	12.98	20.86
1 种	7.62	1.43	5.33	<0.01*	4.51	10.73

*：$P<0.05$。

第五节　2013 年与 2018 年居民自我健康评价比较

一、城乡比较

城乡居民 EQ－5D 各维度有问题的比例总体上以疼痛/不适维度最高，其次是行动维度，自我照顾维度有问题的比例最低。2018 年疼痛/不适维度有问题较 2013 年明显增高，达到了 23.0%，增加了近 8.8 个百分点，其他维度均较 2013 年有所上升。2018 年城乡居民在疼痛/不适维度均出现较大幅度增加，城市居民各维度除了自我照顾维度和日常活动维度有问题比例略有下降，其余维度较 2013 年略有上升，农村居民各维度有问题比例均大幅增加（表 8－5－1）。

比较 2013 与 2018 年城乡居民自评健康得分发现，2018 年较 2013 年均有所下降，农村居民评分下降幅度较大（表 8－5－1）。

表 8－5－1　2013 年与 2018 年调查人口 EQ－5D 各维度有问题比例及评分中位数（%；分）

EQ－5D 维度	合计		城市		农村	
	2018 年	2013 年	2018 年	2013 年	2018 年	2013 年
行动能力	9.8	7.0	5.4	5.0	11.9	7.6
自己照顾能力	4.4	3.7	2.4	3.0	5.4	3.9
日常活动能力	7.7	5.3	3.7	3.8	9.6	5.8
疼痛/不舒服	23.0	14.2	15.3	11.2	26.6	15.2
焦虑/抑郁	9.0	4.9	5.6	5.5	10.6	4.7
自评健康得分	79.1	79.6	79.6	79.8	69.9	79.0

二、性别比较

调查数据显示，2018 年不同性别居民 EQ－5D 各维度有问题的比例均较 2013 年有不同幅度的上升，尤其是在疼痛/不适维度均出现较大幅度增加。比较 2013 与 2018 年不同性别居民自评健康得分发现，2018 年较 2013 年略有下降(表 8－5－2)。

表 8－5－2　2013 年与 2018 年调查人口不同性别各维度有问题比例及评分中位数(％；分)

EQ－5D 维度	合计		男性		女性	
	2018 年	2013 年	2018 年	2013 年	2018 年	2013 年
行动能力	9.8	7.0	10.6	6.8	9.1	7.1
自己照顾能力	4.4	3.7	4.7	3.2	4.2	4.1
日常活动能力	7.7	5.3	8.3	5.2	7.3	5.5
疼痛/不舒服	23.0	14.2	21.5	12.9	24.1	15.4
焦虑/抑郁	9.0	4.9	8.1	4.3	9.6	5.4
自评健康得分	79.1	79.6	79.2	79.6	78.1	79.6

三、年龄比较

(一)不同年龄人群五维度有问题的比例及评分情况

随着年龄的增长，各维度有问题的比例快速上升。与 2013 年相比，2018 年各年龄组除了 15～44 岁人群的行动、自己照顾维度和 65 岁及以上居民的自己照顾维度有问题的比例稍有降低外，三个年龄组居民其他各维度有问题的比例 2018 年均较 2013 年有所上升，其中 45～64 岁人口各维度有问题的比例均较大幅度增加(表 8－5－3)。

表 8－5－3　2013 年与 2018 年调查人口各年龄组人群各维度有问题比例(％；分)

EQ－5D 维度	15～44 岁		45～64 岁		65 岁及以上	
	2018 年	2013 年	2018 年	2013 年	2018 年	2013 年
行动能力	1.2	1.3	8.6	5.7	20.3	19.1
自己照顾能力	0.7	0.9	3.4	2.9	9.9	10.2
日常活动能力	1.78	1.81	6.5	4.3	15.8	13.5
疼痛/不舒服	6.7	3.8	23.8	14.8	36.8	29.6
焦虑/抑郁	4.7	2.2	9.1	5.3	12.6	8.1
自评健康得分	89.1	89.2	79.0	79.5	68.0	69.5

（二）不同年龄人群任一维度有问题的比例

分析不同年龄组居民任一维度有问题的比例显示，随着年龄的增长，居民任一维度有问题的比例均有所上升，2018 年各年龄组居民任一维度有问题的比例均比 2013 年高，相比 2013 年 65 岁及以上有问题的比例为 1/4 左右，到 80 岁及以上超过一半的调查对象在不同维度存在问题，2018 年 55 岁及以上有问题的比例为 1/4 以上，到 75 岁及以上就有超过一半的居民任一维度存在问题（图 8－5－1）。

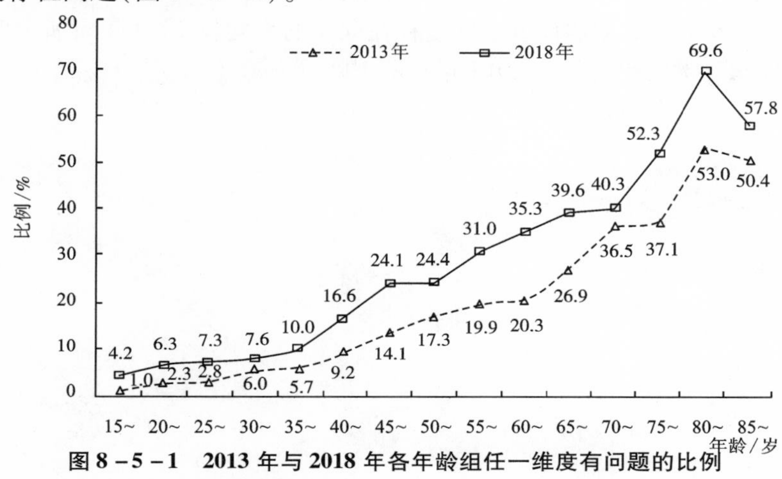

图 8－5－1　2013 年与 2018 年各年龄组任一维度有问题的比例

（三）不同年龄人群自评健康评分的变化情况

从整个人群来看，2018 年居民平均自评健康评分比 2013 年稍低，分年龄组的居民自评健康评分显示，随着年龄的增长，居民的自评健康评分呈不断下降的趋势，15～44 岁年龄组人群的平均自评健康评分在 2018 年和 2013 年基本相同，45 岁及以上年龄组 2018 年居民平均自评健康评分低于 2013 年（图 8－5－2）。

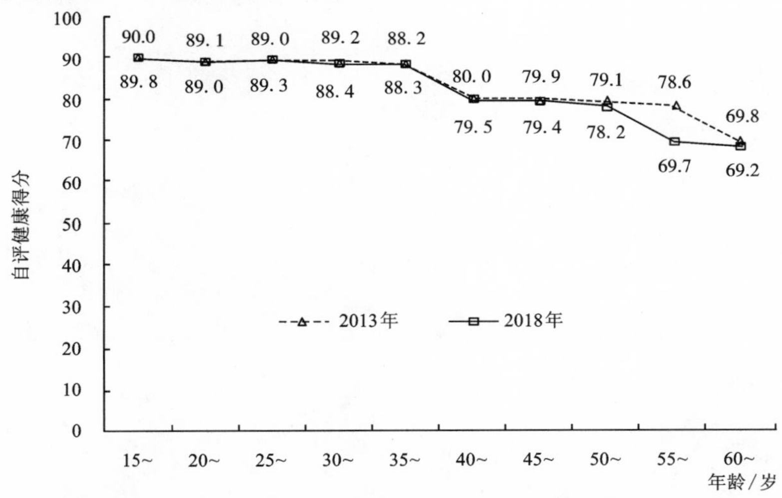

图 8－5－2　2013 年与 2018 年各年龄组自评健康评分的变化情况

本章小结

(1)湖南省≥15 岁居民“行动能力”“自我照顾能力”“日常活动能力”“疼痛/不舒服”“焦虑/抑郁”五个维度存在问题的率分别为 9.8%，4.4%，7.7%，23.0%，9.0%。

(2)湖南省≥15 岁居民自评健康得分中位数为 79.1(最低分为 0，最高分为 100)。

(3)随着年龄增加，湖南省≥15 岁居民自评健康状况变差；随着收入水平增加，自评健康状况变好；随着两周内患病数量增加，自评健康状况变差。

(4)2018 年湖南省≥15 岁居民五个维度存在问题的率均较 2013 年有所上升，2018 年湖南省≥15 岁居民自评健康得分相比 2013 年有所下降。

第九章

健康相关的行为与生活方式

本章主要对城乡居民的健康档案、体育锻炼、健康体检、口腔卫生、吸烟、饮酒及肥胖等情况进行一般性描述和分析。

第一节　健康档案与体育锻炼

一、健康档案建档率

湖南省15岁及以上居民健康档案建档率为58.6%，95%置信区间为37.3%～79.8%。

不同性别间建档率不同，但率的差别较小，差异有统计学意义($\chi^2=13.17$，$P<0.05$)。

不同年龄组间建档率不同，最高的为65岁及以上居民，达70.2%，最低的为15～24岁居民，为43.8%($\chi^2=80.43$，$P<0.05$)。

不同地区、收入水平间建档率的差异无统计学意义(表9－1－1)。

表9－1－1　湖南省15岁及以上居民健康档案建档率

变量	调查人数	建档人数	建档率(%)		χ^2	P
			率	95%置信区间		
合计	18383	12298	58.6	(37.3，79.8)		
地区					0.55	0.76
城市	9449	6136	61.8	(45.4，78.3)		
农村	8934	6126	57.2	(24.2，90.1)		
性别					13.17	<0.01*
男性	8988	5874	57.0	(35.9，78.1)		
女性	9395	6424	60.0	(38.6，81.5)		
年龄组(岁)					80.43	<0.01*
15～24	1078	565	43.8	(23.4，64.2)		

续表 9-1-1

变量	调查人数	建档人数	建档率(%)		χ^2	P
			率	95%置信区间		
25~34	2179	1298	54.1	(35.7, 72.4)		
35~44	2370	1351	48.8	(25.8, 71.9)		
45~54	4552	2907	54.2	(30.9, 77.5)		
55~64	3865	2704	61.7	(41.4, 82.0)		
≥65	4339	3473	70.2	(47.7, 92.6)		
收入水平[1]					14.05	0.08
最低	3778	2564	63.0	(47.0, 79.0)		
较低	3725	2586	66.3	(55.1, 77.4)		
中等	4197	2873	59.2	(36.1, 82.4)		
较高	3099	2013	56.8	(36.4, 77.3)		
最高	3569	2256	50.7	(19.8, 81.7)		

*：$P<0.05$；

[1]：由于存在缺失，亚组合计不等于总调查人数。

2018年湖南省全体居民健康档案建档率为59.3%，城市居民健康档案建档率(62.1%)高于农村(58.2%)，女性健康档案建档率(60.7%)高于农村(57.9%)(表9-1-2)。

表9-1-2 湖南省居民健康档案建档率

变量	调查人数	建档人数	构成比(%)		
			有	没有	不知道
合计	22529	15164	59.3	9.2	31.5
地区					
城市	11404	7461	62.1	11.1	26.8
农村	11125	7703	58.2	8.4	33.4
性别					
男性	11218	7414	57.9	9.3	32.8
女性	11311	7750	60.7	9.1	30.2
年龄组(岁)					
0~14	4146	2866	62.6	7.9	29.5
15~24	1078	565	43.8	14.3	41.9
25~34	2179	1298	54.1	11.3	34.7

续表 9－1－2

变量	调查人数	建档人数	构成比(%)		
			有	没有	不知道
35～44	2370	1351	48.8	13.2	38.0
45～54	4552	2907	54.2	10.1	35.6
55～64	3865	2704	61.7	8.5	29.8
≥65	4339	3473	70.2	6.2	23.6
收入水平[1]					
最低	4660	3130	62.4	7.6	30.0
较低	4773	3311	66.0	10.4	23.6
中等	5277	3635	60.2	9.0	30.8
较高	3737	2455	57.4	9.6	33.0
最高	4061	2625	52.2	9.5	38.3

*：$P<0.05$；

[1]：由于存在缺失，亚组合计不等于总调查人数。

二、体育锻炼

(一)体育锻炼率

1. 定义

体育锻炼是指近半年内每周至少一次主动参加体育训练或比赛(如田径、游泳、球类活动等)，不包括被动的身体锻炼，如由于工作和生活需要坚持诸如骑车，从事体力劳动等。

体育锻炼率是指近半年内 15 岁及以上调查居民中每周至少一次主动参加体育训练或比赛的人数占 15 岁及以上居民总数的比例。

2. 体育锻炼率

湖南省 15 岁及以上居民体育锻炼率为 45.2%，95% 置信区间为 36.9%～53.4%。不同地区间体育锻炼率不同，城市体育锻炼率(65.1%)高于农村(36.4%)，差异有统计学意义($\chi^2=14.69$，$P<0.05$)。

不同性别间体育锻炼率不同，女性体育锻炼率(48.7%)高于男性(41.3%)，差异有统计学意义($\chi^2=12.45$，$P<0.05$)。

不同年龄组间体育锻炼率不同，最高的为 15～24 岁及居民，达 61.8%，最低的为 65 岁及以上居民，为 43.1%($\chi^2=20.04$，$P<0.05$)(表 9－1－3)。

表 9-1-3　湖南省 15 岁及以上居民体育锻炼率

变量	调查人数	锻炼人数	锻炼率(%)		χ^2	P
			率	95%置信区间		
合计	18383	8302	45.2	(36.9，53.4)		
地区					14.69	<0.01*
城市	9449	5418	65.1	(60.4，69.8)		
农村	8934	2884	36.4	(25.5，47.3)		
性别					12.45	<0.01*
男性	8988	3720	41.3	(33.9，48.8)		
女性	9395	4582	48.7	(39.2，58.2)		
年龄组(岁)					20.04	<0.01*
15~24	1078	646	61.8	(57.0，66.6)		
25~34	2179	999	45.3	(37.5，53.0)		
35~44	2370	1106	47.0	(38.5，55.5)		
45~54	4552	2045	44.6	(35.3，53.8)		
55~64	3865	1666	43.3	(33.9，52.7)		
≥65	4339	1840	43.1	(32.2，54.0)		

*：$P<0.05$。

(二)体育锻炼的频率

湖南省 15 岁及以上居民近半年内平均每周体育锻炼频率分为：从不锻炼、不到 1 次、1~2次、3~5 次、≥6 次共 5 组，分别计算其占各亚组调查人数的比例。调查结果显示，0 次/周即无锻炼的比例最大，达 54.8%，其次为≥6 次/周，占 26.8%(表 9-1-4)。

表 9-1-4　湖南省 15 岁及以上居民近半年内每周锻炼频率构成

锻炼频率	合计		城市		农村	
	人数(人)	构成(%)	人数(人)	构成(%)	人数(人)	构成(%)
0 次/周	10081	54.8	4031	34.9	6050	63.6
<1 次/周	381	1.6	212	1.9	169	1.5
1~2 次/周	1800	8.6	985	10.3	815	7.8
3~5 次/周	1485	8.1	986	11.5	499	6.7
≥6 次/周	4636	26.8	3235	41.3	1401	20.4

（三）体育锻炼持续时间

湖南省 15 岁及以上参加体育锻炼居民半年内平均每次锻炼持续时间为 51.2 分钟。

不同地区间次均锻炼持续时间不同，城市居民平均每次锻炼持续时间为 57.6 分钟，大于农村居民平均每次锻炼持续时间 46.1 分钟（$t=-2.21$，$P<0.05$）。

不同年龄组间次均锻炼持续时间不同，但持续时间的差别较小，差异有统计学意义（$F=3.13$，$P<0.05$）。

不同性别间次均锻炼持续时间的差异无统计学意义（表 9－1－5）。

表 9－1－5　湖南省 15 岁及以上锻炼者半年内平均每次体育锻炼持续时间

变量	调查人数	锻炼时间（分钟）		t/F	P
		均数	标准差		
合计	8302	51.2	2.5		
地区				－2.21	<0.05
城市	5418	57.6	1.5		
农村	2884	46.1	5.0		
性别				－0.45	0.66
男性	3720	51.6	2.5		
女性	4582	50.8	2.8		
年龄组（岁）				3.13	<0.01*
15～24	646	43.6	1.6		
25～34	999	50.3	2.8		
35～44	1106	51.9	3.7		
45～54	2045	49.4	2.5		
55～64	1666	51.9	2.2		
≥65	1840	54.5	3.8		

*：$P<0.05$。

第二节　健康体检与口腔卫生

一、健康体检

（一）定义

健康体检率是指 35 岁及以上的被调查者中进行过健康体检的人数（不包括因病做的

检查）占总调查人数的百分比。

（二）健康体检率

湖南省35岁及以上居民中，近一年内健康体检率为44.3%，95%置信区间为32.6%～55.9%。

不同地区间体检率不同，城市居民的健康体检率（57.4%）高于农村居民（38.9%）（$\chi^2=51.13$，$P<0.05$）。

不同性别间体检率不同，女性居民的健康体检率（46.5%）高于男性居民（41.9%）（$\chi^2=7.32$，$P<0.05$）。

不同年龄组间近一年体检率不同，最高的为65岁及以上居民为56.9%，最低的为35～44岁居民，仅34.8%（$\chi^2=29.03$，$P<0.05$）。

不同性别、收入水平间近一年体检率的差异无统计学意义（表9－2－1）。

表9－2－1　湖南省35岁及以上居民近一年内体检率

变量	调查人数	体检人数	体检率（%）		χ^2	P
			率	95%置信区间		
合计	15124	7226	44.3	(32.6, 55.9)		
地区					51.13	<0.01*
城市	7385	3968	57.4	(50.6, 64.2)		
农村	7739	3258	38.9	(25.7, 52.1)		
性别					7.32	<0.01*
男性	7415	3342	41.9	(30.8, 53.0)		
女性	7709	3884	46.5	(34.1, 58.9)		
年龄组（岁）					29.03	<0.01*
35～44	2369	920	34.8	(25.0, 44.6)		
45～54	4551	1769	36.7	(24.6, 48.8)		
55～64	3865	1717	44.2	(35.5, 52.9)		
≥65	4339	2820	56.9	(39.3, 74.6)		
收入水平[1]					9.57	0.05
最低	3143	1525	49.3	(38.1, 60.6)		
较低	3027	1362	44.9	(36.4, 53.3)		
中等	3350	1499	38.7	(21.8, 55.6)		
较高	2596	1303	46.2	(36.4, 55.9)		
最高	2998	1534	44.0	(31.1, 56.9)		

*：$P<0.05$。

[1]：由于存在缺失，亚组合计不等于总调查人数。

二、口腔卫生(刷牙率)

(一)定义

刷牙率是指15岁及以上被调查者平均每天至少有一次刷牙行为的人数占15岁及以上总人数的比例。

(二)每天刷牙频率构成

湖南省15岁及以上居民平均每天刷牙2次及以上所占比例最高，达47.5%，其次为每天1次，为46.2%(表9-2-2)。

表9-2-2　湖南省15岁及以上居民平均每天刷牙的频率构成

刷牙次数	合计		城市		农村	
	人数(人)	构成(%)	人数(人)	构成(%)	人数(人)	构成(%)
不刷牙/天	640	4.2	109	0.7	531	5.8
<1次/天	257	2.1	29	0.3	228	2.9
1次/天	8749	46.2	3710	29.7	5039	53.5
≥2次/天	8737	47.5	5601	69.3	3136	37.8

(三)刷牙率

湖南省15岁及以上居民的刷牙率为95.8%，95%置信区间为92.7%~98.8%。

不同地区、性别、年龄组间的刷牙率不同，刷牙率均较高，率之间差别较小，差异有统计学意义(表9-2-3)。

表9-2-3　湖南省15岁及以上居民刷牙率

变量	调查人数	刷牙人数	刷牙率(%)		χ^2	P
			率	95%置信区间		
合计	18383	17743	95.8	(92.7, 98.8)		
地区					9.87	<0.01*
城市	9449	9340	99.3	(98.8, 99.7)		
农村	8934	8403	94.2	(90.0, 98.4)		
性别					9.81	<0.01*
男性	8988	8621	95.2	(91.8, 98.6)		
女性	9395	9122	96.2	(93.4, 99.0)		

续表 9－2－3

变量	调查人数	刷牙人数	刷牙率(%)		χ^2	P
			率	95%置信区间		
年龄组(岁)					50.68	<0.01*
15～24	1078	1072	99.5	(99.1, 99.9)		
25～34	2179	2167	99.4	(98.8, 99.9)		
35～44	2370	2357	98.7	(97.2, 100.0)		
45～54	4552	4512	98.7	(97.6, 99.8)		
55～64	3865	3763	97.2	(94.8, 99.7)		
≥65	4339	3872	87.6	(79.5, 95.8)		

*：$P<0.05$。

第三节　吸烟、饮酒及肥胖

一、吸烟

1. 定义

吸烟者是指累计吸烟达 100 支，并且目前仍在吸烟的居民。

吸烟率是指 10 岁及以上居民中现有吸烟人数所占的比例。

2. 吸烟率

湖南省 10 岁及以上居民的吸烟率为 25.0%，95%置信区间为 23.9%～26.1%。

农村地区吸烟率高于城市地区($\chi^2=19.46$, $P<0.05$)；男性吸烟率远高于女性($\chi^2=6184.54$, $P<0.05$)。

不同年龄组间吸烟率不同，最高的为 55～64 岁组居民，达 29.7%，最低的为 10～14 岁组居民，为 0.1%($\chi^2=597.18$, $P<0.05$)(表 9－3－1)。

表 9－3－1　湖南省 10 岁及以上居民吸烟率

变量	调查人数	吸烟人数	吸烟率(%)		χ^2	P
			率	95%置信区间		
合计	19591	5009	25.0	(23.9, 26.1)		
地区					19.46	<0.01*
城市	10008	2508	23.0	(21.6, 24.3)		
农村	9583	2501	25.9	(24.5, 27.4)		

续表 9－3－1

变量	调查人数	吸烟人数	吸烟率(%)		χ^2	P
			率	95%置信区间		
性别					6184.54	<0.01*
男性	9639	4859	50.0	(48.2，51.9)		
女性	9952	150	1.3	(1.1，1.6)		
年龄组(岁)					597.18	<0.01*
10～14	1208	1	0.1	(0.0，0.2)		
15～24	1078	124	12.0	(8.9，15.1)		
25～34	2179	598	27.1	(23.8，30.4)		
35～44	2370	708	29.5	(25.9，33.0)		
45～54	4552	1321	28.1	(25.8，30.4)		
55～64	3865	1200	29.7	(27.2，32.3)		
≥65	4339	1057	24.0	(21.7，26.2)		

*：$P<0.05$。

3. 开始吸烟的年龄

(1)开始吸烟的平均年龄

湖南省 10 岁及以上的吸烟者开始吸烟的平均年龄为 20.9 岁。

不同性别间吸烟者开始吸烟的平均年龄不同，差异有统计学意义($t=9.94$，$P<0.05$)。

不同地区间吸烟者开始吸烟的平均年龄的差异无统计学意义(表 9－3－2)。

表 9－3－2　湖南省 10 岁及以上吸烟者开始吸烟的年龄

变量	吸烟人数	开始吸烟年龄(岁)		t	P
		均数	标准差		
合计	5009	20.9	0.3		
地区				－0.49	0.64
城市	2508	21.0	0.3		
农村	2501	20.8	0.3		
性别				9.94	<0.01*
男性	4859	20.6	0.2		
女性	150	29.0	0.9		

*：$P<0.05$。

(2)开始吸烟的年龄分布

10 岁及以上的吸烟者中，74.9%的吸烟者在 15～24 岁之间开始吸烟(表 9－3－3)。

表 9-3-3　2018 年湖南省 10 岁及以上城乡吸烟者开始吸烟的年龄分布

年龄组(岁)	合计		城市		农村	
	人数(人)	构成(%)	人数(人)	构成(%)	人数(人)	构成(%)
10~14	379	7.0	172	6.6	207	7.2
15~24	4095	74.9	2077	74.0	2018	75.3
25~34	714	13.1	345	15.0	369	12.3
35~44	179	3.1	77	2.8	102	3.3
45~54	71	1.2	34	1.1	37	1.2
55~64	29	0.6	10	0.6	19	0.6
≥65	8	0.1	4	0.1	4	0.1

4. 平均每天吸烟量

(1)平均每天吸烟分布

将 10 岁及以上的吸烟者一周内平均每天吸烟量分为 10 支及以下、11~19 支和 20 支及以上三个类别。结果显示，日吸烟量≥20 支的比例为 71.1%，10 支以内的比例为 22.9%(表 9-3-4)。

表 9-3-4　湖南省 10 岁及以上吸烟者一周内平均日吸烟量构成

吸烟量	合计		城市		农村	
	人数(人)	构成(%)	人数(人)	构成(%)	人数(人)	构成(%)
≤10 支/天	1197	22.9	672	27.4	525	21.2
11~19 支/天	271	6.0	144	6.6	127	5.8
≥20 支/天	3541	71.1	1692	66.0	1849	73.0

(2)一周内平均每天吸烟量

10 岁及以上吸烟者一周内平均每天吸烟量为 20.8 支。

男性吸烟者一周内平均每天吸烟量高于女性，差异有统计学意义($t=-5.70$，$P<0.05$)；不同年龄组吸烟者平均每天吸烟量差异有统计学意义，45~54 岁组平均每天吸烟量最多(22.8 支)；不同地区吸烟者一周内平均每天吸烟量无差异(表 9-3-5)。

表 9-3-5　湖南省 10 岁及以上吸烟者一周内平均每天吸烟量

变量	吸烟人数	吸烟量(支)		t/F	P
		均数	标准差		
合计	5009	20.8	0.7		
地区				1.10	0.29
城市	2508	19.7	0.9		

续表 9-3-5

变量	吸烟人数	吸烟量(支)		t/F	P
		均数	标准差		
农村	2501	21.2	0.9		
性别				-5.70	<0.01*
男性	4859	20.9	0.7		
女性	150	15.6	1.1		
年龄组(岁)				3.34	<0.01*
10~14	1	4.0	0.0		
15~24	124	16.2	1.7		
25~34	598	17.9	1.0		
35~44	708	19.3	0.4		
45~54	1321	22.8	0.6		
55~64	1200	22.3	1.1		
≥65	1057	19.3	1.0		

*：$P<0.05$。

5. 戒烟率

戒烟率是指10岁及以上戒烟人数占吸烟人数的比例。

戒烟率=被调查者中戒烟人数/(被调查者中戒烟人数+被调查者中吸烟人数)。

10岁及以上吸烟者的戒烟率为10.8%，95%置信区间为9.3%~12.3%。

不同年龄组吸烟者戒烟率差异有统计学意义($\chi^2=256.72$，$P<0.05$)，65岁及以上组吸烟者戒烟率最高(21.1%)；不同地区、性别间戒烟率差异无统计学意义(表9-3-6)。

表 9-3-6 湖南省10岁及以上吸烟者的戒烟率

变量	调查人数	戒烟人数	戒烟率(%)		χ^2	P
			率	95%置信区间		
合计	5475	466	10.8	(9.3，12.3)		
地区					8.79	0.09
城市	2719	211	12.8	(10.2，15.4)		
农村	2756	255	10.0	(8.2，11.9)		
性别					7.45	0.06
男性	5303	444	10.6	(9.0，12.2)		
女性	172	22	17.4	(9.2，25.5)		

续表 9-3-6

变量	调查人数	戒烟人数	戒烟率(%)		χ^2	P
			率	95%置信区间		
年龄组(岁)					256.72	<0.01*
<25[1]	126	1	0.5	(0.0, 1.6)		
25~34	608	10	2.4	(0.5, 4.3)		
35~44	724	16	3.2	(1.0, 5.4)		
45~54	1393	72	7.8	(5.0, 10.6)		
55~64	1331	131	11.6	(8.6, 14.7)		
≥65	1293	236	21.1	(17.1, 25.1)		

[1]：10~14 岁组和 15~24 岁组分类人数过少，故合并为<25 岁组；

*：$P<0.05$。

二、饮酒

1. 饮酒率

饮酒者是指近一年内，10 岁及以上调查居民中，每周至少饮酒 1 次者。

饮酒率是指近一年内，10 岁及以上被调查居民中，每周饮酒为 1 次及以上的饮酒者人数占 10 岁及以上总人数的比例。

湖南省 10 岁及以上居民的饮酒率为 21.7%，95%置信区间为 20.7%~22.7%。

不同性别间近一年内饮酒率不同，男性饮酒率(39.7%)远高于女性(4.6%)(χ^2=3541.69，$P<0.05$)。不同年龄组间近一年内饮酒率不同，最高的为 55~64 岁居民，达 26.9%，差异有统计学意义(χ^2=510.22，$P<0.05$)。不同地区间饮酒率的差异无统计学意义(表 9-3-7)。

表 9-3-7　湖南省 10 岁及以上居民近一年内饮酒率

变量	调查人数	饮酒人数	饮酒率(%)		χ^2	P
			率	95%置信区间		
合计	19591	4348	21.7	(20.7, 22.7)		
地区					0.54	0.63
城市	10008	2123	22.0	(20.6, 23.4)		
农村	9583	2225	21.5	(20.2, 22.8)		
性别					3541.69	<0.01*
男性	9639	3858	39.7	(37.9, 41.4)		
女性	9952	490	4.6	(4.0, 5.2)		

续表 9-3-7

变量	调查人数	饮酒人数	饮酒率(%)		χ^2	P
			率	95%置信区间		
年龄组(岁)					510.22	<0.01*
10~14	1208	4	0.3	(0.0, 0.6)		
15~24	1078	93	8.5	(6.1, 10.9)		
25~34	2179	426	21.3	(18.2, 24.4)		
35~44	2370	556	23.1	(20.0, 26.2)		
45~54	4552	1114	23.6	(21.5, 25.7)		
55~64	3865	1097	26.9	(24.5, 29.4)		
≥65	4339	1058	22.8	(20.8, 24.9)		

*: $P<0.05$。

2. 醉酒频次

醉酒频次是指10岁及以上被调查居民中，近30天内出现因喝酒太多而感到头晕/头疼/嗜睡等醉酒症状的次数。

尽管不同性别间饮酒者近30天内醉酒频次的差异有统计学意义，但差异极小。

不同地区间饮酒者近30天内醉酒频次的差异无统计学意义(表9-3-8)。

表9-3-8 湖南省10岁及以上饮酒者近30天内醉酒频次构成

变量	饮酒人数	醉酒频次(次)		t/F	P
		均数	标准差		
合计	3499	0.2	0.0		
地区				-0.37	0.71
城市	1691	0.2	0.1		
农村	1808	0.2	0.0		
性别				-3.41	<0.01*
男性	3119	0.2	0.0		
女性	380	0.1	0.0		

*: $P<0.05$。

三、肥胖

1. BMI分布情况

本次调查的15岁及以上城乡居民中超重者占26.6%，肥胖者占7.0%。

不同地区间15岁及以上居民体质指数不同，差异有统计学意义($\chi^2=71.89$, $P<0.05$)(表9-3-9)。

表 9-3-9　湖南省 15 岁及以上居民体质指数构成

BMI 分级	合计		城市		农村	
	人数（人）	构成（%）	人数（人）	构成（%）	人数（人）	构成（%）
偏瘦	1960	10.8	799	8.1	1161	12.0
正常	10616	55.6	5418	55.7	5198	55.6
超重	4648	26.6	2596	28.8	2052	25.6
肥胖	1159	7.0	636	7.4	523	6.8

2. 性别差异

15 岁及以上居民男性超重者比例为 28.0%，女性为 25.2%；男性肥胖者比例为 7.6%，女性为 6.4%。

不同性别间 15 岁及以上居民体质指数不同，差异有统计学意义（$\chi^2=61.02$，$P<0.05$）（表 9-3-10）。

表 9-3-10　湖南省 15 岁及以上居民不同性别体质指数构成

BMI 分级	合计		男性		女性	
	人数（人）	构成（%）	人数（人）	构成（%）	人数（人）	构成（%）
偏瘦	1960	10.8	827	9.3	1133	12.3
正常	10616	55.6	5093	55.1	5523	56.1
超重	4648	26.6	2450	28.0	2198	25.2
肥胖	1159	7.0	618	7.6	541	6.4

3. 超重比例

15 岁及以上城乡居民超重比例为 26.6%，95% 置信区间为 25.3%～27.8%。

城市地区居民超重比例高于农村地区，差异有统计学意义（$\chi^2=20.76$，$P<0.05$）；男性超重比例高于女性，差异有统计学意义（$\chi^2=19.07$，$P<0.05$）；不同年龄组间超重比例不同，最高的为 45～54 岁组居民，达 33.4%，最低的为 15～24 岁组居民，为 9.3%（$\chi^2=355.23$，$P<0.05$）（表 9-3-11）。

表 9-3-11　湖南省 15 岁及以上居民中超重居民的比例

变量	调查人数	超重人数	比例（%）		χ^2	P
			比例	95% 置信区间		
合计	18383	4648	26.6	（25.3，27.8）		
地区					20.76	<0.01*
城市	9449	2596	28.8	（27.2，30.4）		

续表 9－3－11

变量	调查人数	超重人数	比例(%)		χ^2	P
			比例	95%置信区间		
农村	8934	2052	25.6	(23.9, 27.2)		
性别					19.07	0.03*
男性	8988	2450	28.0	(26.2, 29.8)		
女性	9395	2198	25.2	(23.3, 26.9)		
年龄组(岁)					355.23	<0.01*
15～24	1078	115	9.3	(6.9, 11.7)		
25～34	2179	439	19.6	(16.6, 22.6)		
35～44	2370	674	31.0	(27.3, 34.8)		
45～54	4552	1419	33.4	(30.7, 36.0)		
55～64	3865	1036	27.5	(24.8, 30.2)		
≥65	4339	965	22.8	(20.3, 25.3)		

*：$P<0.05$。

4. 肥胖比例

15 岁及以上城乡居民肥胖比例为 7.0%，95%置信区间为 6.3%～7.7%。

不同年龄组间肥胖比例不同，25～34 岁组肥胖比例最高（10.4%），差异有统计学意义（$\chi^2=120.67$，$P<0.05$）。

不同地区、性别间居民肥胖比例的差异无统计学意义（表 9－3－12）。

表 9－3－12　湖南省 15 岁及以上居民中肥胖居民的比例

变量	调查人数	肥胖人数	比例(%)		χ^2	P
			比例	95%置信区间		
合计	18383	1159	7.0	(6.3, 7.7)		
地区					2.07	0.39
城市	9449	636	7.4	(6.5, 8.3)		
农村	8934	523	6.8	(5.9, 7.8)		
性别					9.06	0.12
男性	8988	618	7.6	(6.5, 8.7)		
女性	9395	541	6.5	(5.5, 7.4)		
年龄组(岁)					120.67	<0.01*
15～24	1078	34	3.5	(1.7, 5.2)		

续表 9－3－12

变量	调查人数	肥胖人数	比例(%)		χ^2	P
			比例	95%置信区间		
25～34	2179	181	10.4	(8.1, 12.6)		
35～44	2370	173	7.6	(5.9, 9.2)		
45～54	4552	344	8.4	(6.8, 10.0)		
55～64	3865	225	7.3	(5.6, 9.1)		
≥65	4339	202	4.2	(3.0, 5.4)		

*：$P<0.05$。

第四节 2013 年与 2018 年健康相关行为与生活方式对比

一、健康档案建档率

2018 年湖南省 15 岁以上居民健康档案建档率为 58.6%，低于 2013 年建档率(61.4%)。与 2013 年相比，2018 各亚组的建档率除了 25～34 岁居民组有所升高，其余亚组均低于 2013 年相对应组别的建档率(表 9－4－1)。

表 9－4－1 2013 年和 2018 年湖南省 15 岁及以上居民健康档案建档率

变量	2018 年建档率(%)	2013 年建档率(%)
合计	58.6	61.4
地区		
城市	61.8	63.4
农村	57.2	60.8
性别		
男性	57.0	60.5
女性	60.0	62.3
年龄组(岁)		
15～24	43.8	53.1
25～34	54.1	50.1
35～44	48.8	55.0

续表 9－4－1

变量	2018 年建档率(%)	2013 年建档率(%)
45～54	54.2	62.3
55～64	61.7	64.6
≥65	70.2	73.7

二、体育锻炼率

2018 年湖南省 15 岁以上居民体育锻炼率为 45.2%，高于 2013 年体育锻炼率(20.6%)。与 2013 年相比，2018 各亚组的体育锻炼率均明显高于 2013 年相对应组别的体育锻炼率(表 9－4－2)。

表 9－4－2　2013 年和 2018 年湖南省 15 岁及以上居民体育锻炼率

变量	2018 年体育锻炼率(%)	2013 年体育锻炼率(%)
合计	45.2	20.6
地区		
城市	65.1	49.3
农村	36.4	11.9
性别		
男性	41.3	20.4
女性	48.7	20.8
年龄组(岁)		
15～24	61.8	27.7
25～34	45.3	17.5
35～44	47.0	19.6
45～54	44.6	19.7
55～64	43.3	19.9
≥65	43.1	22.1

三、体检率

2018 年湖南省 35 岁及以上居民近一年内体检率为 44.3%，低于 2013 年体检率(47.8%)。与 2013 年相比，2018 各亚组的体检率除了城市居民有所升高，其余亚组均低于

2013 年相对应组别的体检率(表 9－4－3)。

表 9－4－3　2013 年和 2018 年湖南省 35 岁及以上居民近一年内体检率

变量	2018 年体检率(%)	2013 年体检率(%)
合计	44.3	47.8
地区		
城市	57.4	50.6
农村	38.9	47.0
性别		
男性	41.9	46.3
女性	46.5	49.3
年龄组(岁)		
35～44	34.8	38.8
45～54	36.7	42.5
55～64	44.2	50.0
≥65	56.9	59.6

四、BMI 指标

(1)城乡比较

2018 年 15 岁及以上居民体质指数“正常”比例(55.6%)低于 2013 年(63.3%),“超重”“肥胖”比例(26.6%, 7.0%)高于 2013 年(20.3%, 4.0%)(图 9－3－1)。

城市和农村地区 15 岁及以上居民体质指数“偏瘦”“正常”比例较 2013 年下降,“超重”“肥胖”比例较 2013 年上升(表 9－4－4)。

表 9－4－4　2013 年和 2018 年湖南省 15 岁及以上居民体质指数城乡比较

BMI 分级	合计		城市		农村	
	2018 年	2013 年	2018 年	2013 年	2018 年	2013 年
偏瘦	10.8	12.4	8.1	9.0	12.0	13.4
正常	55.6	63.3	55.7	62.0	55.6	63.6
超重	26.6	20.3	28.8	24.4	25.6	19.2
肥胖	7.0	4.0	7.4	4.6	6.8	3.8

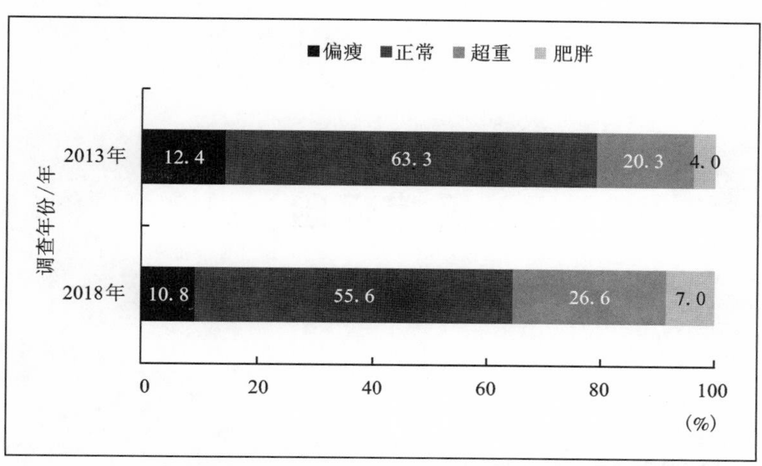

图9-3-1　2013年和2018年15岁及以上居民体质指数构成

（2）性别比较

男性和女性15岁及以上居民体质指数“偏瘦”“正常”比例较2013年下降，“超重”“肥胖”比例较2013年上升（表9-4-5）。

表9-4-5　2013年和2018年湖南省15岁及以上居民体质指数性别比较

BMI分级	合计		男性		女性	
	2018年	2013年	2018年	2013年	2018年	2013年
偏瘦	10.8	12.4	9.3	10.2	12.3	14.5
正常	55.6	63.3	55.1	64.1	56.1	62.4
超重	26.6	20.3	28.0	21.6	25.2	19.3
肥胖	7.0	4.0	7.6	4.2	6.4	3.8

第十章

医疗保险

第一节　参加医疗保险情况

一、社会医疗保险

湖南省居民社会医疗保险参保率为96.2%，95%置信区间为94.7%～97.7%。

城市参保率为94.1%，略低于农村的97.1%（$P<0.05$）。

≥65岁组居民参保率最高，为97.9%；<5岁组最低，为89.5%；组间差异有统计学意义（$\chi^2=62.64$，$P<0.05$）。

不同性别、收入水平间居民参保率差异没有统计学意义（表10－1－1）。

表10－1－1　湖南省居民参加社会医疗保险情况

变量	调查人数	参保人数	参保率（%）		χ^2	P
			率	95%置信区间		
合计	22530	21728	96.2	(94.7, 97.7)		
地区					10.91	<0.01*
城市	11404	10895	94.1	(91.5, 96.8)		
农村	11126	10833	97.1	(95.8, 98.4)		
性别					0.65	0.42
男性	11219	10818	96.1	(94.8, 97.4)		
女性	11311	10910	96.3	(94.6, 98.0)		
年龄组（岁）					62.64	<0.01*
<5	1444	1289	89.5	(82.7, 96.3)		
5～24	3781	3587	94.6	(92.1, 97.1)		

续表 10－1－1

变量	调查人数	参保人数	参保率(%)		χ^2	P
			率	95%置信区间		
25～44	4549	4377	95.9	(94.4，97.3)		
45～64	8417	8227	97.3	(96.1，98.4)		
≥65	4339	4248	97.9	(96.6，99.2)		
收入水平[1]					4.72	0.32
最低	4660	4451	95.4	(93.1，97.7)		
较低	4773	4586	95.5	(92.0，99.1)		
中等	5278	5096	96.1	(94.9，97.4)		
较高	3737	3623	97.2	(95.9，98.5)		
最高	4061	3952	96.7	(95.5，97.9)		

*：$P<0.05$；

[1]：由于存在缺失，亚组合计不等于总调查人数。

二、新型农村合作医疗

湖南省农业人口参保率为61.0%，95%置信区间为28.1%～93.9%。

男性参保率为60.8%，女性参保率为61.2%。

≥65岁居民参保率最高，为61.8%；25～44岁组最低，为59.7%；组间差异无统计学意义。

最低收入水平参保率最高，为68.2%，中等收入水平最低，为52.8%，组间差异有统计学意义($\chi^2=17.4$，$P<0.05$)。

不同性别、年龄间参保率差异没有统计学意义(表10－1－2)。

表10－1－2　湖南省农业人口参加新型农村合作医疗情况

变量	调查人数	参保人数	参保率(%)		χ^2	P
			率	95%置信区间		
合计	13436	8508	61.0	(28.1，93.9)		
性别					0.20	0.67
男性	6706	4223	60.8	(27.9，93.7)		
女性	6730	4285	61.2	(28.2，94.2)		
年龄组(岁)					0.28	0.99
<5	860	560	61.4	(28.2，94.7)		

续表 10－1－2

变量	调查人数	参保人数	参保率(%)		χ^2	P
			率	95%置信区间		
5～24	2328	1524	61.3	(29.5, 93.1)		
25～44	2530	1550	59.7	(28.9, 90.5)		
45～64	5293	3366	60.9	(27.1, 94.8)		
≥65	2425	1508	61.8	(26.0, 97.7)		
收入水平[1]					17.41	<0.01*
最低	3348	2285	68.2	(40.7, 95.6)		
较低	3094	1970	64.0	(31.9, 96.0)		
中等	3124	1883	52.8	(15.4, 90.3)		
较高	1802	1159	65.6	(34.4, 96.8)		
最高	2055	1211	56.0	(18.4, 93.7)		

*：$P<0.05$；

[1]：由于存在缺失，亚组合计不等于总调查人数。

三、城市居民参加医疗保险情况

1. 在业和离退休居民

(1)城镇职工基本医疗保险

城市在业和离退休居民参加城镇职工基本医疗保险的参保率为61.3%，95%置信区间为47.4%～75.1%。

不同年龄组间参保率差异有统计学意义($P<0.05$)。随着年龄增长，参保率呈递增趋势，65岁及以上在业和离退休居民参保率最高，为85.9%。

不同收入水平间参保率差异有统计学意义($P<0.05$)。随着收入水平升高，参保率呈递增趋势，收入水平最高的在业和离退休居民参保率最高，为80.1%。

不同性别间参保率差异无统计学意义(表10－1－3)。

表 10－1－3　城市在业和离退休居民参加城镇职工基本医疗保险情况

变量	调查人数	参保人数	参保率(%)		χ^2	P
			率	95%置信区间		
合计	6468	3125	61.3	(47.4, 75.1)		
性别					0.12	0.73
男性	3494	1630	60.8	(45.7, 75.9)		
女性	2974	1495	61.8	(48.6, 75.0)		

续表 10－1－3

变量	调查人数	参保人数	参保率(%)		χ^2	P
			率	95%置信区间		
年龄组(岁)					71.62	<0.01*
15～24	239	50	29.8	(11.4, 48.2)		
25～44	2334	935	54.3	(46.4, 62.2)		
45～64	2635	1161	56.8	(35.9, 77.8)		
≥65	1257	979	85.9	(78.0, 93.7)		
收入水平[1]					401.93	<0.01*
最低	941	181	25.8	(6.4, 45.3)		
较低	1111	318	37.1	(18.1, 56.1)		
中等	1499	611	57.9	(43.7, 72.1)		
较高	1487	975	72.8	(59.3, 86.4)		
最高	1424	1037	80.1	(75.2, 85.1)		

*：$P<0.05$；

[1]：由于存在缺失，亚组合计不等于总调查人数。

(2)城镇居民基本医疗保险

城市在业和离退休居民参加城镇居民基本医疗保险的参保率为20.4%，95%置信区间为12.1%～28.8%。

低年龄组参保率相对较高，不同年龄组间参保率差异有统计学意义($P<0.05$)。

不同收入水平间参保率差异有统计学意义($P<0.05$)。随着收入水平升高，参保率呈递减趋势，收入水平最低的在业和离退休居民参保率最高，为34.6%。

不同性别间参保率差异无统计学意义(表10－1－4)。

表 10－1－4　城市在业和离退休居民参加城镇居民基本医疗保险情况

变量	调查人数	参保人数	参保率(%)		χ^2	P
			率	95%置信区间		
合计	6468	1209	20.4	(12.1, 28.8)		
性别					0.31	0.58
男性	3494	620	19.9	(10.3, 29.5)		
女性	2974	589	21.1	(13.4, 28.8)		
年龄组(岁)					20.31	<0.01*
15～24	239	57	31.1	(14.2, 48.0)		
25～44	2334	525	23.4	(15.4, 31.3)		

续表 10－1－4

变量	调查人数	参保人数	参保率(%)		χ^2	P
			率	95%置信区间		
45～64	2635	486	22.4	(10.7, 34.1)		
≥65	1257	139	10.1	(3.3, 16.9)		
收入水平[1]					353.66	<0.01*
最低	941	232	34.6	(23.1, 46.1)		
较低	1111	283	33.1	(24.9, 41.3)		
中等	1499	320	23.9	(14.0, 33.8)		
较高	1487	229	14.8	(5.4, 24.3)		
最高	1424	144	10.4	(5.9, 15.0)		

*：$P<0.05$；

[1]：由于存在缺失，亚组合计不等于总调查人数。

(3)新型农村合作医疗

城市在业和离退休居民参加新型农村合作医疗的参保率为17.4%，95%置信区间为7.6%～27.2%。

尽管不同性别间参保率差异有统计学意义，但差别很小。

不同年龄组间参保率差异有统计学意义($P<0.05$)。随着年龄增长，参保率呈递减趋势，15～24岁在业和离退休居民参保率最高，为28.5%。

不同收入水平间参保率差异有统计学意义($P<0.05$)。随着收入水平升高，参保率呈递减趋势，收入水平最低的在业和离退休居民参保率最高，为40.5%(表10－1－5)。

表10－1－5　城市在业和离退休居民参加新型农村合作医疗情况

变量	调查人数	参保人数	参保率(%)		χ^2	P
			率	95%置信区间		
合计	6468	1738	17.4	(7.6, 27.2)		
性别					27.61	<0.01*
男性	3494	1031	19.3	(8.3, 30.2)		
女性	2974	707	15.3	(6.7, 23.8)		
年龄组(岁)					14.38	<0.01*
15～24	239	97	28.5	(9.2, 47.9)		
25～44	2334	678	18.7	(12.1, 25.4)		
45～64	2635	832	21.4	(6.2, 36.6)		
≥65	1257	130	5.6	(0, 14.1)		

续表 10－1－5

变量	调查人数	参保人数	参保率(%)		χ^2	P
			率	95%置信区间		
收入水平[1]					65.20	<0.01*
最低	941	453	40.5	(9.6，71.4)		
较低	1111	398	24.5	(10.7，38.3)		
中等	1499	432	17.4	(7.1，27.7)		
较高	1487	251	13.0	(5.3，20.7)		
最高	1424	202	8.7	(5.8，11.6)		

*：$P<0.05$；

[1]：由于存在缺失，亚组合计不等于总调查人数。

(4)城乡居民基本医疗保险

城市在业和离退休居民参加城乡居民基本医疗保险的参保率为6.9%，95%置信区间为0～16.4%。

不同收入水平间参保率差异有统计学意义($P<0.05$)。随着收入水平升高，参保率呈递减趋势，收入水平最低的在业和离退休居民参保率最高，为18.5%(表10－1－6)。

表10－1－6 城市在业和离退休居民参加城乡居民基本医疗保险情况

变量	调查人数	参保人数	参保率(%)		χ^2	P
			率	95%置信区间		
合计	6468	627	6.9	(0，16.4)		
性别					—	—
男性	3494	379	8.6	(0，19.8)		
女性	2974	248	4.9	(0，11.8)		
年龄组(岁)					—	—
15～24	239	36	8.7	(0.4，17.0)		
25～44	2334	240	5.3	(0，11.1)		
45～64	2635	304	10.2	(0，25.1)		
≥65	1257	47	2.4	(0，5.1)		
收入水平[1]					2413.84	<0.01*
最低	941	116	18.5	(0，45.1)		
较低	1111	173	12.0	(0，26.1)		
中等	1499	194	5.8	(0.2，11.4)		
较高	1487	93	5.6	(0，15.1)		
最高	1424	51	1.8	(0，3.9)		

*：$P<0.05$；

[1]：由于存在缺失，亚组合计不等于总调查人数。

(5)三保合一

城市在业和离退休居民参加三保合一的参保率为7.2%，95%置信区间为0～18.0%。

不同收入水平间参保率差异有统计学意义($P<0.05$)。

表10－1－7　城市在业和离退休居民参加三保合一情况

变量	调查人数	参保人数	参保率(%)		χ^2	P
			率	95%置信区间		
合计	6468	443	7.2	(0, 18.0)		
性别					—	—
男性	3494	269	8.6	(0, 20.9)		
女性	2974	174	5.7	(0, 14.2)		
年龄组(岁)					—	—
15～24	239	14	1.9	(0, 4.0)		
25～44	2334	159	7.7	(0, 19.6)		
45～64	2635	184	8.1	(0, 19.9)		
≥65	1257	86	5.5	(0, 13.0)		
收入水平[1]					10.87	0.03
最低	941	48	7.9	(0, 19.9)		
较低	1111	79	4.0	(0.4, 7.7)		
中等	1499	106	6.7	(0, 16.2)		
较高	1487	101	6.4	(0, 16.9)		
最高	1424	109	9.9	(0, 26.2)		

*：$P<0.05$；

[1]：由于存在缺失，亚组合计不等于总调查人数。

2. 其他居民

(1)城镇职工基本医疗保险

城市其他居民参加城镇职工基本医疗保险的参保率为4.4%，95%置信区间为0～10.1%。

男性参保率为6.0%，高于女性的3.6%，不同性别间参保率差异有统计学意义($P<0.05$)。

不同年龄组间参保率差异有统计学意义($P<0.05$)。45～64岁组参保率最高，为8.2%。

不同收入水平间参保率差异无统计学意义(表10－1－8)。

表 10-1-8　城市其他居民参加城镇职工基本医疗保险情况

变量	调查人数	参保人数	参保率(%)		χ^2	P
			率	95%置信区间		
合计	3540	119	4.4	(0, 10.1)		
性别					6.66	<0.01*
男性	1377	57	6.0	(0.7, 11.2)		
女性	2163	62	3.6	(0, 9.4)		
年龄组(岁)					30.86	<0.01*
5~24	963	5	0.2	(0, 0.6)		
25~44	517	27	7.5	(0, 17.0)		
45~64	1159	81	8.2	(0, 20.9)		
≥65	901	6	1.6	(0.7, 2.5)		
收入水平[1]					2.82	0.59
最低	1194	29	3.5	(0, 8.4)		
较低	907	25	4.8	(0, 11.0)		
中等	869	36	3.6	(0, 10.9)		
较高	358	16	5.2	(0, 14.9)		
最高	212	13	8.0	(2.4, 13.6)		

*：$P<0.05$；

[1]：由于存在缺失，亚组合计不等于总调查人数。

(2)城镇居民基本医疗保险

城市其他居民参加城镇居民基本医疗保险的参保率为56.4%，95%置信区间为45.9%~66.9%。

不同年龄组间参保率差异有统计学意义($P<0.05$)。5~24岁组参保率最高，为66.7%。不同性别、收入水平间参保率差异均无统计学意义(表10-1-9)。

表 10－1－9　城市其他居民参加城镇居民基本医疗保险情况

变量	调查人数	参保人数	参保率(%)		χ^2	P
			率	95%置信区间		
合计	3540	1325	56.4	(45.9, 66.9)		
性别					0.20	0.66
男性	1377	500	57.2	(42.9, 71.5)		
女性	2163	825	56.0	(47.3, 64.7)		
年龄组(岁)					15.74	<0.01*
5～24	963	443	66.7	(55.6, 77.8)		
25～44	517	190	42.7	(31.2, 54.2)		
45～64	1159	401	55.0	(37.9, 72.1)		
≥65	901	291	57.0	(46.3, 67.7)		
收入水平[1]					5.54	0.24
最低	1194	405	56.2	(42.1, 70.2)		
较低	907	316	49.3	(39.6, 59.0)		
中等	869	322	60.8	(41.3, 80.3)		
较高	358	175	60.9	(53.2, 68.5)		
最高	212	107	57.8	(49.3, 66.4)		

[1]：由于存在缺失，亚组合计不等于总调查人数。

(3)新型农村合作医疗

城市其他居民参保率为43.7%，95%置信区间为22.9%～64.4%。

不同年龄组间参保率差异有统计学意义($P<0.05$)。随着年龄增长，参保率呈递增趋势，65岁以上城市其他居民参保率最高，为61.8%。

不同收入水平间参保率差异有统计学意义。随着收入水平升高，参保率呈递减趋势，收入水平最低的城市其他居民参保率最高，为57.2%(表10－1－10)。

表 10－1－10　城市其他居民参加新型农村合作医疗情况

变量	调查人数	参保人数	参保率(%)		χ^2	P
			率	95%置信区间		
合计	3540	1663	43.7	(22.9, 64.4)		
性别					—	—
男性	1377	628	39.0	(14.9, 63.0)		
女性	2163	1035	46.1	(27.7, 64.5)		

续表 10－1－10

变量	调查人数	参保人数	参保率(%)		χ^2	P
			率	95%置信区间		
年龄组(岁)					300.11	<0.01*
5～24	963	352	27.0	(12.7, 41.4)		
25～44	517	225	40.4	(18.2, 62.5)		
45～64	1159	567	45.7	(25.4, 66.0)		
≥65	901	519	61.8	(37.1, 86.6)		
收入水平[1]					12.02	0.02
最低	1194	666	57.2	(21.7, 92.8)		
较低	907	413	42.6	(25.2, 59.9)		
中等	869	379	36.3	(21.4, 51.1)		
较高	358	133	34.7	(12.5, 56.9)		
最高	212	72	33.8	(17.1, 50.6)		

*：$P<0.05$；

[1]：由于存在缺失，亚组合计不等于总调查人数。

(4)城乡居民基本医疗保险

城市其他居民参保率为21.9%，95%置信区间为0.9%～43%。

不同收入水平间参保率差异有统计学意义。收入水平最低的城市其他居民参保率最高，为29.5%(表10－1－11)。

表 10－1－11　城市其他居民参加城乡居民基本医疗保险情况

变量	调查人数	参保人数	参保率(%)		χ^2	P
			率	95%置信区间		
合计	3540	702	21.9	(0.9, 43.0)		
性别					—	—
男性	1377	274	20.4	(0, 41.9)		
女性	2163	428	22.7	(2.1, 43.3)		
年龄组(岁)					—	—
5～24	963	158	12.9	(0, 27.1)		
25～44	517	74	13.9	(1.1, 26.7)		
45～64	1159	238	25.9	(2.6, 49.1)		
≥65	901	232	32.5	(8.4, 56.5)		
收入水平[1]					36.77	<0.01*
最低	1194	193	29.5	(0, 61.3)		

续表 10－1－11

变量	调查人数	参保人数	参保率(%)		χ^2	P
			率	95%置信区间		
较低	907	224	26.4	(3.0，49.9)		
中等	869	196	13.9	(4.2，23.7)		
较高	358	61	15.9	(0，34.26)		
最高	212	28	15.2	(0.8，29.6)		

*：$P<0.05$；

[1]：由于存在缺失，亚组合计不等于总调查人数。

(5)三保合一

城市其他居民参保率为9.7%，95%置信区间为0～20.9%。

不同收入水平间参保率差异有统计学意义。收入水平最低的城市其他居民参保率最高，为15.2%(表10－1－12)。

表10－1－12　城市其他居民参加三保合一情况

变量	调查人数	参保人数	参保率(%)		χ^2	P
			率	95%置信区间		
合计	3540	244	9.7	(0，20.9)		
性别					—	—
男性	1377	83	2.7	(0，6.0)		
女性	2163	161	7.0	(0，14.9)		
年龄组(岁)					—	—
5～24	963	42	7.2	(0，18.4)		
25～44	517	21	5.2	(1.0，9.4)		
45～64	1159	115	12.7	(0，26.5)		
≥65	901	66	11.5	(0.4，22.6)		
收入水平[1]					23.99	<0.01*
最低	1194	78	15.2	(0，34.5)		
较低	907	57	7.8	(0，16.1)		
中等	869	60	5.3	(0，10.6)		
较高	358	30	11.1	(0，28.6)		
最高	212	19	6.6	(2.5，10.7)		

*：$P<0.05$；

[1]：由于存在缺失，亚组合计不等于总调查人数。

四、农村居民参加医疗保险情况

1. 在业和离退休居民

(1)城镇职工基本医疗保险

农村在业和离退休居民参加城镇职工基本医疗保险的参保率为8.73%，95%置信区间为0~21.3%。

表10-1-13　农村在业和离退休居民参加城镇职工基本医疗保险情况

变量	调查人数	参保人数	参保率(%)		χ^2	P
			率	95%置信区间		
合计	5631	188	8.7	(0, 21.3)		
性别					0.18	0.67
男性	3169	124	9.0	(0, 21.1)		
女性	2462	64	8.5	(0, 21.7)		
年龄组(岁)					—	—
15~24	127	6	3.7	(0, 8.3)		
25~44	1335	39	6.7	(0, 15.7)		
45~64	3293	94	7.0	(0, 17.0)		
≥65	872	49	16.8	(0, 39.6)		
收入水平[1]					—	—
最低	899	21	5.4	(0, 13.1)		
较低	1127	10	1.1	(0.4, 1.9)		
中等	1280	21	5.0	(0, 12.2)		
较高	876	30	7.2	(0, 17.3)		
最高	1443	106	18.0	(0, 39.9)		

*：$P<0.05$；

[1]：由于存在缺失，亚组合计不等于总调查人数。

(2)城镇居民基本医疗保险

农村在业和离退休居民参加城镇居民基本医疗保险的参保率为17.3%，95%置信区间为0~40.8%。

不同年龄组间参保率差异有统计学意义($P<0.05$)，65岁及以上在业和离退休居民参保率最高，为21.7%。

不同性别间参保率差异无统计学意义(表10-1-14)。

表 10－1－14　农村在业和离退休居民参加城镇居民基本医疗保险情况

变量	调查人数	参保人数	参保率(%)		χ^2	P
			率	95%置信区间		
合计	5631	283	17.3	(0, 40.8)		
性别					0.65	0.42
男性	3169	162	16.2	(0, 36.9)		
女性	2462	121	18.6	(0, 45.7)		
年龄组(岁)					9.74	0.02*
15～24	127	4	6.4	(0, 21.3)		
25～44	1335	81	17.0	(0, 38.0)		
45～64	3293	160	16.4	(0, 39.0)		
≥65	872	38	21.7	(0, 52.6)		
收入水平[1]					—	—
最低	899	22	4.4	(0, 9.5)		
较低	1127	53	11.8	(0, 28.0)		
中等	1280	79	18.5	(0, 43.8)		
较高	876	38	20.1	(0, 50.7)		
最高	1443	91	23.8	(0, 53.2)		

*：$P<0.05$；

[1]：由于存在缺失，亚组合计不等于总调查人数。

(3)新型农村合作医疗

农村在业和离退休居民参保率为35.7%，95%置信区间为4.9%～66.5%。

不同年龄组间参保率差异有统计学意义($P<0.05$)。随着年龄增长，参保率呈递减趋势，15～24岁在业和离退休居民参保率最高，为42.3%。

不同收入水平间参保率差异无统计学意义($P<0.05$)(表10－1－15)。

表 10－1－15　农村在业和离退休居民参加新型农村合作医疗情况

变量	调查人数	参保人数	参保率(%)		χ^2	P
			率	95%置信区间		
合计	5631	2541	35.7	(4.9, 66.5)		
性别					—	—
男性	3169	1483	37.8	(5.3, 70.4)		
女性	2462	1058	33.3	(4.6, 62.0)		

续表 10－1－15

变量	调查人数	参保人数	参保率(%)		χ^2	P
			率	95%置信区间		
年龄组(岁)					17.18	<0.01*
15～24	127	62	42.3	(0, 87.8)		
25～44	1335	682	40.3	(6.8, 73.7)		
45～64	3293	1521	37.9	(4.8, 70.9)		
≥65	872	276	23.3	(2.4, 44.2)		
收入水平[1]					7.98	0.09
最低	899	456	48.3	(8.5, 88.1)		
较低	1127	553	47.0	(5.6, 88.4)		
中等	1280	537	31.5	(0.1, 63.0)		
较高	876	381	34.0	(4.1, 64.0)		
最高	1443	614	28.4	(0, 57.4)		

*：$P<0.05$；

[1]：由于存在缺失，亚组合计不等于总调查人数。

(4)城乡居民基本医疗保险

农村在业和离退休居民参保率为42.6%，95%置信区间为0～93.8%。

不同年龄、性别组间参保率差异无统计学意义(表10－1－16)。

表 10－1－16　农村在业和离退休居民参加城乡居民基本医疗保险情况

变量	调查人数	参保人数	参保率(%)		χ^2	P
			率	95%置信区间		
合计	5631	2798	42.6	(0, 93.8)		
性别					0.002	0.96
男性	3169	1516	42.6	(0, 91.5)		
女性	2462	1282	42.7	(0, 96.8)		
年龄组(岁)					1.38	0.71*
15～24	127	58	55.4	(9.2, 100)		
25～44	1335	574	40.6	(0, 91.0)		
45～64	3293	1632	43.6	(0, 92.9)		
≥65	872	530	40.6	(0, 100)		
收入水平[1]					—	—
最低	899	454	48.7	(0.1, 97.3)		
较低	1127	564	48.4	(3.6, 93.2)		

续表 10－1－16

变量	调查人数	参保人数	参保率(%)		χ^2	P
			率	95%置信区间		
中等	1280	669	48.4	(0, 100)		
较高	876	437	41.0	(0, 93.1)		
最高	1443	668	32.9	(0, 83.4)		

*：$P<0.05$；

[1]：由于存在缺失，亚组合计不等于总调查人数。

(5)三保合一

农村在业和离退休居民参保率为6.1%，95%置信区间为0～12.5%。

不同性别间参保率差异有统计学意义($P<0.05$)，但差别不大。

不同年龄组间参保率差异有统计学意义($P<0.05$)。随着年龄增长，参保率呈递减趋势，15～24岁在业和离退休居民参保率最高，为12.4%。

不同收入水平间参保率差异无统计学意义($P<0.05$)(表10－1－17)。

表 10－1－17　农村在业和离退休居民参加三保合一情况

变量	调查人数	参保人数	参保率(%)		χ^2	P
			率	95%置信区间		
合计	5631	308	6.1	(0, 12.5)		
性别					4.37	0.04
男性	3169	179	7.1	(0, 15.3)		
女性	2462	129	5.0	(0.5, 9.4)		
年龄组(岁)					12.02	0.007*
15～24	127	11	12.4	(0, 30.6)		
25～44	1335	74	6.8	(0, 14.3)		
45～64	3293	186	6.6	(0, 13.7)		
≥65	872	37	3.3	(0.5, 6.1)		
收入水平[1]					2.58	0.63
最低	899	43	5.5	(0, 11.2)		
较低	1127	55	7.8	(0, 18.2)		
中等	1280	81	7.4	(0, 16.3)		
较高	876	30	4.4	(0, 9.5)		
最高	1443	99	5.4	(0, 11.6)		

*：$P<0.05$；

[1]：由于存在缺失，亚组合计不等于总调查人数。

2. 其他居民

(1)城镇职工基本医疗保险

农村其他居民参加城镇职工基本医疗保险的参保率为0.3%，95%置信区间为0.1～0.5%。

不同收入水平间参保率差异无统计学意义(表10－1－18)。

表10－1－18 农村其他居民参加城镇职工基本医疗保险情况

变量	调查人数	参保人数	参保率(%)		χ^2	P
			率	95%置信区间		
合计	3952	14	0.3	(0.1, 0.5)		
性别					0.59	0.44
男性	1599	7	0.4	(0, 1.0)		
女性	2353	7	0.2	(0.02, 0.4)		
年龄组(岁)					—	—
<5	0	0				
5～24	950	3	0.3	(0, 0.9)		
25～44	363	0	0.0	0		
45～64	1330	5	0.3	(0.09, 0.5)		
≥65	1309	6	0.4	(0.04, 0.8)		
收入水平[1]					2.75	0.60
最低	1045	5	0.5	(0, 1.1)		
较低	851	3	0.4	(0, 1.0)		
中等	870	3	0.2	(0, 0.6)		
较高	575	1	0.1	(0, 0.4)		
最高	608	2	0.2	(0, 0.5)		

*：$P<0.05$；

[1]：由于存在缺失，亚组合计不等于总调查人数；

—：表示某些组结果全为阳性，无法计算Rao－Scott调整卡方检验值和P值。

(2)城镇居民基本医疗保险

农村其他居民参加城镇居民基本医疗保险的参保率为10.4%，95%置信区间为0～23.4%。

不同性别、年龄组、收入水平间参保率差异无统计学意义($P<0.05$)(表10－1－19)。

表 10－1－19　农村其他居民参加城镇居民基本医疗保险情况

变量	调查人数	参保人数	参保率(%)		χ^2	P
			率	95%置信区间		
合计	3952	162	10.4	(0, 23.4)		
性别					0.15	0.70
男性	1599	69	10.7	(0, 22.6)		
女性	2353	93	10.1	(0, 24.0)		
年龄组(岁)					5.56	0.14
<5	0	0	0.0			
5～24	950	48	13.9	(0, 30.2)		
25～44	363	13	15.2	(0, 34.7)		
45～64	1330	63	12.5	(0, 31.6)		
≥65	1309	38	3.7	(0, 12.2)		
收入水平[1]					4.59	0.33
最低	1045	25	3.7	(0, 12.1)		
较低	851	42	9.7	(0, 30.1)		
中等	870	47	15.7	(0, 35.7)		
较高	575	24	10.1	(0, 22.2)		
最高	608	24	14.9	(0, 36.5)		

*：$P<0.05$；

[1]：由于存在缺失，亚组合计不等于总调查人数。

(3)新型农村合作医疗

农村其他居民参保率为59.1%，95%置信区间为21.8%～96.4%。

不同性别、年龄组、收入水平间参保率差异无统计学意义($P<0.05$)(表10－1－20)。

表 10－1－20　农村其他居民参加新型农村合作医疗情况

变量	调查人数	参保人数	参保率(%)		χ^2	P
			率	95%置信区间		
合计	3952	2569	59.1	(21.8, 96.4)		
性别					0.057	0.81
男性	1599	1028	58.7	(22.8, 94.6)		
女性	2353	1541	59.4	(20.8, 98.0)		
年龄组(岁)					3.08	0.38
<5	0	0				

续表 10－1－20

变量	调查人数	参保人数	参保率(%)		χ^2	P
			率	95%置信区间		
5～24	950	573	52.0	(16.1, 87.9)		
25～44	363	251	60.3	(34.4, 86.1)		
45～64	1330	930	64.0	(27.3, 100)		
≥65	1309	815	60.2	(14.3, 100)		
收入水平[1]					7.77	0.10
最低	1045	715	67.1	(29.3, 100)		
较低	851	546	63.2	(19.0, 100)		
中等	870	531	48.5	(11.6, 85.4)		
较高	575	389	62.2	(25.1, 99.3)		
最高	608	388	53.7	(16.3, 91.2)		

*：$P<0.05$；

[1]：由于存在缺失，亚组合计不等于总调查人数。

(4)城乡居民基本医疗保险

农村其他居民参保率为34%，95%置信区间为0～75.1%。

不同年龄间参保率差异有统计学意义($P<0.05$)。5～24岁农村其他居民参保率最高，为36.1%。

不同性别、收入水平间参保率差异无统计学意义($P<0.05$)(表10－1－21)。

表10－1－21　农村其他居民参加城乡居民基本医疗保险情况

变量	调查人数	参保人数	参保率(%)		χ^2	P
			率	95%置信区间		
合计	3952	1286	34.0	(0, 75.1)		
性别					0.32	0.57
男性	1599	527	32.8	(0, 73.9)		
女性	2353	759	35.0	(0, 76.4)		
年龄组(岁)					7.93	0.048
<5	0	0				
5～24	950	341	36.1	(0, 81.0)		
25～44	363	98	24.9	(0, 59.1)		
45～64	1330	376	30.4	(0, 70.1)		
≥65	1309	471	38.6	(0, 80.9)		

续表 10－1－21

变量	调查人数	参保人数	参保率(%)		χ^2	P
			率	95%置信区间		
收入水平[1]					4.08	0.40
最低	1045	326	33.3	(0，72.1)		
较低	851	295	36.1	(0，78.2)		
中等	870	299	37.4	(0，82.0)		
较高	575	171	31.7	(0，69.2)		
最高	608	192	29.4	(0，72.9)		

*：$P<0.05$；

[1]：由于存在缺失，亚组合计不等于总调查人数。

(5)三保合一

农村其他居民参保率为7.8%，95%置信区间为0～17.2%。

不同年龄间参保率差异有统计学意义($P<0.05$)。45～64岁农村其他居民参保率最高，为12.0%。

不同收入水平间参保率差异有统计学意义($P<0.05$)。

不同性别间参保率差异无统计学意义($P<0.05$)(表10－1－22)。

表10－1－22　农村其他居民参加三保合一情况

变量	调查人数	参保人数	参保率(%)		χ^2	P
			率	95%置信区间		
合计	3952	194	7.8	(0，17.2)		
性别					1.20	0.27
男性	1599	78	7.1	(0，14.8)		
女性	2353	116	8.3	(0，19.0)		
年龄组(岁)					21.90	<0.01*
<5	0					
5～24	950	50	7.2	(0，15.4)		
25～44	363	23	6.4	(0.1，12.8)		
45～64	1330	84	12.0	(0，28.6)		
≥65	1309	37	4.6	(0，9.8)		
收入水平[1]					68.10	<0.01*
最低	1045	30	5.0	(0，11.1)		
较低	851	61	12.3	(0，28.2)		

续表 10－1－22

变量	调查人数	参保人数	参保率(%)		χ^2	P
			率	95%置信区间		
中等	870	48	8.1	(0, 17.8)		
较高	575	26	7.6	(0, 16.1)		
最高	608	29	6.2	(0, 13.4)		

*：$P<0.05$；

[1]：由于存在缺失，亚组合计不等于总调查人数。

第二节　医疗服务需求及利用

一、两周患病率

参加城镇职工基本医疗保险居民的两周患病率最高，为43.6%；无保险居民最低，为19.2%(表10－2－1)。

表10－2－1　不同保险覆盖下居民的两周患病情况

保险类型	调查人数	患病例数	患病率(%)	
			率	95%置信区间
城镇职工基本医疗保险	3459	1506	43.6	(38.9, 48.3)
城镇居民基本医疗保险	3693	1108	32.7	(27.0, 38.5)
新型农村合作医疗	9914	2553	30.7	(21.7, 39.7)
城乡居民基本医疗保险	6177	1922	33.6	(32.6, 34.6)
三保合一	1350	381	32.5	(30.0, 35.0)
无保险	802	159	19.2	(15.3, 23.2)

二、就诊情况

1. 两周患病就诊率

城乡居民基本医疗保险居民两周患病就诊率最高；参加城镇职工基本医疗保险居民两周患病率就诊最低(表10－2－2)。

表 10－2－2　不同保险覆盖下居民两周患病就诊情况

保险类型	患病例数	就诊例数	就诊率(%)	
			率	95%置信区间
城镇职工基本医疗保险	1506	493	35.8	(25.4, 46.2)
城镇居民基本医疗保险	1108	571	38.3	(29.0, 47.7)
新型农村合作医疗	2553	1582	42.8	(32.0, 53.6)
城乡居民基本医疗保险	1922	1225	50.3	(39.4, 60.9)
三保合一	381	254	50.0	(31.4, 42.9)
无保险	159	138	36.1	(28.9, 43.3)

2. 近一年住院情况

参加城乡居民基本医疗保险居民的近一年住院率最高，为 18.1%；三保合一居民最低，为 3.5%(表 10－2－3)。

表 10－2－3　不同保险覆盖下居民近一年住院情况

保险类型	调查人数	住院例数	住院率(%)	
			率	95%置信区间
城镇职工基本医疗保险	3459	572	17.0	(14.5, 19.5)
城镇居民基本医疗保险	3693	389	16.4	(10.3, 22.5)
新型农村合作医疗	9914	1150	13.7	(10.0, 17.4)
城乡居民基本医疗保险	6177	998	18.1	(16.0, 20.2)
三保合一	1350	169	3.5	(9.9, 24.9)
无保险	802	61	8.3	(1.0, 15.6)

3. 近一年应住院未住院情况

参加三保合一的居民近一年应住院未住院率最高，为 38.0%(表 10－2－4)。

表 10－2－4　不同保险覆盖下居民近一年应住院未住院情况

保险类型	应住院例数	未住院例数	应住院未住院率(%)	
			率	95%置信区间
城镇职工基本医疗保险	881	173	14.6	(10.3, 19.0)
城镇居民基本医疗保险	794	321	26.3	(1.1, 51.6)
新型农村合作医疗	1822	498	20.5	(10.0, 31.0)
城乡居民基本医疗保险	1607	348	17.8	(4.8, 30.7)
三保合一	418	191	38.0	(17.0, 59.0)
无保险	250	45	14.7	(9.4, 20.0)

三、就诊患者自付费用

1. 两周就诊患者自付费用

以中位数衡量两周就诊患者的自付费用时，城镇职工基本医疗保险居民最高，为233元；以均数衡量时，参加城镇职工医疗保险的居民最高，为1751元(表10-2-5)。

表10-2-5　不同保险覆盖下两周就诊患者自付费用情况

保险类型	自付费用(元)		自付费用(元)	
	中位数	四分位间距	均数	标准差
城镇职工基本医疗保险	233	1241	1751	370
城镇居民基本医疗保险	137	447	547	95
新型农村合作医疗	119	459	1485	238
城乡居民基本医疗保险	99	250	516	60
三保合一	96	249	367	79
无保险	226	455	667	163

2. 近一年住院患者住院总费用

以中位数衡量近一年住院患者住院总费用时，参加城镇职工基本医疗保险的近一年住院患者住院总费用最高；以均数衡量时，参加城镇职工基本医疗保险的近一年住院总费用最高(表10-2-6)。

表10-2-6　不同保险覆盖下近一年住院患者住院总费用情况

保险类型	住院总费用(元)		住院总费用(元)	
	中位数	四分位间距	均数	标准差
城镇职工基本医疗保险	7635.5	8028	12769	543.7
城镇居民基本医疗保险	4178.8	4070	5894	344.5
新型农村合作医疗	3707	5415	7652	653.4
城乡居民基本医疗保险	2308	4012	5451	275.6
三保合一	2447	3742	4433	679.3
无保险	5800	12374	11792	1614.2

3. 近一年住院患者住院自付费用

以中位数衡量近一年住院患者住院自付费用时，参加城镇职工基本医疗保险居民和无保险居民最高；以均数衡量时，城镇职工基本医疗保险居民最高(表10-2-7)。

表 10-2-7　不同保险覆盖下近一年住院患者住院自付费用情况

保险类型	住院自付费用(元)		住院自付费用(元)	
	中位数	四分位间距	均数	标准差
城镇职工基本医疗保险	2617.6	3677	4323	490.9
城镇居民基本医疗保险	1409	2384	2775	317.9
新型农村合作医疗	1197.4	3006	3701	601.2
城乡居民基本医疗保险	844	2206	2728	169.9
三保合一	754	2036	1825	330.9
无保险	2548	3681	3751	388.2

4. 近一年住院患者住院自付比例

以中位数衡量近一年住院患者住院自付比例时，参加城乡居民基本医疗保险居民最高；以均数衡量时，参加新型农村合作医疗居民最高(表 10-2-8)。

表 10-2-8　不同保险覆盖下近一年住院患者住院自付比例情况

保险类型	住院自付比例(%)		住院自付比例(%)	
	中位数	四分位间距	均数	95%置信区间
城镇职工基本医疗保险	33.3	27.2	36.8	(31.7, 42.0)
城镇居民基本医疗保险	38.1	22.3	41.5	(35.1, 47.8)
新型农村合作医疗	36.9	46.6	45.1	(36.6, 53.5)
城乡居民基本医疗保险	39.7	41.2	42.8	(37.9, 47.7)
三保合一	25.7	31.1	31.8	(26.6, 36.9)
无保险	31.4	27.3	36.8	(28.1, 45.4)

第三节　2013 年与 2018 年医疗保险主要指标比较

一、社会医疗保险

2018 年湖南省居民社会医疗保险参保率为 96.2%，95% 置信区间为94.7% ~97.7%。

城市参保率为 94.1%，略低于农村的 97.1%($P<0.05$)。

≥65 岁组居民参保率最高，为 97.9%；<5 岁组最低，为 89.5%；组间差异有统计学意义($\chi^2=62.6$，$P<0.05$)。

不同性别、收入水平间居民参保率差异没有统计学意义(图 10-3-1)。

2013 年湖南省居民社会医疗保险参保率为 96.6%，95% 置信区间为95.5% ~97.7%。

城市参保率为 93.5%，略低于农村的 97.5%（$P<0.05$）。

男性参保率为 96.1%，稍低于女性的 97.1%（$P<0.05$）。

45 ~64 岁组居民参保率最高，为 98.6%；<5 岁组最低，为 87.5%；组间差异有统计学意义（$\chi^2=81.05$，$P<0.05$）。

不同收入水平间居民参保率差异没有统计学意义。

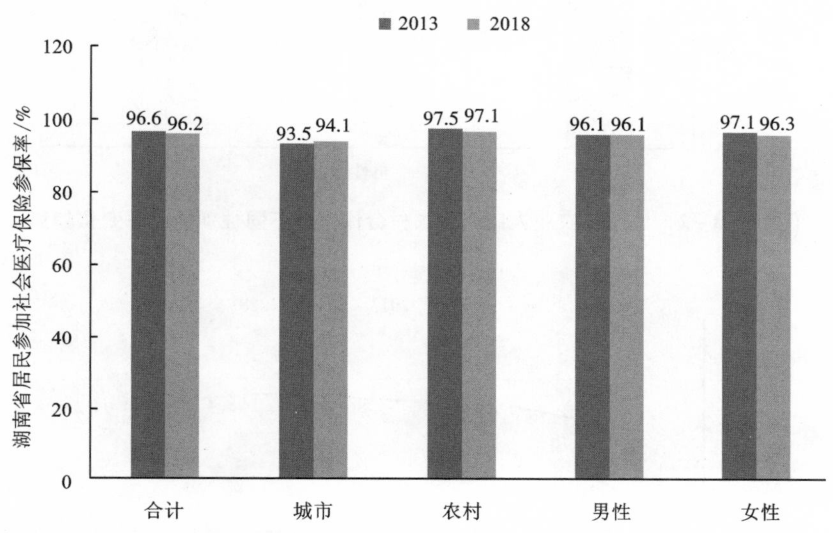

图 10－3－1　湖南省居民参加社会医疗保险参保率变化趋势

二、新型农村合作医疗

2018 年湖南省农业人口参保率为 61.0%，95% 置信区间为 28.1% ~93.9%。

男性参保率为 60.8%，女性参保率为 61.2%。

≥65 岁居民参保率最高，为 61.8%；25 ~45 岁组最低，为 59.7%；组间差异无统计学意义。

最低收入水平参保率最高，为 68.2%，中等收入水平参保率最低，为 52.8%；组间差异有统计学意义（$\chi^2=17.4$，$P<0.05$）。

不同性别、年龄间参保率差异没有统计学意义（图 10－3－2）。

2013 年湖南省农业人口参保率为 96.3%，95% 置信区间为 94.9% ~97.7%。

男性参保率为 95.9%，稍低于女性的 96.7%（$P<0.05$）。

45 ~64 岁居民参保率最高，为 98.4%；<5 岁组最低，为 89.1%；组间差异有统计学意义（$\chi^2=97.60$，$P<0.05$）。

不同性别、收入水平间参保率差异没有统计学意义。

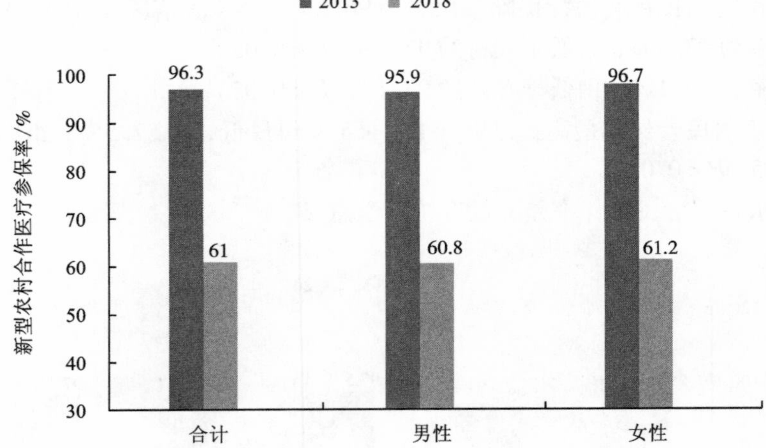

图 10－3－2　湖南省农业人口新型农村合作医疗不同性别参保率变化趋势

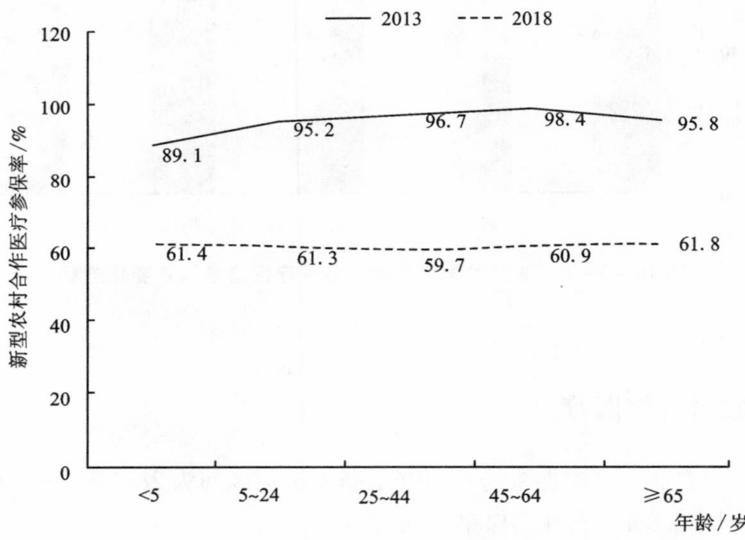

图 10－3－3　湖南省农业人口新型农村合作医疗不同年龄参保率变化趋势

三、城市居民参加医疗保险情况

1. 在业和离退休居民

(1)2018 年与 2013 年城镇职工基本医疗保险

①2018 年城镇职工基本医疗保险

城市在业和离退休居民参加城镇职工基本医疗保险的参保率为 61. 3%，95%置信区间为 47. 4% ~75. 1%(图 10－3－4)。

不同年龄组间参保率差异有统计学意义($P<0.05$)。随着年龄增长，参保率呈递增趋

势，65 岁及以上在业和离退休居民参保率最高，为 85.9%（图 10－3－5）。

不同收入水平间参保率差异有统计学意义（$P<0.05$）。随着收入水平升高，参保率呈递增趋势，收入水平最高的在业和离退休居民参保率最高，为 80.1%。

不同性别间参保率差异无统计学意义。

②2013 年城镇职工基本医疗保险

城市在业和离退休居民参加城镇职工基本医疗保险的参保率为 59.0%，95% 置信区间为 39.1%～78.9%（图 10－3－4）。

不同年龄组间参保率差异有统计学意义（$P<0.05$）。随着年龄增长，参保率呈递增趋势，65 岁及以上在业和离退休居民参保率最高，为 88.8%（图 10－3－5）。

不同收入水平间参保率差异有统计学意义（$P<0.05$）。随着收入水平升高，参保率呈递增趋势，收入水平最高的在业和离退休居民参保率最高，为 69.2%。

不同性别间参保率差异无统计学意义。

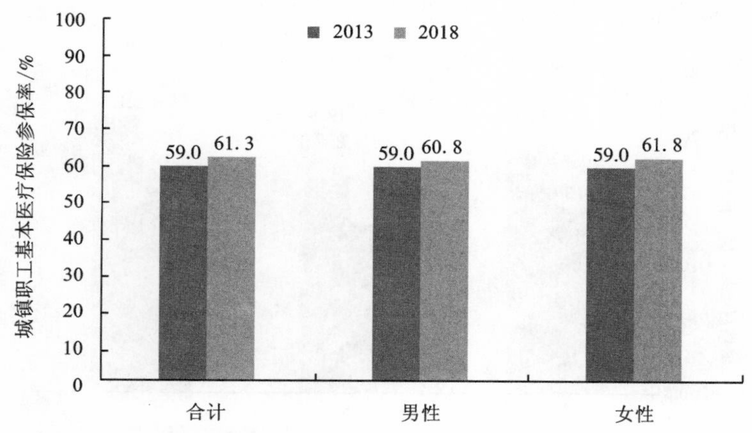

图 10－3－4　城市在业和离退休居民城镇职工基本医疗保险不同性别参保率变化趋势

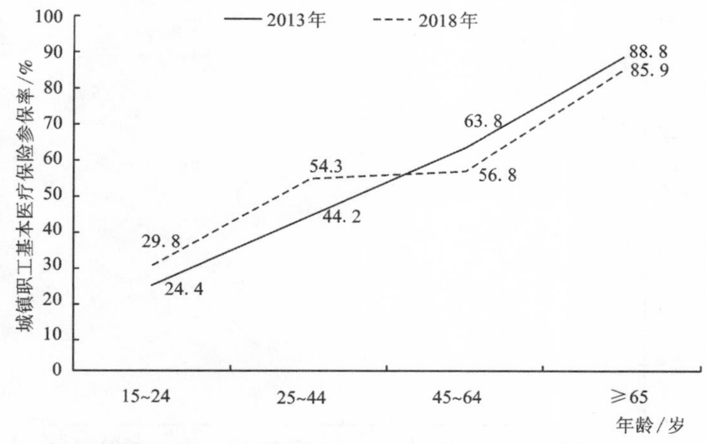

图 10－3－5　城市在业和离退休居民城镇职工基本医疗保险不同年龄参保率变化趋势

(2)2018 年与 2013 年城镇居民基本医疗保险

①2018 年城镇居民基本医疗保险

城市在业和离退休居民参加城镇居民基本医疗保险的参保率为 20.4%，95% 置信区间为 12.1% ~28.8%(图 10 -3 -6)。

低年龄组参保率相对较高，不同年龄组间参保率差异有统计学意义($P<0.05$)。

不同收入水平间参保率差异有统计学意义($P<0.05$)。随着收入水平升高，参保率呈递减趋势，收入水平最低的在业和离退休居民参保率最高，为 34.6%。

不同性别间参保率差异无统计学意义。

②2013 年城镇居民基本医疗保险

城市在业和离退休居民参加城镇居民基本医疗保险的参保率为 14.3%，95% 置信区间为 10.1% ~18.4%(图 10 -3 -6)。

尽管不同性别间城镇居民基本医疗保险参保率差异有统计学意义，但差别很小。

低年龄组参保率相对较高，不同年龄组间参保率差异有统计学意义($P<0.05$)。

不同收入水平间参保率差异无统计学意义。

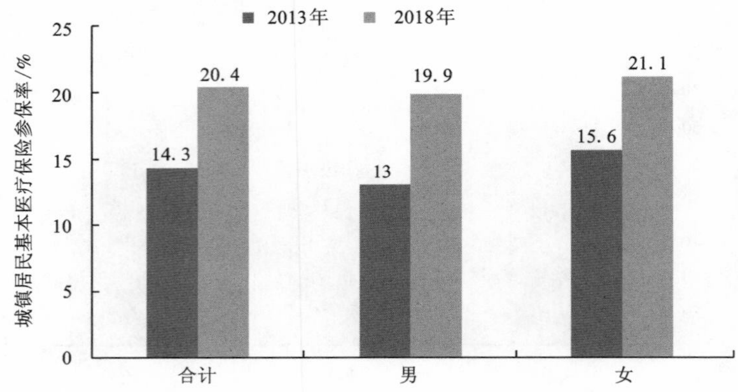

图 10 -3 -6　城市在业和离退休居民参加城镇居民基本医疗不同性别参保率变化趋势

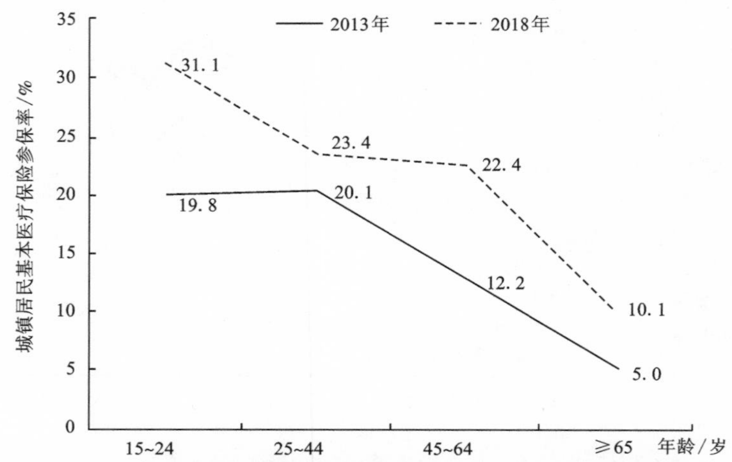

图 10 -3 -7　城市在业和离退休居民参加城镇居民基本医疗不同年龄参保率变化趋势

(3)2018 年与 2013 年新型农村合作医疗

①2018 年新型农村合作医疗

城市在业和离退休居民参加新型农村合作医疗的参保率为 17.4%，95% 置信区间为 7.6% ~27.2%(图 10 -3 -8)。

尽管不同性别间参保率差异有统计学意义，但差别很小。

不同年龄组间参保率差异有统计学意义($P<0.05$)。随着年龄增长，参保率呈递减趋势，15 ~24 岁在业居民参保率最高，为 28.5%(图 10 -3 -9)。

不同收入水平间参保率差异有统计学意义($P<0.05$)。随着收入水平升高，参保率呈递减趋势，收入水平最低的在业和离退休居民参保率最高，为 40.5%。

②2013 年新型农村合作医疗

城市在业和离退休居民参加新型农村合作医疗的参保率为 24.2%，95% 置信区间为 5.1% ~43.4%(图 10 -3 -8)。

尽管不同性别间参保率差异有统计学意义，但差别很小。

不同年龄组间参保率差异有统计学意义($P<0.05$)。随着年龄增长，参保率呈递减趋势，15 ~24 岁在业和离退休居民参保率最高，为 46.4%(图 10 -3 -9)。

不同收入水平间参保率差异有统计学意义($P<0.05$)。随着收入水平升高，参保率呈递减趋势，收入水平最低的在业和离退休居民参保率最高，为 45.8%。

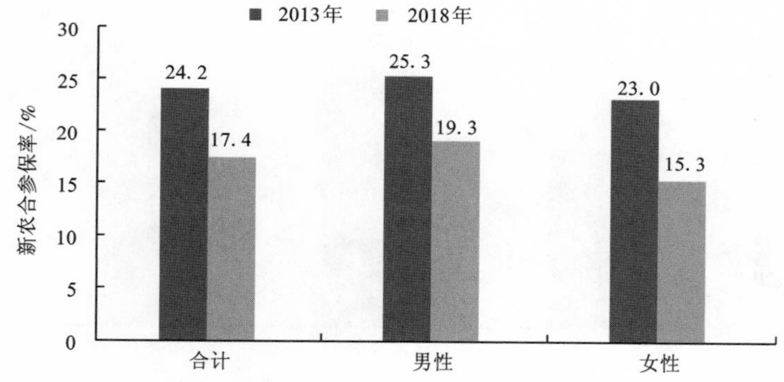

图 10 -3 -8　城市在业和离退休居民新型农村合作医疗不同性别参保率变化趋势

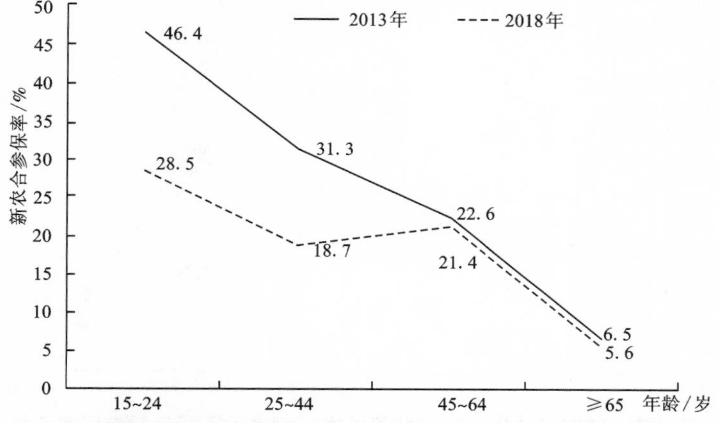

图 10 -3 -9　城市在业和离退休居民新型农村合作医疗不同年龄参保率变化趋势

2. 其他居民

(1)2018 年与 2013 年城镇职工基本医疗保险

①2018 年城镇职工基本医疗保险

城市其他居民参加城镇职工基本医疗保险的参保率为 4.4%，95% 置信区间为 0 ~ 10.1%(图 10 - 3 - 10)。

男性参保率为 6.0%，高于女性的 3.6%，不同性别间参保率差异有统计学意义($P<0.05$)。

不同年龄组间参保率差异有统计学意义($P<0.05$)。45 ~ 64 岁组参保率最高，为 8.2%(图 10 - 3 - 11)。

不同收入水平间参保率差异无统计学意义。

②2013 年城镇职工基本医疗保险

城市其他居民参加城镇职工基本医疗保险的参保率为 6.0%，95% 置信区间为 2.1% ~ 9.9%(图 10 - 3 - 10)。

男性参保率为 7.1%，高于女性的 5.0%，不同性别间参保率差异有统计学意义($P<0.05$)。

不同年龄组间参保率差异有统计学意义($P<0.05$)。45 ~ 64 岁组参保率最高，为15.5%(图 10 - 3 - 11)。

不同收入水平间参保率差异无统计学意义。

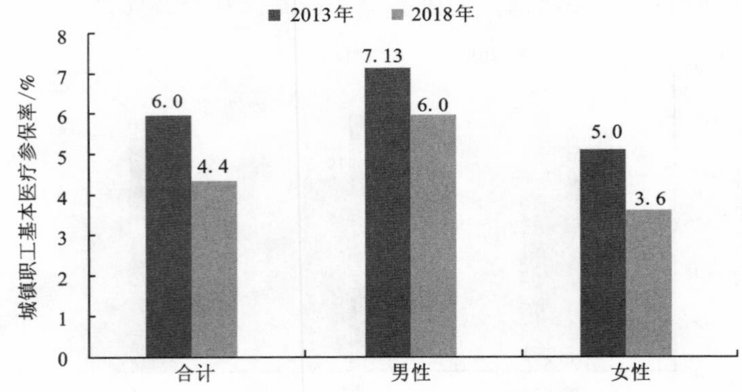

图 10 - 3 - 10　城市其他居民城镇职工基本医疗保险不同性别参保率变化趋势

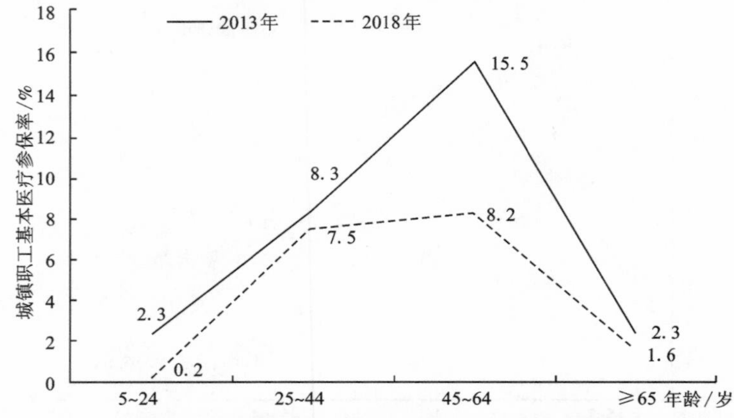

图 10 - 3 - 11　城市其他居民城镇职工基本医疗保险不同年龄参保率变化趋势

(2)2018 年与 2013 年城镇居民基本医疗保险

①2018 年城镇居民基本医疗保险

城市其他居民参加城镇居民基本医疗保险的参保率为 56.4%，95% 置信区间为 45.9% ~66.9%(图 10-3-12)。

不同年龄组间参保率差异有统计学意义($P<0.05$)。5~24 岁组参保率最高，为 66.7%(图 10-3-13)。

不同性别、收入水平间参保率差异均无统计学意义。

②2013 年城镇居民基本医疗保险

城市其他居民参加城镇居民基本医疗保险的参保率为 42.7%，95% 置信区间为 29.7% ~55.6%(图 10-3-12)。

不同性别、年龄组、收入水平间参保率差异均无统计学意义。

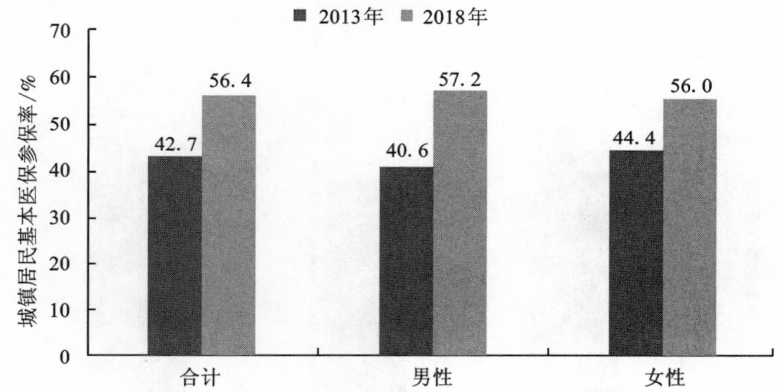

图 10-3-12　城市其他居民城镇居民基本医疗保险不同性别参保率变化趋势

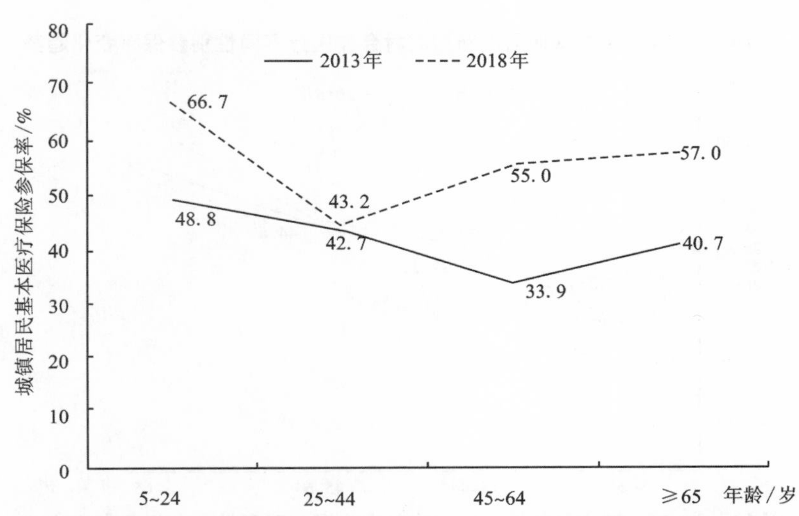

图 10-3-13　城市其他居民城镇居民基本医疗保险不同年龄参保率变化趋势

(3)2018 年与 2013 年新型农村合作医疗

①2018 年新型农村合作医疗

城市其他居民参保率为 43.7%，95% 置信区间为 22.9% ~64.4%(图 10 -3 -14)。

不同年龄组间参保率差异有统计学意义($P<0.05$)。随着年龄增长，参保率呈递增趋势，65 岁以上城市其他居民参保率最高，为 61.8%(图 10 -3 -15)。

不同收入水平间参保率差异有统计学意义。随着收入水平升高，参保率呈递减趋势，收入水平最低的城市其他居民参保率最高，为 57.2%。

②2013 年新型农村合作医疗

城市其他居民参保率为 40.31%，95% 置信区间为 18.9% ~61.7%(图 10 -3 -14)。

不同年龄组间参保率差异有统计学意义($P<0.05$)，65 岁及以上其他居民的参保率最高，为 54.3%(图 10 -3 -15)。

不同性别、收入水平间参保率差异无统计学意义。

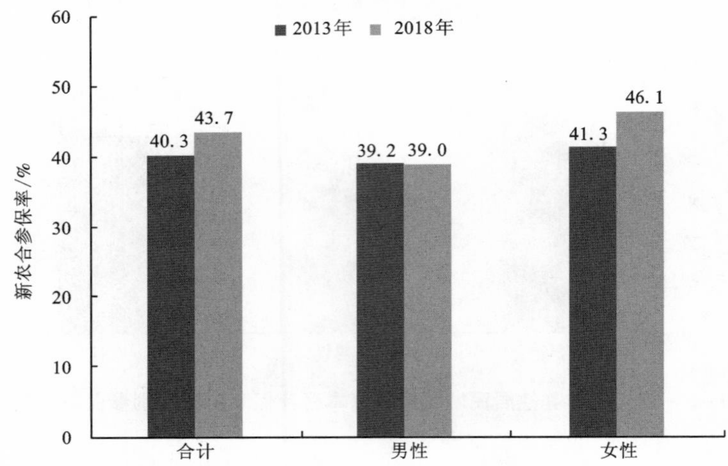

图 10 -3 -14　城市其他居民新型农村合作医疗不同性别参保率变化趋势

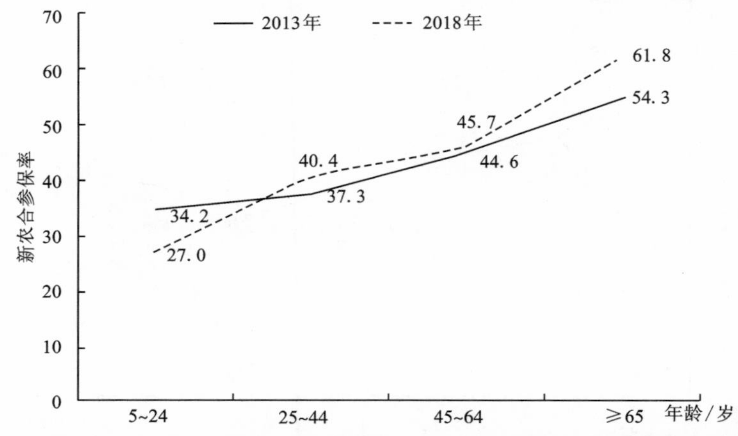

图 10 -3 -15　城市其他居民新型农村合作医疗不同性别参保率变化趋势

四、农村居民参加医疗保险情况

1. 在业和离退休居民

(1)2018 年与 2013 年城镇职工基本医疗保险

①2018 年城镇职工基本医疗保险

农村在业和离退休居民参加城镇职工基本医疗保险的参保率为 8.7%，95% 置信区间为 0～21.3%（图 10－3－16）。

②2013 年城镇职工基本医疗保险

农村在业和离退休居民参加城镇职工基本医疗保险的参保率为 4.1%，95% 置信区间为 0～9.2%（图 10－3－16）。

男性参保率高于女性，不同性别间参保率差异有统计学意义（$P<0.05$）。

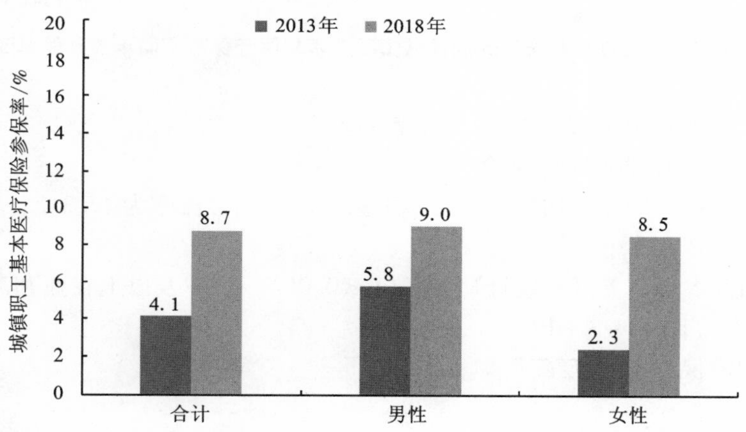

图 10－3－16　农村在业和离退休居民城镇职工基本医疗保险不同性别参保率变化趋势

不同年龄组间参保率差异有统计学意义（$P<0.05$）。随着年龄增长，参保率呈递增趋势，65 岁及以上在业和离退休居民参保率最高，为 9.5%（图 10－3－17）。

不同收入水平间参保率差异有统计学意义（$P<0.05$）。随着收入水平升高，参保率呈递增趋势，收入水平最高的在业和离退休居民参保率最高，为 8.9%。

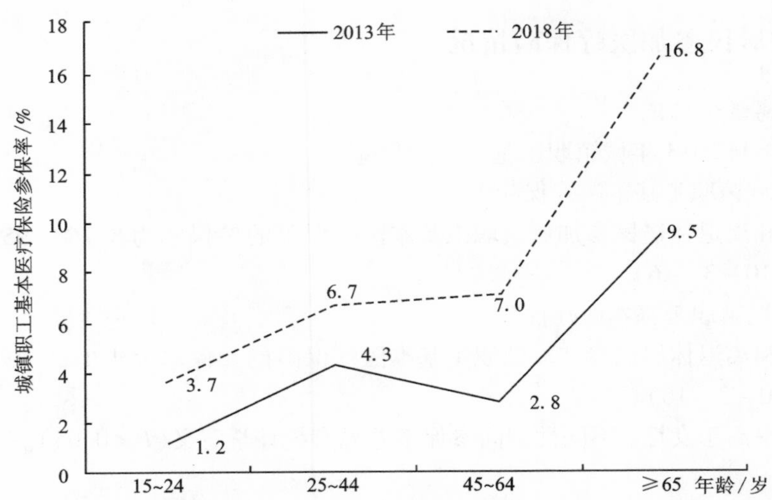

图 10-3-17 农村在业和离退休居民城镇职工基本医疗保险不同年龄参保率变化趋势

(2)2018 年与 2013 年城镇居民基本医疗保险

①2018 年城镇居民基本医疗保险

农村在业和离退休居民参加城镇居民基本医疗保险的参保率为 17.3%，95%置信区间为 0～40.8%(图 10-3-18)。

不同年龄组间参保率差异有统计学意义($P<0.05$)，65 岁及以上在业和离退休居民参保率最高，为 21.7%(图 10-3-19)。

不同性别间参保率差异无统计学意义。

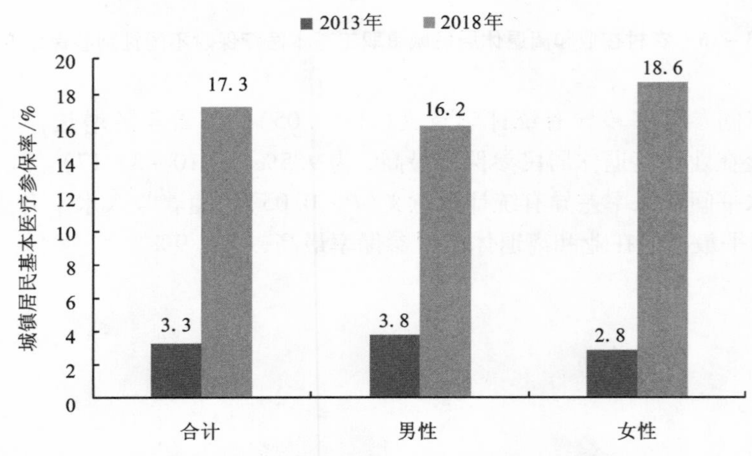

图 10-3-18 农村在业和离退休居民城镇居民基本医疗保险参保率变化趋势

②2013 年城镇居民基本医疗保险

农村在业和离退休居民参加城镇居民基本医疗保险的参保率为 3.3%，95% 置信区间为 0 ~ 8.3%（图 10 - 3 - 18）。

不同年龄组间参保率差异有统计学意义（$P<0.05$），65 岁及以上在业和离退休居民参保率最高，为 5.1%（图 10 - 3 - 19）。

不同收入水平间参保率差异有统计学意义（$P<0.05$），收入水平最高的在业和离退休居民参保率最高，为 6.5%。

不同性别间参保率差异无统计学意义。

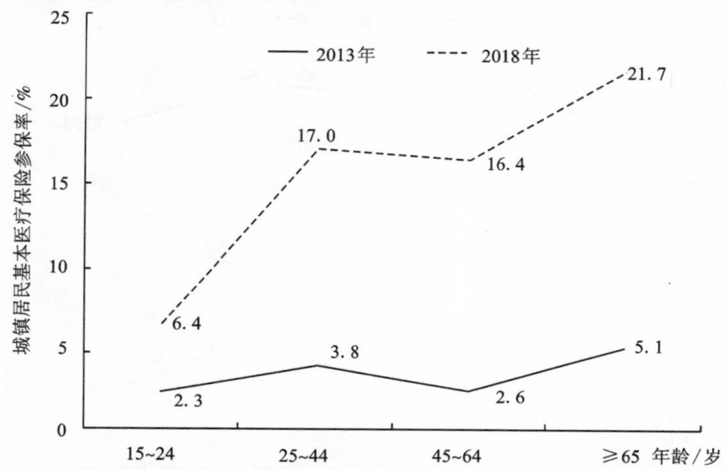

图 10 - 3 - 19 农村在业和离退休居民城镇居民基本医疗保险不同年龄参保率变化趋势

（3）2018 年与 2013 年新型农村合作医疗

①2018 年新型农村合作医疗

农村在业和离退休居民参保率为 35.7%，95% 置信区间为 4.9% ~66.5%（图 10 - 3 - 20）。

不同年龄组间参保率差异有统计学意义（$P<0.05$）。随着年龄增长，参保率呈递减趋势，15 ~24 岁在业和离退休居民参保率最高，为 42.3%（图 10 - 3 - 21）。

不同收入水平间参保率差异无统计学意义（$P<0.05$）。

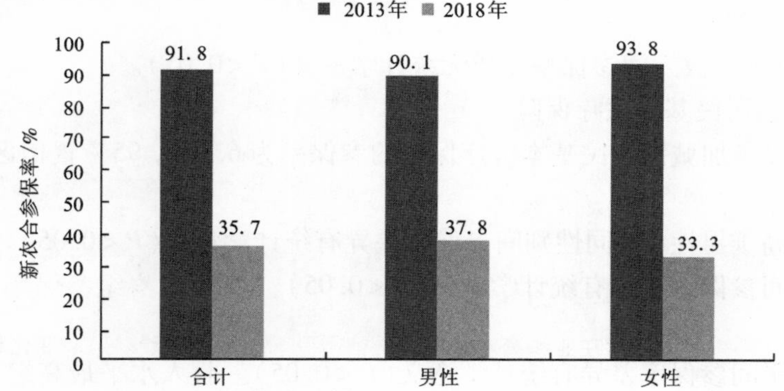

图 10 - 3 - 20 农村在业和离退休居民新农合不同性别参保率变化趋势

②2013 年新型农村合作医疗

农村在业和离退休居民参保率为 91.8%，95% 置信区间为 81.7% ~100.0%（图 10 - 3 - 20）。

尽管不同性别间参保率差异有统计学意义，但差别很小。

不同年龄组间参保率差异有统计学意义（$P<0.05$）。45 ~64 岁在业和离退休居民参保率最高，为 94.1%（图 10 - 3 - 21）。

不同收入水平间参保率差异有统计学意义（$P<0.05$）。收入水平较低的在业和离退休居民参保率最高，为 97.5%。

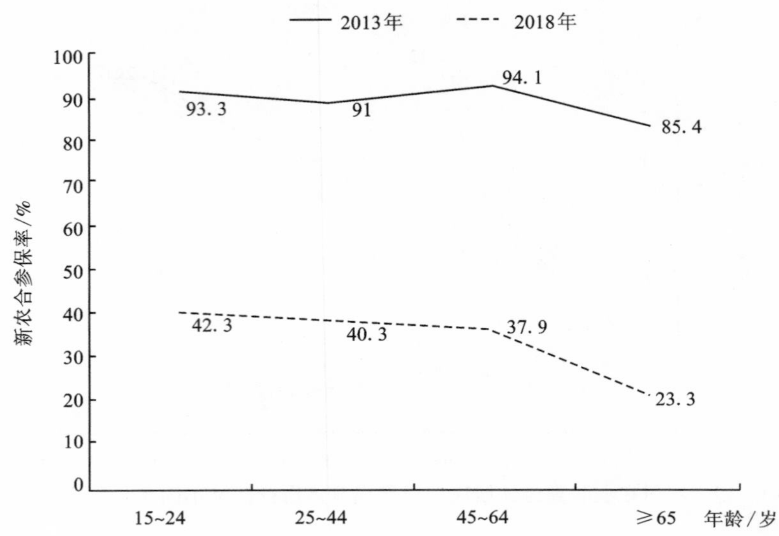

图 10 - 3 - 21　农村在业和离退休居民新农合不同年龄参保率变化趋势

2. 其他居民

（1）2018 年与 2013 年城镇居民基本医疗保险

①2018 年城镇居民基本医疗保险

农村其他居民参加城镇居民基本医疗保险的参保率为 10.4%，95% 置信区间：0 ~ 23.4%（图 10 - 3 - 22）。

不同性别、年龄、收入间参保率差异无统计学意义（$P<0.05$）。

②2013 年城镇居民基本医疗保险

农村其他居民参加城镇居民基本医疗保险的参保率为 6.9%，95% 置信区间：0 ~ 18.9%（图 10 - 3 - 22）。

女性参保率高于男性，不同性别间参保率差异有统计学意义（$P<0.05$）。

不同年龄组间参保率差异有统计学意义（$P<0.05$）。25 ~44 岁组参保率最高，为12.7%（图 10 - 3 - 23）。

不同收入水平间参保率差异有统计学意义（$P<0.05$）。收入水平最高组参保率最高，为 11.7%。

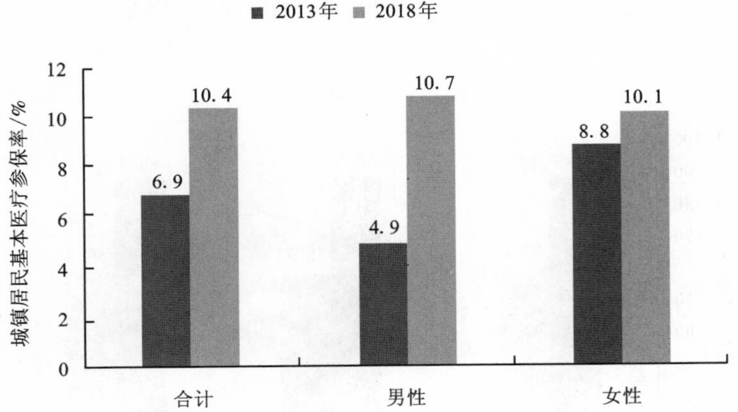

图 10－3－22　农村其他居民城镇居民基本医疗保险不同性别参保率变化趋势

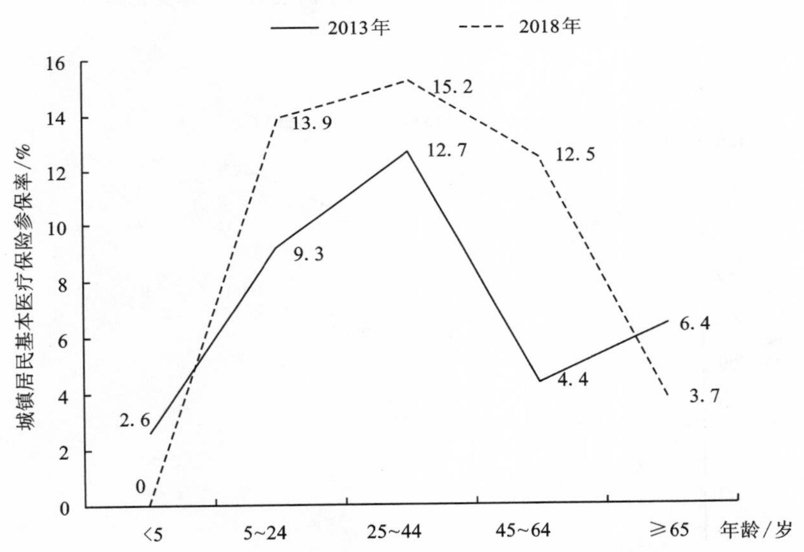

图 10－3－23　农村其他居民城镇居民基本医疗保险不同年龄参保率变化趋势

(2)2018 年新型农村合作医疗

农村其他居民参保率为 59.1%，95% 置信区间为 21.8% ~96.4%(图 10－3－24)。

不同性别、年龄组、收入水平间参保率差异无统计学意义($P<0.05$)。

2013 年农村其他居民参保率为 88.5%，95% 置信区间为 75.2% ~100%(图 10－3－24)。

不同年龄组间参保率差异有统计学意义($P<0.05$)。45 ~64 岁组参保率最高，为93.5%(图 10－3－25)。

不同收入水平间参保率差异有统计学意义($P<0.05$)。收入水平较低组参保率最高，为

92.9%。

不同性别间参保率差异无统计学意义。

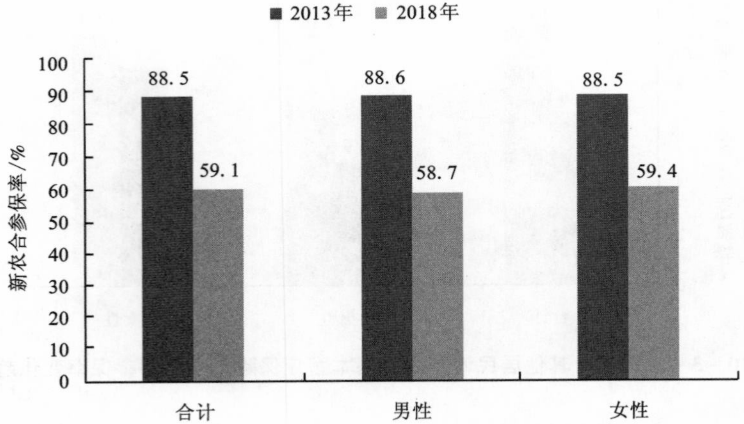

图 10-3-24 农村其他居民新农合不同性别参保率变化趋势

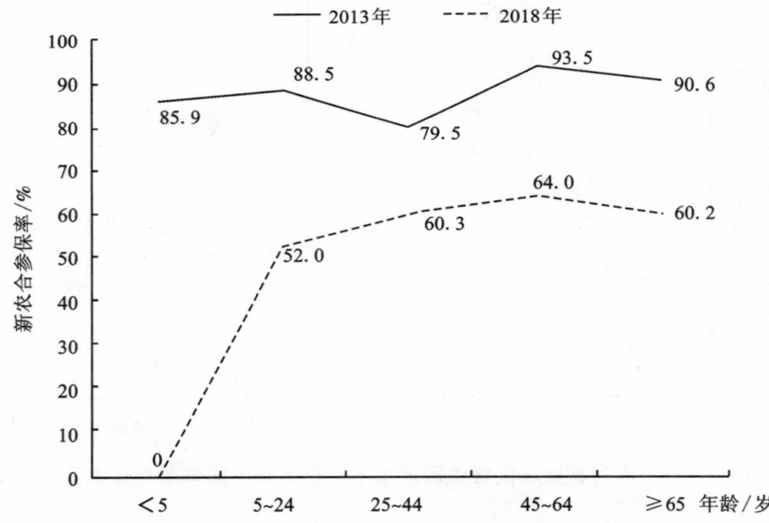

图 10-3-25 农村其他居民新农合不同年龄参保率变化趋势

第十一章

主要发现与建议

一、卫生服务需求

1. 慢性病已成为威胁居民健康的主要疾病

湖南省第二次卫生服务总调查发现，湖南省城乡居民两周患病率为33.3%，高于湖南省第一次卫生服务总调查的22.8%，其中23.9%为两周内新发疾病，71.8%为慢性病持续到两周内，15岁及以上城乡居民近半年内慢性病患病率高达58.0%，慢性病患病率随年龄上升而快速增长，居前五位疾病是：高血压病、糖尿病、椎间盘疾病、脑血管病和急、慢性胃肠炎，合计占慢性病患病的58.6%。

说明慢性病已成为威胁我省居民健康的主要疾病，提示我省医疗卫生服务系统应从疾病预防角度应向慢性病预防倾斜，逐步提高基层医疗卫生机构常见慢性疾病的诊治能力，以满足公众的医疗卫生服务需求。

2. 不同年龄组的两周患病构成明显不同

两周患病处于前五位的疾病分别是：高血压病，糖尿病，急性鼻咽炎(普通感冒)，急性咽、喉、扁挑体和气管等上呼吸道感染，脑血管病。5岁以下和5~24岁居民以呼吸系统疾病为主，分别占81.1%和63.0%，所患疾病以急性咽、喉、扁桃体和气管等上呼吸道感染、急性鼻咽炎、流行性感冒为主；25~64岁和65岁及以上居民以循环系统疾病为主，分别占35.3%和53.3%，所患疾病以高血压、糖尿病为主。

目前我省低年龄阶段居民的患病仍以呼吸系统疾病和消化系统疾病为主，但随着人口老龄化进程的加剧，慢性病已成为危害我省居民特别是中老年居民健康的重大威胁。此结果强调，疾病预防策略应因人群而异。对于低年龄组居民，应从疫苗接种、改善卫生习惯、普及健康知识等方面入手，对高年龄组居民，则应以倡导健康生活方式、平衡膳食和推行良好的健康管理为主。

3. 农村两周患病所致卧床、休工率明显高于城市

农村因两周患病所致的卧床率、休工率分别为4.1%和1.8%，高于城市的2.3%和0.5%。

这可能与农村以两周新发疾病为主有关。相对于城市而言，农村地区的疾病预防控制工作尚不够完善，政府应加大对农村地区的医疗卫生投入，尤其要吸引高素质人员到农村工

作、加大农村基础卫生设施建设，以缩小我省城乡居民之间的健康差距。

4. 城市高血压、糖尿病患病率高于农村

近半年内湖南省≥35 岁居民自报患有医生诊断的高血压、糖尿病的患病率分别为20.4%和6.4%，与湖南省第一次卫生服务总调查相比，分别提高5.3%和3.0%。城市高血压、糖尿病患病率与农村存在明显差异，一方面可能与城市居民营养失衡、生活节奏快、工作压力大导致高血压、糖尿病患病率高有关；另一方面也与城市地区基本公共卫生工作开展较好，高血压、糖尿病检出率较高有关。未来在加强我省高血压、糖尿病防治工作的同时，还应加强农村地区基本公共卫生执行力度，尽量做到早发现、早治疗。

5. 超重和肥胖居民的高血压、糖尿病患病率明显高于正常居民

湖南省≥35 岁超重与肥胖居民半年内高血压和糖尿病患病率均高于正常居民。

超重与肥胖是高血压、糖尿病的主要危险因素之一，卫生部门应联合相关政府部门，加大宣传力度，实施针对性措施（比如全省健身活动、平衡膳食），以降低我省超重和肥胖居民比例。

二、卫生服务利用

1. 两周患者就诊以慢性病和两周新发疾病为主

本次调查发现湖南省居民两周就诊率为 18.6%，高于湖南省第一次卫生服务总调查的 8.0%，其中慢性病占 75.3%，两周新发病占 21.3%。

说明目前我省门诊服务呈现慢性病与急性病并重的局面。建议政府部门应进一步优化卫生资源，加强医疗机构特别是基层医疗机构的常见急性病和慢性病的诊治能力，以保障人民群众的身体健康。

2. 患者首诊选择基层医疗机构

城市患者中选择到基层医疗机构进行首诊的占 56.2%，农村占 70.8%。

患者更多选择基层医疗机构进行首诊，基本体现了“小病在社区、大病进医院”的医改理念，建议未来政府部门应继续有序推进分级诊疗制度，以提高基层卫生服务能力为重点。增加对基层医疗机构的资金、人才及技术投入，进一步促进患者就医流向的合理化，提高卫生资源的使用效率。

3. “自感病情轻”是两周新发疾病未就诊的主要原因

两周新发未就诊比例 30.8% 较第一次卫生服务调查 37.6% 下降，其中患者自感病情轻是未就诊的主要原因，占 41.9%，因经济困难未就诊的仅占 32.0%。

4. 两周患病自我医疗比例 30.5%

30.5% 的两周患者选择了自我医疗（含单纯自我医疗和以自我医疗作为辅助手段两种情况）。农村居民自我医疗比例（30.4%）与城市居民（30.7%）无明显差别。

一方面，说明我省部分患者已具备较好的健康知识和良好的健康意识；另一方面，可能会造成居民不当使用药品而引发的中毒或其他不良反应。药品主管部门应加强对药物销售的监管，大力宣传安全用药，以降低因自我医疗带来的病情延误、药物不良反应等风险。

5. 慢性病是住院的主要原因

近一年住院率为21.0%，高于湖南省第一次卫生服务总调查的10.9%，其中需要手术的住院患者占19.2%，住院率较高的前五位疾病是：急性咽、喉、扁桃体和气管等上呼吸道感染，脑血管病，其他类型心脏病，糖尿病，肾炎和肾变病。说明目前慢性病是居民住院的主要原因。

对于慢性病，应加强管理与控制，争取"早发现、早诊断、早治疗"。

6. 经医生诊断应住院的患者中有17.6%的个体未住院治疗

经医生诊断应住院的患者中有17.6%的个体没有住院治疗，低于湖南省第一次卫生服务总调查的18.5%。主要原因为经济困难，占36.6%，其次为没有必要(31.2%)，而湖南省第一次卫生服务总调查的因经济困难未住院的比例达40.8%。

尽管目前我省居民已基本实现了社会基本医疗保险的全覆盖，但仍有极少数患者因经济原因而无法接受住院治疗，政府应加大对此部分居民的扶持力度，保障其享有基本医疗权利。

7. 高血压、糖尿病患者的健康管理良好

≥35岁高血压患者治疗比例为92.9%，接受医务人员随访比例为54.5%，患者一周内测过血压的比例为39.8%。

≥35岁糖尿病患者治疗比例为95.0%，患者一个月内测过血糖的比例为73.2%。

说明我省高血压、糖尿病患者得到了有效治疗，患者具有良好的健康意识，未来可考虑采取针对性措施，以进一步提高我省高血压、糖尿病患者的治疗率和控制率。

三、居民对医疗卫生服务满意度评价

两周就诊患者和近一年住院患者通过回忆卫生服务利用情况对卫生服务满意度进行评价，以认可度为指标衡量。认可度指患者对某项服务评价在一般或以上的例数占所有例数的比例。

1. 患者对门诊和住院服务总体认可度高

患者对门诊和住院服务总体认可度分别高达98.5%和97.8%。城市和农村的总体认可度高且差别很小。

说明近些年医疗机构的服务水平有很大提高，得到了广大人民群众的认可。

2. 服务态度、患者信任度和就医费用是影响服务认可度的主要因素

就诊机构环境差、医护人员解释问题态度差、医护人员解释治疗方案态度差和患者自认为就诊(住院)花费贵，极大影响到患者对门诊和住院服务的认可度。

说明部分患者认为医务工作人员在医疗卫生服务中缺乏足够耐心，态度不够好，卫生主管部门应提升医疗服务质量和水平，进一步加强医务人员沟通技巧的培训和思想教育。政府部门应联合公共媒体，正面宣传医疗卫生服务工作，提高公众对医务人员的信任度。医疗卫生部门和医疗保险部门应进一步加强综合监督，控制医疗费用，减轻患者负担。

3. 患者对大医院候诊时间和就医费用的认可度偏低

患者对省/地/市级、县/市/区级医疗机构的候诊时间、就医花费认可度(80.8%，

52.1%)(91.5，63.6%)明显低于基层医疗机构(98.6%，88.8%)。表明大医院仍普遍存在候诊时间长，就医花费高的问题。

这可能由于目前医疗卫生资源配置和患者流向不合理，患者偏向于流向大医院，而流向基层医疗机构的相对偏少，导致大医院患者多，医师日均诊疗人次增加。未来政府部门应通过提高基层医疗机构的服务质量，吸引患者向基层医疗机构流动，减少大医院流向，提高患者对大医院医疗服务的认可度。

四、6岁以下儿童生长发育与医疗卫生保健

1. 儿童免疫接种达到了国家基本公共卫生服务项目要求

湖南省6岁及以下儿童的预防接种建证率99.1%以上。说明湖南省免疫接种工作扎实，达到了国家基本公共卫生服务项目要求。

2. 母乳喂养时间≥6个月的比例偏低

世界卫生组织推荐纯母乳喂养时间应≥6个月，湖南省城市6岁及以下儿童纯母乳喂养时间≥6个月的有53.1%，农村儿童则有67.3%。

纯母乳喂养率低可能与年轻母亲缺乏母乳喂养意识有关，也可能与城市快节奏的生活方式、农村人口流动较快(外出务工)、缺乏公共哺乳场所以及产假过短等有关。未来应利用网络、短信等形式，开展面向公众的健康教育。加强个体化健康指导，提高母亲纯母乳喂养意识，助力推广联合国儿童基金会关于“母爱10平方”母乳喂养室活动，考虑在公共场所和办公场所设立母乳喂养室，为实现母乳喂养提供方便。

3. 呼吸系统疾病是<6岁儿童门诊就诊和住院的最主要原因

呼吸系统疾病占6岁及以下儿童两周患病的82.8%，占两周就诊的81.9%，占近一年内住院的74.9%。其次为消化系统疾病。

公共卫生机构应加强良好卫生习惯的宣传力度，以减少相关疾病的发生。

五、15~64岁女性卫生保健

1. 与国家基本公共卫生服务项目要求相比，产前检查和产后访视均存在较大差距

按国家基本公共卫生服务项目要求，女性怀孕期间应接受≥5次产前检查，分娩42天内应接受≥2次产后访视。

产前检查次数符合国家基本公共卫生要求的产检次数(≥5次)的为85.4%。产后28天内访视2次及以上的比例仅为33.8%，远低于国家基本公共卫生要求。说明我省在女性孕期检查和产后访视方面与国家要求尚存在较大差距，政府部门应继续推进孕产妇健康管理服务，按规范要求为孕产妇提供保健服务。暂不具备条件的地区，可由县级卫生行政部门通过购买服务方式，由辖区内其他有资质医疗卫生机构提供孕产妇健康管理服务，从而为我省孕产妇和新生儿的安全与健康提供有效保障。

2. 育龄女性健康检查率偏低，亟待提高

近一年内妇科检查率为37.6%，宫颈涂片检查率为30.7%，乳腺检查率为30.2%，均高

于第一次卫生服务调查的36.8%，24.1%和23.9%。其中35～44岁组各项检查率均最高，分别为48.3%，41.8%，40.8%。45～54岁组与55～64岁组各项检查率均低于35～44岁组，且年龄越大，检查率越低。

提示相关部门应加大35岁及以上育龄期女性卫生保健投入和健康宣教，增加免费健康检查项目，加强宫颈癌和乳腺癌的筛查，尽量做到早发现、早诊断、早治疗。

3. 存在31.3%的非医生建议的剖宫产

2018年孕产妇剖宫产率比2013年明显上升，其中城市达57.7%，农村为57.1%。其中非医生建议的剖宫产占31.3%。剖宫产费用的中位数(6982元)远高于自然分娩的中位数(3986元)，高剖宫产率造成了医疗资源不必要的浪费。政府应采取有效措施降低非医学需要的剖宫产比例，以节省有限的医疗资源。

农村新生儿低体重儿和超重儿率(3.7%，6.7%)都高于城市(2.5%，5.3%)，应加大农村地区孕期女性及准父母的宣传，加强孕期营养与保健，减少新生儿低体重和超重的发生。

六、≥60岁老年人健康状况、卫生保健与社会养老

1. 两周患病率和近一年住院率较高

≥60岁老年人两周患病率为59.7%，老年人两周就诊率26.9%，近一年住院率为34.6%，慢性病成为老年人健康的主要威胁。伴随着我国人口老龄化趋势的加剧，政府部门应高度重视老龄人群的医疗卫生保健，加强慢性病防治工作。

2. 少部分老人存在失能问题，总体自评健康较好

少部分≥60岁老年人调查当天报告存在“行动”“自我照顾”“日常活动”“疼痛/不舒服”“焦虑/抑郁”等方面的问题，比例介于8.3%～34.7%。老年人自评健康得分中位数为69.1(最高分为100)，与湖南省第一次卫生服务总调查的自评健康得分(70.0)基本一致。说明尽管少部分老年人存在健康问题，但总体自评健康较好。

老年人听力失能率最高，为30.3%，其次为视力、智力失能率，分别为29.3%和3.4%，相关部门应加强对老年人，特别是失能人群的照顾，以降低老年人伤害的发生风险。

3. 养老主要依赖家庭

城市老年人的经济来源大部分为离退休养老金，占70.5%；农村老年人的经济来源大部分为家庭其他成员供养，占38.7%。

近30天内，14.9%的老年人生活起居需要照顾，其中91.3%选择居家养老。

目前养老主要依赖家庭，考虑到未来家庭养老将面临巨大挑战(生育政策及人口老龄化效应)，政府应主导发挥社会力量，全面发展以居家为基础、社区为依托、机构为支撑的养老服务体系，保障特殊困难老年人的养老服务，满足多样化养老需求。

七、≥15岁居民自评健康状况良好

1. 大多数≥15岁居民自评健康状况良好

湖南省≥15岁居民“行动能力”“自我照顾能力”“日常活动能力”“疼痛/不舒服”“焦虑/

抑郁”五个维度存在问题的率分别为 9.8%，4.4%，7.7%，23.0%，9.0%。居民自评健康得分中位数为 79.1（最高分为 100），与湖南省第一次卫生服务调查的自评健康得分（80.0）基本一致。随年龄增加，自评健康状况变差。

2. 患病严重影响自评健康

与未患病居民（自评健康得分中位数 79.6）相比，患病明显影响居民自评健康状况，特别是两周内患多种疾病的居民（自评健康得分中位数 59.1）。

医务人员和病人家属应加强对患病居民的照顾，促其尽快康复。从长远看，政府部门应加强疾病预防，预防是最经济最有效的健康策略。

八、居民健康档案与健康相关行为

1. 健康档案建档率有待提高

湖南省≥15 岁居民健康档案建档率为 58.6%，其中≥65 岁居民健康档案建档率为 70.2%，建议以慢性病患者、老年人、孕产妇、儿童以及基层医疗卫生机构就诊居民等为重点，扩大健康档案覆盖面，并充分利用居民健康档案为医疗卫生体制改革服务。

2. 体育锻炼率偏低、健康体检率升高

湖南省≥15 岁居民体育锻炼率为 45.2%，城市为 65.1%，农村为 36.4%，实现了《健康中国行动（2019—2030 年）》全民健身行动提出的，到 2022 年这个时间节点，城乡居民经常参加体育锻炼人数比例达到 37% 及以上的目标。

湖南省≥35 岁居民近一年内健康体检率为 44.3%，其中我省≥65 岁居民健康体检率为 56.9%。建议进一步采取措施提高居民健康体检率，以推进实现“早发现、早诊断、早治疗”的目标。

3. 男性吸烟、饮酒问题较为严重

湖南省≥10 岁男性吸烟率为 25.0%，平均每天吸烟量≥20 支的吸烟者占 71.1%，戒烟率为 10.8%。

湖南省≥10 岁男性饮酒率为 39.7%，远高于女性的 4.6%。

建议加大控烟宣传教育力度，鼓励医疗机构设立规范的戒烟门诊，提供临床戒烟服务，加大公共场所禁烟法律法规的执行力度。倡导“限量饮酒、科学饮酒、维护健康”的饮酒之德。

4. 1/4 的 ≥15 岁居民体重超重

≥15 岁居民中超重者占 26.6%，肥胖者占 7.0%。肥胖会增加许多疾病和伤害的发生风险，因此应倡导合理膳食、适量运动的生活理念，减少居民中肥胖和超重所占比例。

九、96.2%的居民纳入社会医疗保险

1. 基本实现社会医疗保险全民覆盖

湖南省居民社会医疗保险参保率为 96.2%，其中城市为 94.1%，农村为 97.1%，65 岁及以上老年人参保率高达 97.9%。这说明我省已基本实现社会医疗保险的全民覆盖，尤其是

老年居民，这为解决居民“看病难、看病贵”问题提供了重要保障。

2. 社会医疗保险极大缓解了住院患者的经济负担

城镇职工基本医疗保险、城镇居民基本医疗保险、新型农村合作医疗对近一年住院患者费用的自付比例分别为33.3%，38.1%和36.9%，极大缓解了“看病贵”问题，减轻了住院患者的经济负担。

3. 极少数居民存在医疗保险逆向选择问题

3.8%的居民未参加任何形式的社会医疗保险，说明该居民存在明显的风险逆向选择，即健康居民倾向于不参加任何社会医疗保险。这无论是对社会医疗保险的筹资，还是对减轻此居民的医疗负担，都构成了一定的威胁。社会医疗保险主管部门应加大宣传力度，从自愿参保逐步过渡为强制参保，实施全民参保登记，扎实推进医保扩面，保障广大人民群众的健康水平。

附 件

附件一

全国第六次卫生服务调查方案

国家卫生健康委员会

中华人民共和国国家统计局批准

2018 年 7 月

全国卫生服务调查是全面了解居民健康、卫生服务需求及利用等方面情况的综合性调查，是国家卫生健康统计调查的重要组成部分。根据工作计划，2018 年 9 月将开展全国第六次卫生服务调查，具体调查方案如下：

一、调查目的

以习近平新时代中国特色社会主义思想为指导，认真贯彻落实党的十九大精神，紧密围绕委党组工作重点，通过了解群众健康状况、卫生服务需求及利用水平特征、医疗保障制度的覆盖人群和保障水平、群众就医费用、经济负担及就医感受等，为推动实施健康中国战略、深化医药卫生体制改革提供数据支持。

二、调查对象及时间

（一）调查对象。本次调查是全国性的抽样调查，抽样方法是多阶段分层整群随机抽样。调查样本覆盖全国 31 个省（区、市），涉及 156 个县（市、区）、780 个乡镇（街道）、1560 个村（居委会）。家庭健康调查抽样单位是户，在每个样本村（居委会）中随机抽取 60 户，全国共抽取 93600 户(约 30 万人口)。调查对象为被抽中住户的实际成员。

(二)调查时间。2018 年 9 月。

三、调查内容

本次调查以家庭健康调查为主，以医务人员和医疗卫生机构调查为辅。调查内容主要包括：

(一)城乡居民人口与社会经济学特征；

(二)城乡居民卫生服务需要，主要包括健康状况的自我评价、居民 2 周内患病、慢性病患病情况；

(三)城乡居民卫生服务需求与利用，主要包括疾病治疗、需求未满足程度及原因，居民利用基本公共卫生服务情况，门诊和住院服务利用类型、水平及费用，居民的就医满意度；

(四)城乡居民医疗保障，主要包括不同医疗保险制度的覆盖程度、补偿水平、居民对医疗保障制度的利用；

(五)妇女、儿童、老年人重点人群卫生健康服务利用情况等；

(六)医务人员工作特征、工作感受、执业环境等。

四、调查方式

本次调查是利用平板电脑(*PAD*)开展面对面调查。调查员按照电子调查表项目，对调查户的所有成员逐一进行询问，离线填报电子调查表，调查指导员对每一户调查数据审核后，在线上报。

五、组织和实施

本次调查由国家卫生健康委员会组织领导，规划司负责协调，委统计信息中心负责组织实施，包括调查设计、抽样、指标体系和问卷设计、师资培训、现场督导、数据上报、数据清理和数据汇总分析等。

各省(区、市)按照“统一领导、分级负责、共同参与”的原则，负责做好宣传动员和组织实施工作。由省级卫生计生委统计信息中心(或负责调查工作的单位)组织调查员统一培训，组织和指导基层入户调查、数据录入、质量审核、督导等工作。样本县(市、区)卫生计生行政部门负责组织实施、动员宣传、现场调查等工作。

六、调查质控要求

调查数据质量控制要贯穿于调查工作的全过程，在调查设计、调查数据采集、数据整理分析等各个环节均要落实相应的质量控制措施。全体调查人员要树立数据质量第一的意识，每个工作环节都要有专人负责。杜绝人为干扰调查数据真实性问题。

调查员和调查指导员原则上由县（区）卫生机构及乡镇卫生院或社区卫生服务中心工作人员组成，并按照以下要求开展工作：

（一）核查要求

1. 现场调查中，在每户询问录入完毕后，调查员都要对填写内容进行全面检查，如有疑问应重新询问核实，如有错误或遗漏要及时改正或补填。

2. 每个乡镇（街道）的调查指导员要对每户的调查表进行逐项审核，从正式调查开始后的当晚就应逐日检查每份调查表的准确性和完整性，发现错（漏）项时，要求调查员在第二天重新询问予以补充更正；查看调查员行走路线，对调查过程进行核查；检查关键问题的录音，检验调查员对问题理解的准确性和询问技巧的掌握情况，判断调查结果的真实性。

3. 每个县（市、区）设立质量考核小组，全程监控调查质量，调查完成后进行复查考核。家庭健康调查的复查考核应在已完成户数中随机抽取5%，通过电话或再入户的方式对复核调查表的内容进行询问，复核调查结果与原调查结果进行比较，计算符合率。

4. 在现场调查过程中，各省（区、市）要组织专人进行现场督导。

5. 国家卫生健康委员会将组织国家卫生服务调查质量督导组，分赴各地进行质量考核。

（二）质量要求

1. 调查完成率。在三次上门未调查成功而放弃该户时，应从候选户中按顺序递补，调查完成率应控制在95%以上。

2. 本人回答率。原则上调查内容应全部由本人回答，如调查期间内本人确实外出不在家或者本人无应答能力者可由熟悉其情况的人代替回答，但育龄妇女的问题必须由本人回答，要求成年人的本人回答率不低于80%，婴幼儿由抚养者回答。

3. 复查符合率。复查考核中，同户复查项目与原调查结果的符合率要求在95%以上，符合率达不到95%的地区应对全部调查户进行回访，重新调查。

附件二

湖南省第二次卫生服务总调查样本点名单

序号	县区名称	行政区划	城乡	是否第五次国家点	是否国家点	是否省扩点
1	长沙市天心区	430130	城市	是	是	
2	衡阳市蒸湘区	430408	城市	是	是	
3	岳阳市云溪区	430603	城市	是	是	
4	常德市安乡县	430721	农村	是	是	
5	张家界市慈利县	430821	农村	是	是	

续上表

序号	县区名称	行政区划	城乡	是否第五次国家点	是否国家点	是否省扩点
6	郴州市安仁县	431028	农村	是	是	
7	怀化市鹤城区	431202	城市	是	是	
8	湘西州永顺县	433127	农村	是	是	
9	株洲市茶陵县	430224	农村			是
10	湘潭市雨湖区	430302	城市			是
11	邵阳市北塔区	430511	城市			是
12	益阳市南县	430921	农村			是
13	永州市道县	431124	农村			是
14	娄底市娄星区	431302	城市			是

附件三

家庭健康调查样本的抽取方法

一、样本量及抽样要求

本次调查共抽取156个样本县(市、区)，每个样本县(市、区)随机抽取5个样本乡镇(街道)，每个样本乡镇(街道)随机抽取2个样本村(居委会)。样本县(市、区)、样本乡镇(街道)、样本村(居委会)由国家卫生计生委统计信息中心统一抽取，名单见光盘“样本乡镇(街道)、样本村(居委会)名单及其区划代码表”或进入数据录入网页查找。

每个样本村(居委会)抽取60户。样本住户抽取工作由县调查负责人完成；抽样过程应严格按照要求，并填写抽样操作表，该表需保存、备查。

二、样本住户的抽取方法

1. 编制常住住户清单

摸底确定样本村(居委会)常住住户。将全部常住住户(包括非本地户口住户)按名单顺序编号。

2. 确定抽样间隔

国家样本点抽样间隔 = 样本村(居委会)常住住户数/60(四舍五入，取整数)

3. 确定样本住户

①确定第一个应抽住户。随机抽一张人民币，取其末四位数，该数除以抽样间隔后的余数确定为 K 值(若余数为0，则 K 值=抽样间隔)。K 值即为被抽中的第1个住户序号。②确定其余应抽住户。K 值加抽样间隔为被抽中的第2个住户序号，K 值加两个抽样间隔为第3个被抽住户序号，以此类推。

三、抽样实例

假设某样本村共有常住住户213户，从该村中抽取60个样本住户。第一步将该样本村内213户依次编号001~213号。

第二步确定抽样间隔。抽样间隔为213/60=3.55≈4。

第三步确定样本住户。随机抽取人民币后四位数为5942，5942/4=1485余数为2即为 K 值，即序号为2的住户是被抽中的第一个样本住户，编码为1。第二个样本住户的序号为2+4=6，依次类推，即第2，6，10，14，18，22，26，30，34，38，42，46，50，54，58，62，…，210，214(214-213=1即第1户)，5，9，13，17，21，25，共60户为调查样本住户。

说明：计算的抽样间隔为3.55，为了便于操作四舍五入，取整数为4，因此实际抽样间隔变大，抽到最后不够时，可用应抽取的序号数减总户数的结果值即为下一个应抽取家庭的序号。如本例中，共有户数213，第54个应抽家庭的序号为214，214-213=1，则序号为1的住户即是第54个应抽家庭；1+4=5，即序号为5的住户即为第55个应抽家庭，以此类推。

样本住户抽样记录

序号	户主姓名	家庭人口数	样本住户代码	序号	户主姓名	家庭人口数	样本住户代码
1	张**	4	54	108	刘**	3	
2	王**	3	1	109	周**	2	
3	李**	3		110	杨**	3	28
4	赵**	4		111	郑**	2	
5	何**	5	55	112	钱**	2	
6	沈**	3	2	113	于**	3	
7	高**	6		114	白**	5	29
---	---	---		115	杜**	3	
---	---	---		---	---	---	
21	许**	3	59	---	---	---	
22	胡**	6	6	---	---	---	
---	---	---		---	---	---	
25	杨**	5	60	---	---	---	

续上表

序号	户主姓名	家庭人口数	样本住户代码	序号	户主姓名	家庭人口数	样本住户代码
---	---	---		170	金**	8	43
---	---	---		---	---	---	
---	---	---		---	---	---	
---	---	---		---	---	---	
50	韩**	7	13	---	---	---	
---	---	---		---	---	---	
---	---	---		---	---	---	
---	---	---		---	---	---	
---	---	---		---	---	---	
---	---	---		210	肖**	3	53
---	---	---		211	付**	3	
---	---	---		212	米**	4	
106	陆**	2	27	213	贾**	3	
107	丁**	1					

家庭健康调查样本住户抽样操作表

___县(市或市区)___乡镇(街道)村(居委会)

该村(居委会)总户数：___户；实际参加抽样的户数：______户；

未参加抽样的户数：___户；未参加抽样的原因：__________。

请将户名列出，并编号

样本住户抽样记录

序号	户主姓名	家庭人口数	样本住户代码	序号	户主姓名	家庭人口数	样本住户代码
1							
2							
3							
4							
5							
6							
7							

续上表

序号	户主姓名	家庭人口数	样本住户代码	序号	户主姓名	家庭人口数	样本住户代码

抽样间距 = 参加抽样户数 ÷ 60 = ＿＿＿＿＿随机抽取人民币号码＿＿＿＿＿被抽中住户序号

抽样操作者＿＿＿＿＿抽样负责人＿＿＿＿＿抽样日期

注：由于突发性严重的自然灾害，使交通隔绝，调查无法实施者，可不参加抽样。

附件四

家庭健康调查表

表号：国卫调 01 表
制定机关：国家卫生健康委员会
批准机关：国家统计局
批准文号：国统制［2018］87 号
有效期至：2018 年 12 月

住户信息

县（市、区）名称：＿＿＿＿ 乡镇/街道名称：＿＿＿＿＿ 村/居委会名称：＿＿＿＿＿＿＿＿县（市、区）代码：□□□□□□＿＿＿＿乡镇/街道代码：□□□村/居委会代码：□□□

住户代码：□□□户主姓名：＿＿＿＿联系电话：＿＿＿＿详细地址：＿＿＿＿＿＿＿

调查员（签名）：
指导员（签名）：

表1 家庭一般情况调查表

表号：国卫调 02 表
制定机关：国家卫生健康委员会
批准机关：国家统计局
批准文号：国统制[2018] 87 号
有效期至：2018 年 12 月

序号	问题及选项	回答
1	您家户籍人口数？	
2	户籍人口中，近 6 个月内有几口人在家里居住？	
3	近 6 个月内住在您家里，但户口不在您家的人口数？（包括新生婴儿、新结婚配偶和轮流供养的老人等，不包括保姆等）	
4	离您家最近的医疗卫生机构是？ (1)诊所(卫生所、医务室)(2)门诊部(综合、中医、中西医结合、民族医、专科)(3)村卫生室(4)社区卫生服务站 (5)社区卫生服务中心(6)乡镇卫生院(7)县/县级市/地(州、盟)辖市/省辖市区属医院(8)省辖市/地区/州/盟/直辖市区属医院(9)省/自治区/直辖市属及以上医院(10)民营医院(11)其他	
5	离您家最近的医疗卫生机构有多少公里？ (1)不足 1 公里(2)1 公里 -(3)2 公里 -(4)3 公里 -(5)4 公里 -(6)5 公里及以上	
6	从您家到最近医疗卫生机构最快需要多少分钟？（“最快”是指采用易获得的方式而不是仅限于步行）	
7	您家最主要的饮用水类型是？ (1)经过集中净化处理的自来水(2)受保护的井水或泉水(3)不受保护的井水或泉水(4)收集雨水(5)江河湖泊沟塘水(6)其他水源	
8	您家厕所类型是？(1)水冲式卫生厕所(2)水冲式非卫生厕所(3)卫生旱厕(4)非卫生旱厕(5)公厕(6)无厕所(7)其他	
9	您家前一年(2017 年)总收入约为多少元？（包括来自工资、经营、财产以及各种途径的转移收入，应扣减个人所得税、社会保障支出、赡养支出、利息支出等，不包括出售财物和借贷收入，也不包括遗产或一次性馈赠所得款项等）	
10	您家前一年(2017 年)总消费支出约为多少元？（包括用于食品烟酒、衣着、居住、生活用品及服务、交通通信、教育文化娱乐、医疗保健和其他项目的消费支出，不包括社会保障支出、购买商业保险支出、婚丧嫁娶礼金支出以及购建房屋支出等非消费性支出）	
	其中：A. 用于食品(包括购买食品和饮食服务)的支出多少元？	
	B. 用于医疗(包括医疗器具、药品及医疗服务)的支出多少元？	
	C. 用于保健(包括保健器具、用品及服务)的支出多少元？	
11	您家是否被列为贫困户？(1)是(2)否	

续表 1

序号	问题及选项	回答
12	您家是否被列为低保户？(1)是(2)否	
13	若是贫困户或低保户，您认为导致经济困难的最直接原因是什么？ (1)因疾病损伤影响劳动能力(2)劳动力人口少(3)因治疗疾病的花费(4)其他	

表 2　家庭成员个人情况调查表

表号：国卫调 03 表
制定机关：国家卫生健康委员会
批准机关：国家统计局
批准文号：国统制[2018] 87 号
有效期至：2018 年 12 月

被调查成员代码		01	02	03	04	05	06
14	成员姓名：						
15	身份证号：						
16	成员与户主的关系： (1)户主本人(2)配偶(3)子女(4)女婿/儿媳(5)父母 (6)岳父母/公婆(7)(外)祖父母(8)外孙子女(9)兄弟/姐妹(10)其他						
17	下列调查问题由谁回答(调查员判断)：(1)自己回答(2)他人代答						
18	性别：(1)男(2)女						
19	出生年(4 位数，如 1998)						
20	月(2 位数，如 07)						
21	您的户口性质是？(单选) (1)农业(2)非农业 (3)现统一为居民，之前为农业(4)现统一为居民，之前为非农业 (5)直接登记为居民户口(6)无户口						
22	您的户口登记地是？ (1)本县/区(2)本省外县/区 (3)外省(4)户口待定						

续表 2

被调查成员代码		01	02	03	04	05	06
23	您的民族： (1)汉族(2)壮族(3)回族(4)维吾尔族(5)蒙古族(6)藏族(7)满族(8)苗族(9)彝族(10)布依族(11)白族(12)朝鲜族(13)侗族(14)哈尼族 (15)哈萨克族(16)土家族(17)瑶族(18)达斡尔族(19)东乡族 (20)高山族(21)景颇族(22)柯尔克孜族(23)拉祜族(24)纳西族(25)畲族(26)傣族(27)黎族(28)傈僳族(29)仫佬族(30)羌族(31)水族(32)土族(33)佤族(34)阿昌族(35)布朗族(36)毛南族(37)普米族(38)撒拉族(39)塔吉克族(40)锡伯族(41)仡佬族(42)保安族(43)德昂族(44)俄罗斯族(45)鄂温克族(46) 京族(47)怒族(48)乌孜别克族(49)裕固族(50)独龙族(51)鄂伦春族(52)赫哲族(53)基诺族(54)珞巴族(55)门巴族(56)塔塔尔族 (57)其他						
24	您的文化程度(在校学生回答在读情况，2012年9月及以后出生、不满6周岁的儿童不需回答)： (1)没上过学(2)小学(3)初中 (4)高中(5)技工学校(6)中专(中技) (7)大专(8)本科(9)研究生						
25	您的身高是多少(厘米)?						
26	您的体重是多少(公斤)?						
27	您是否参加了以下医疗保险? A. 城镇职工基本医疗保险(1)是(2)否						
	B. 城镇居民基本医疗保险(1)是(2)否						
	C. 新型农村合作医疗(1)是(2)否						
	D. 城乡居民基本医疗保险(1)是(2)否						
28	您是否参加了其他社会医疗保障?(含公费医疗保险等)(1)是(2)否						
29	您是否参加了大病保险? (1)是(2)否						

续表 2

被调查成员代码		01	02	03	04	05	06
30	您是否购买了商业医疗保险？ (1)是(2)否(如答否，则跳问 32)						
31	您一年缴纳的商业医疗保费是多少元？						
32	您是否在卫生院/社区卫生服务机构建立过健康档案？ (1)是(2)否，但知道有此服务(3)不知道						
33	您是否签约了家庭医生服务？ (1)是(2)否，但知道有此服务(3)不知道						
34－49 题由 10 岁及以上人口回答(2008 年 9 月及以前出生)							
34	您的婚姻状况：(1)未婚(2)已婚(3)丧偶(4)离婚(5)其他						
35	您的就业状况：(1)在业(包括灵活就业)(2)离退休 (3)在校学生(4)失业(5)无业						
36	您的职业类型(询问在业和离退休人员)： (1)国家公务员(2)专业技术人员(3)职员(4)企业管理人员(5)工人 (6)农民(7)现役军人(8)自由职业者(9)个体经营者(10)其他						
身体功能							
37	今天您在行动方面： (1)四处走动，无任何困难(2)行动有些不便(3)不能下床活动						
38	今天您在自我照顾(盥洗穿衣上厕所等)方面： (1)无任何问题(2)有些问题(3)无法自己盥洗或穿衣服						
39	今天您从事平常活动(工作、读书或做家务)方面： (1)从事日常活动无任何问题(2)有些问题(3)无法从事日常活动						

续表 2

被调查成员代码		01	02	03	04	05	06
40	今天您身体疼痛或不舒服方面： (1)无任何疼痛或不舒服(2)自觉有中度疼痛或不舒服(3)自觉极度疼痛或不舒服						
41	今天您在焦虑或抑郁方面： (1)不觉得焦虑或抑郁(2)自觉中度焦虑或抑郁(3)自觉极度焦虑或抑郁						
42	如果 0 分是最差，100 分是最好，您给自己今天健康状况打几分？ |－－－－|－－－－|－－－－|－－－－ |－－－－|－－－－|－－－－|－－－－ |－－－－|－－－－| 0 10 20 30 40 50 60 70 80 90100 最差健康状况最好健康状况						
健康行为							
43	您现在吸烟吗？ (1)吸烟(2)已戒烟(跳问 45)(3)从不吸烟(跳问 46)						
44	近 30 天内，您平均每天吸多少支烟？						
45	您开始吸烟的年龄(岁)？(以第一次抽完一支烟的年龄计算)						
46	过去 12 个月，您喝过酒吗？ (1)喝过，在 30 天内(2)喝过，在过去 30 天以前(跳问 48)(3)没喝过(跳问 48)						
47	近 30 天内，您曾有几次因喝酒太多而感到头晕/头疼/嗜睡等醉酒症状？ (____次，没有该情况填 0)						
48	近 30 天内，您平均每周有意识的体育锻炼有多少次(包括早操、课间操、体育课、课外体育班、工间操、广场舞、步行锻炼、散步、跑步等)？ (1) 6 次及以上(2) 3 ~ 5 次(3)1 ~ 2 次(4)不到 1 次(5)从不锻炼(跳问 50)						
49	您平均每次锻炼多长时间(分钟)？						

续表 2

被调查成员代码		01	02	03	04	05	06
50	您平均每天刷几次牙？ (1)2 次及以上(2)1 次(3)不到 1 次(4)不刷牙						
51	近 12 月内，您是否接受过健康体检？（不包括因病做的检查） (1)是(2)否						
慢性疾病(高血压病) 由 15 岁及以上人口回答(2003 年 9 月及以前出生)							
52	您是否患有确诊的高血压病？ (1)是(2)否(如答否，则跳问 60)						
53	您最近一次测血压时间是？ (1)1 周及以内(2) 1 个月内(3)1 ~ 3 个月(4)3 ~ 6 个月(5)6 ~ 12 个月(6) 12 个月及以上						
54	您目前(最近一次测量)血压是否正常？ (1)是(2)否(3)不知道						
55	您服用降血压药物的情况是？ (1)规律服用(按照医嘱) (2)偶尔或必要时服用 (3)间断服用(药量不足) (4)从不服用						
56	近 12 个月内，医务人员对您进行高血压随访服务的次数是？（包括主动就医，但是不包括到医疗卫生机构后仅仅买药，未接受其他服务） (1)1 次(2)2 次(3)3 次(4)4 次(5)5 次及以上(6)未随访(如果未随访，直接跳问 60)						
57	您最近一次获得过哪种形式的高血压随访服务？（包括主动就医，但是不包括到医疗卫生机构后仅仅买药，未接受其他服务） (1)签约家庭医生入户随访(2)其他医护人员入户随访 (3)去医疗卫生机构就医或随访(4)电话随访 (5)网络随访(手机 APP 等)(6)其他						

续表 2

被调查成员代码		01	02	03	04	05	06
58	您最主要从下列哪类机构获得高血压随访服务？ (1)村卫生室/社区卫生服务站/诊所 (2)乡镇卫生院/社区卫生服务中心 (3)县及以上医疗卫生机构 (4)健康管理机构 (5)其他						
59	您最近一次高血压随访服务的主要内容有哪些？ A. 血压测量(1)是(2)否						
	B. 生活方式指导(1)是(2)否						
	C. 询问疾病情况(1)是(2)否						
	D. 了解用药情况(1)是(2)否						
慢性疾病(糖尿病) 由 15 岁及以上人口回答(2003 年 9 月及以前出生)							
60	您是否患有确诊的糖尿病？(1)是(2)否(如答否，则跳问 69)						
61	您所患糖尿病的类型是？ (1)1 型糖尿病(2) 2 型糖尿病(3)其他(4)不清楚						
62	您最近一次空腹血糖检测时间是？ (1) 1 周及以内(2) 1 个月内(3)1 ~ 3 个月(4)3 ~ 6 个月(5)6 ~ 12 个月(6)12 个月及以上						
63	您目前(最近一次测量)空腹血糖是否正常？ (1)是(2)否(3)不知道						
64	您使用降糖药物的频率为： (1)规律服用(按照医嘱) (2)偶尔或必要时服用 (3)间断服用(药量不足) (4)从不服用						
65	近 12 个月内，医务人员对您进行随访服务的次数是？(包括主动就医，但是不包括到医疗卫生机构后仅仅买药，未接受其他服务) (1)1 次(2)2 次(3)3 次(4)4 次 (5)5 次及以上(6)未随访(如果未随访，直接跳问 69)						

续表 2

	被调查成员代码	01	02	03	04	05	06
66	您最近一次获得过以下哪种形式的糖尿病随访服务？（包括主动就医，但是不包括到医疗卫生机构后仅仅买药，未接受其他服务） (1)签约家庭医生入户随访(2)其他医护人员入户随访 (3)去医疗卫生机构就医或随访(4)电话随访 (5)网络随访(手机 APP 等)(6)其他						
67	您最主要从下列哪类机构获得糖尿病随访服务？ (1)村卫生室/社区卫生服务站/诊所 (2)乡镇卫生院/社区卫生服务中心 (3)县及以上医疗卫生机构 (4)健康管理机构 (5)其他						
68	您最近一次糖尿病随访服务的主要内容有哪些？ A. 空腹血糖测量(1)是(2)否						
	B. 生活方式指导(1)是(2)否						
	C. 询问疾病情况(1)是(2)否						
	D. 了解用药情况(1)是(2)否						
其他慢性疾病(除高血压病及糖尿病以外)＊ ＊说明：慢性病指符合下列情况之一者： ①调查前半年内，经过医务人员明确诊断的慢性病； ②调查半年以前患有医生诊断的慢性病，在调查前半年内时有发作并采取了治疗措施如用药、理疗，或者一直在治疗以控制慢性病的发作等。							
69	您是否患有确诊的其他慢性疾病＊？(1)是(2)否(如答否，则跳问 76)						
70	第一种慢性疾病(疾病名称)						
71	第一种疾病代码						
72	第二种慢性疾病(疾病名称)						
73	第二种疾病代码						
74	第三种慢性疾病(疾病名称)						
75	第三种疾病代码						

续表 2

	被调查成员代码	01	02	03	04	05	06
	调查前两周内病伤情况						
76	调查前两周内，您是否因为不舒服看过医生？ (1)是(2)否						
77	调查前两周内，您是否因为不舒服通过网络(包括医院网站、APP 等)咨询过医生？ (必须咨询的是具有执业资格的正规医生，不包括个人通过各类搜索引擎，直接搜索得到、未经正规医生审核的疾病诊治信息) (1)是(2)否						
78	调查前两周内，您是否因为不舒服用过药或采取了自我医疗的措施？ (1)是(2)否						
79	调查前两周内，您是否因为不舒服休工、休学或者卧床休息 1 天及以上(包括老年人明显精神不振、食欲减退或婴幼儿异常哭闹、食欲减退等)？ (如填否，则不询问下表中的卧床天数、休工天数、休学天数等问题) (1)是(2)否						
问题 76～79 有一个选“是”，则填写以下内容；问题 76～79 都选“否”，则跳问 118							
80	您患的是什么病或伤？(填疾病名称)						
81	(查填疾病编码)						
82	您这次病伤是什么时候开始发生的？ (1)两周内新发(2)急性病两周前开始发病(3)慢性病持续到两周内						
83	您自己感觉病伤严重程度： (1)严重(2)一般(3)不严重						
84	该病伤在调查前两周内持续了多少天(最长不超过 14 天)？						
85	调查前两周内，您因该病伤卧床休息了几天(最长不超过 14 天)？(无卧床，填 0)						
86	调查前两周内，您因该病伤休工/休学了几天(最长不超过 14 天)？ (无休工/休学，填 0)						

续表 2

被调查成员代码		01	02	03	04	05	06
87	调查前两周内，您是否因该种病伤治疗（包括遵医嘱持续治疗）过？ （1）是（如答是，则跳问 89）（2）否						
88	您未治疗的原因（单选）： （1）自感病轻（2）经济困难（3）就诊麻烦（4）无时间 （5）交通不便（6）无有效措施（7）其他						
89	调查前两周内，您是否因该病伤进行自我治疗？（无医务人员指导） （1）是（2）否（如答否，则跳问 95）						
90	调查前两周内，您因该病伤选择自我治疗的最主要原因： （1）自感病轻（2）经济困难（3）就诊麻烦（4）无时间 （5）交通不便（6）无有效措施（7）自己知道治疗方法（8）其他						
91	调查前两周内，您是否因该病伤自行用药？（无医务人员指导） （1）是（2）否（如答否，则跳问 95）						
92	如您自我医疗服用药物，药物类型：（1）处方药（2）非处方药（3）两者都有（4）不知道						
93	如您自我医疗服用药物，是否有抗生素： （1）是（2）否（3）不知道						
94	调查前两周内，您购药自己负担了多少元？						
95	调查前两周内，您是否因该病伤（去看病）到各类医疗卫生机构就诊？ （1）是（2）否（如答否，则跳问 117）						
96	调查前两周内，您为该病伤就诊过几次？						
以下问题询问调查前两周内第一次就诊的情况							

续表 2

	被调查成员代码	01	02	03	04	05	06
97	调查前两周内，您第一次就诊是在哪里？ (1)诊所(卫生所、医务室)(2)门诊部(综合、中医、中西医结合、专科) (3)村卫生室(4)社区卫生服务站(5)社区卫生服务中心 (6)乡镇卫生院(7)县/县级市/地(州、盟)辖市/省辖市区属医院 (8)省辖市/地区/州/盟/直辖市区属医院(9)省/自治区/直辖市属及以上医院 (10)民营医院(11)其他						
98	您选择上述单位就诊的最主要原因是： (1)距离近/方便(2)收费合理(3)技术水平高(4)设备条件好 (5)药品丰富(6)服务态度好(7)定点单位(8)有熟人 (9)有信赖医生(10)有签约家庭医生(11)其他						
99	此次就诊，您是否利用了中医(其他)服务：(1)是(2)否(如答否，则跳问 101)						
100	此次就诊，您就诊机构的类型： (1)中医类(含民族医)机构(2)非中医类机构						
101	此次就诊，您是转诊还是直接就诊？(1)直接就诊(跳问 104)(2)转诊						
102	您是从哪里转过来的？ (1)诊所(卫生所、医务室)(2)门诊部(综合、中医、中西医结合、民族医、专科) (3)村卫生室(4)社区卫生服务站(5)社区卫生服务中心(6)乡镇卫生院 (7)县/县级市/地(州、盟)辖市/省辖市区属医院(8)省辖市/地区/州/盟/直辖市区属医院(9)省/自治区/直辖市属及以上医院(10)民营医院(11)其他						

续表 2

被调查成员代码		01	02	03	04	05	06
103	转诊机构与本次就诊机构是否为医联体（调查员协助判断）？(1)是(2)否(3)不知道						
104	此次就诊，您是以哪种方式挂号的？ (1)现场挂号(2)电话预约(3)网络预约（包括微信公众号、手机 APP 等方式） (4)通过医务人员预约(5)凭转诊条取号(6)其他						
105	此次就诊，您挂了几个号？						
106	您此次就诊接受服务情况 A. 疾病诊断、疾病指导与用药调整等(1)是(2)否						
	B. 检验、检查(1)是(2)否						
	C. 开药(1)是(2)否						
	D. 输液(1)是(2)否						
	E. 门诊手术(1)是(2)否						
	F. 其他治疗(1)是(2)否						
107	此次就诊，您在哪里买药？ (1)就诊机构（跳问 109） (2)实体药店 (3)网络药店 (4)未买药（跳问 109） (5)其他						
108	您选择在非就诊机构买药的最主要原因： (1)就诊机构无药房 (2)就诊机构缺药 (3)就诊机构药价高 (4)在所就诊的医疗机构不能使用医保卡 (5)其他						
109	您此次就诊花费中自己负担了多少元？（不包括报销及个人医疗账户中支出的部分）						
110	此次就诊，您为该病就诊总共花费了多少交通等其他相关费用（元）？						

续表 2

	被调查成员代码	01	02	03	04	05	06
111	您认为此次就诊的候诊时间长短如何？ (1)短(2)一般(3)长						
112	您认为此次就诊机构的环境如何？ (1)好(2)一般(3)差						
113	您认为此次就诊医护人员的态度如何？ (1)好(2)一般(3)差						
114	您认为此次就诊的花费如何？ (1)不贵(2)一般(3)贵						
115	您对此次就诊的总体满意度如何？ (1)满意(跳问 118)(2)一般(跳问 118)(3)不满意						
116	您最不满意的是： (1)技术水平(2)设备条件(3)药品种类 (4)服务态度(5)医疗费用(6)看病手续 (7)等候时间(8)环境条件(9)提供不必要服务(包括药品和检查)(10)其他						
117	您是否在调查前两周因本病未就诊，现按照医嘱持续治疗(用药)？(如前两周内因该病就诊，则不询问本问题)(1)是(2)否						
调查前一年内住院情况(2017 年 9 月—2018 年 8 月)							
118	调查前一年内，您是否有医生诊断需住院而您未住院的情况？ (1)是(2)否(跳问 121)						
119	医生诊断需住院而您未住院的情况共有几次？ (同一种疾病医生多次诊断，计为 1 次)						
120	您最近一次需住院而未住院的原因： (1)自认为不需要(2)自认为无有效治疗措施 (3)经济困难(4)自认为医院服务差 (5)自己无时间(6)医院无床位 (7)医疗保险限制(8)其他						
121	调查前一年内，您是否因病伤、体检、分娩等原因住过医院？ (1)是(2)否(如答否，则转问表 3)						

续表 2

被调查成员代码		01	02	03	04	05	06
122	如有住院，您住了几次？						
下列内容询问调查前一年内有住院经历的成员							
123	您本次住院的原因：(1)疾病(2)损伤中毒(3)康复(4)计划生育服务(5)分娩(6)健康体检(7)其他						
124	您本次住院的出院诊断名称？(填疾病名称)						
125	(查填疾病编码)						
126	您本次住院的入院时间(年)(4 位，如：1998)						
127	(月)(2 位，如：09)						
128	您本次入院是： (1)门、急诊收治住院(跳问 131)(2)其他医疗卫生机构转入(3)直接入院(跳问 131)						
129	您从哪一类医疗卫生机构转过来的？ (1)社区卫生服务中心(2)乡镇卫生院 (3)县/县级市/省辖市区属医院(4)省辖市/地区/直辖市区属医院 (5)省/自治区/直辖市属及以上医院(6)民营医院(7)其他						
130	您本次转院机构与本次住院机构是否为医联体(调查员协助判断)？ (1)是(2)否(3)不知道						
131	您本次是在下列的哪类医疗卫生机构住院的： (1)社区卫生服务中心(2)乡镇卫生院 (3)县/县级市/省辖市区属医院(4)省辖市/地区/直辖市区属医院 (5)省/自治区/直辖市属及以上医院(6)民营医院(7)其他						
132	您本次住院是在：(1)本县(市、区)(2)本市外县(市、区)(3)本省外市(4)外省						
133	您等候入院的时间(天)？(当天入院填一天)						
134	本次住院，您是否做过手术？ (1)是(2)否						

续表 2

	被调查成员代码	01	02	03	04	05	06
135	本次住院，您中途是否办理过出院手续？(指办理出院手续后，马上办理入院手续，住院患者没有离开医院) (1)是(2)否						
136	您本次住院的天数？						
137	您本次出院是由于： (1)遵医嘱离院(跳问 139) (2)未遵医嘱离院(患者未按照医嘱要求而自动离院) (3)遵医嘱转院(跳问 139) (4)其他(跳问 139)						
138	如您自动离院，自认为原因是： (1)久病不愈(2)病愈(3)经济困难 (4)花费太多 (5)医院设施差(6)服务态度不好 (7)医生技术差(8)其他						
139	您本次住院医药费用总共是多少元？						
140	其中：自己负担了多少元？(不包括报销及个人医疗账户中支出的部分)						
141	您本次住院的医疗费用中，报销部分是如何结算的？ (1)直接减免 (2)先自己垫付，在同一医院医保窗口报销 (3)先自己垫付全部费用，回医保管理机构或单位报销 (4)其他(包括不能/不需报销等情况)						
142	您本次住院，所花费的交通、住宿、伙食、陪护等其他费用合计是多少元？(没有填 0)						
143	您本次住院，在医院外接受检查、手术，购买药品、耗材等的费用是多少元？(没有填 0)						
144	您认为此次住院的病房环境如何？(1)好(2)一般(3)差						
145	您认为此次住院医护人员的态度如何？(1)好(2)一般(3)差						

续表 2

被调查成员代码		01	02	03	04	05	06
146	您认为此次住院医护人员向您解释治疗方案的清晰程度如何？(1)好(2)一般(3)差						
147	您认为此次住院医护人员倾听您述说病情的认真程度如何？(1)好(2)一般(3)差						
148	您认为此次住院的医疗花费如何？(1)不贵(2)一般(3)贵						
149	您对此次住院总体满意程度如何？(1)满意(转问表3)(2)一般(转问表3)(3)不满意						
150	您对于此次住院中您所接受的服务，您最不满意的是什么？(选一项) (1)技术水平(2)设备条件(3)药品种类(4)服务态度 (5)医疗费用(6)看病手续(7)等候时间(8)环境条件 (9)提供不必要服务(包括药品和检查)(10)其他						

表 3　15～64 岁女性调查表(1954 年 8 月—2003 年 8 月出生的女性回答)

表号：国卫调 04 表
制定机关：国家卫生健康委员会
批准机关：国家统计局
批准文号：国统制[2018] 87 号
有效期至：2018 年 12 月

被调查成员代码							
151	近 12 个月内，您是否做过妇科检查？(1)是(2)否						
152	近 12 个月内，您是否做过宫颈癌筛查？(包括宫颈涂片、TCT、HPV 检查等)(1)是(2)否						
153	近 12 个月内，您是否做过乳腺检查？(包括 B 超、钼靶等)(1)是(2)否						
154	您曾经怀孕过几次(次)？(未曾怀孕填 0，结束该成员调查)						
155	您曾经生过几个孩子(人)？(未曾分娩填 0，结束该成员调查)						
156	您最后一次分娩的时间(年)(4 位，如：1998)						
157	(月)(2 位，如：09)						

续表 3

被调查成员代码							
下面问题询问 2013 年 8 月及以后有分娩的妇女的最后一个出生孩子的情况							
158	您这个孩子性别是： (1)男(2)女						
159	您怀这个孩子期间，做过几次产前检查？ (从未做过填 0，跳问 162)						
160	您本次怀孕产前检查费用总共是多少元？						
161	您此次怀孕，是否做过产前筛查、产前诊断，排除孩子畸形和出生缺陷？(包括血清学筛查、B 超筛查、羊水穿刺或“无创产前基因检测(NIPT)”) (1)是(2)否(3)不清楚						
162	您孩子是如何出生的？ (1)阴道分娩(跳问 164 题)(2)剖宫产						
163	如为剖宫产，最主要是谁提议的：(1)自己(2)丈夫(3)父母(4)医生(5)其他人						
164	您是在哪里分娩的？ (1)县及以上医院(2)妇幼保健机构 (3)乡镇街道卫生院 (4)社区卫生服务中心(5)卫生室/所/站 (6)民营医院(7)其他						
165	您这孩子出生时体重为多少克？						
166	您分娩费用总共是多少元？						
167	其中：自己负担了多少元(没有填 0)？(不包括报销及个人医疗账户中支出的部分)						
168	您产后 28 天内，接受产后访视(包括家访和电话访)的次数？(没有填写 0，结束本表询问)						
169	您产后访视的形式？(1)家访(2)电话访(3)家访及电话访(4)其他						

表 4　6 岁及以下儿童调查表(2012 年 8 月及以后出生的儿童)

表号：国卫调 05 表
制定机关：国家卫生健康委员会
批准机关：国家统计局
批准文号：国统制[2018] 87 号
有效期至：2018 年 12 月

被调查成员代码							
170	该儿童母亲在家庭成员表中的编码(不在家庭成员表中的填 99)						
171	该儿童父亲在家庭成员表中的编码(不在家庭成员表中的填 99)						
172	下列调查问题由谁回答(调查员判断)： (1)母亲(2)父亲(3)家庭其他成员						
母乳喂养、辅食添加及喂养							
173	您孩子是否吃过母乳？ (1)是(2)否(如答否，则跳问 178)						
174	您孩子第一次吃母乳的时间：(让孩子试嘬也算) (1)出生后半小时内(2)出生后半小时到 1 小时内 (3)出生后 1 小时到 24 小时内(4)出生 24 小时以后						
175	您孩子纯母乳喂养(指过去 24 小时内，孩子没有吃母乳以外的其他液体和食物)到几个月？(开始就不是纯母乳喂养填 0，目前仍是纯母乳填 999)						
176	您孩子在几个月大时开始有规律添加辅食？(还没有添加辅食的填 999)						
177	您孩子母乳喂养到几个月大？(目前仍是母乳填 999)						
健康体检							
178	近 12 个月内，您孩子接受了几次健康体检？(不包括为治疗疾病而做的检查)(没做过填 0，并跳问 182)						
179	健康检查时，是否检查过小孩牙齿？(1)是(2)否						
180	健康检查时，是否检查过小孩视力？(1)是(2)否						
181	健康检查时，是否抽血检查过血红蛋白(检测是否贫血)？(1)是(2)否						
儿童患病情况							
182	您孩子是否曾被诊断为贫血？(1)是(2)否						
计划免疫							
183	您孩子有预防接种证/卡吗？(1)有(2)没有(3)不知道						

表 5 60 岁及以上老年人口调查表(1958 年 8 月及以前出生)

表号：国卫调 06 表
制定机关：国家卫生健康委员会
批准机关：国家统计局
批准文号：国统制[2018] 87 号
有效期至：2018 年 12 月

被调查成员代码							
日常生活能力(ADL)情况							
184	自己穿衣服：(1)没有困难(2)有困难，但仍可以独立完成(3)有困难，需要帮助(4)无法完成						
185	吃饭：(1)没有困难(2)有困难，但仍可以独立完成(3)有困难，需要帮助(4)无法完成						
186	洗澡：(1)没有困难(2)有困难，但仍可以独立完成(3)有困难，需要帮助(4)无法完成						
187	上、下床：(1)没有困难(2)有困难，但仍可以独立完成(3)有困难，需要帮助(4)无法完成						
188	上厕所：(1)没有困难(2)有困难，但仍可以独立完成(3)有困难，需要帮助(4)无法完成						
189	控制大小便：(1)没有困难(2)有困难，但仍可以独立完成(3)有困难，需要帮助(4)无法完成						
190	做家务：(1)没有困难(2)有困难，但仍可以独立完成(3)有困难，需要帮助(4)无法完成						
191	管理钱及财物：(1)没有困难(2)有困难，但仍可以独立完成(3)有困难，需要帮助(4)无法完成						
身体与功能情况							
192	近 6 个月内，您在听力方面属于下列的哪种情况？(戴助听器者，回答戴助听器时情况) (1)很难听清楚(2)需要别人提高声音(3)能听清楚						
193	近 6 个月内，您辨认出 20 米外熟人的困难程度是？(戴眼镜者，回答戴眼镜时的情况) (1)自觉极度困难(2)自觉中度困难(3)没有或轻度困难						
194	(家人回答)该老人有没有被确诊为失智(痴呆)？(1)有(2)没有						
195	您最主要的经济来源是什么？(1)劳动收入(2)离退休养老金(3)最低生活保障金(4)财产性收入(5)家庭其他成员供养(6)其他(事业保险金、下岗生活费、内退生活费等)						

续表 5

被调查成员代码							
196	您参与了哪些社会活动(多选)?(1)社区治安巡逻(2)照料其他老人(如帮忙购物、起居照料等)(3)环境卫生保护(4)调解纠纷(5)陪同聊天(6)需要专业技术的志愿服务(如义诊)(7)帮助照看小孩(8)其他(9)无						
197	近 1 个月内,您的生活起居是否需要别人照顾?(1)是(2)否						
198	您需要照顾时,最主要由谁来提供帮助?(1)配偶(2)子女及其他亲属(3)亲戚(4)邻居(5)保姆(6)社区工作人员(7)养老机构(护理员)(8)医务人员(9)其他(10)无						
199	您患病时,最主要由谁照顾?(1)无人照顾(2)配偶(3)子女及其他亲属(4)亲戚(5)邻居(6)保姆(7)社区工作人员(8)雇佣的陪护人员(9)其他						
200	您享受过哪些老龄服务项目(多选)?(1)预防保健(2)医疗协助(3)康复护理(4)精神慰藉(5)生活照料(6)文体活动(7)老年辅具用品租赁(8)老年教育(9)其他(10)无						
201	您最希望的养老方式是?(1)居家养老(2)社区养老(3)机构养老						

附件五

家庭健康调查表填写说明及有关指标解释

一、调查对象

调查对象是被抽中样本住户中的常住人口。常住人口是指近半年内在本户居住的所有户籍人口和非户籍人口，也包括出生未满半年的婴儿、新结婚的配偶、轮流供养的老人和中小学生等，但不包括保姆等非家庭成员。

二、入户调查询问顺序

第一步：填写调查表封面中被调查户的基本信息；第二步：向被调查者宣读“入户致辞”；第三步：询问表1家庭一般情况，由家中最了解情况的人回答；第四步：询问户主个人情况，从表2至表5；第五步：询问下一位家庭成员，从表2至表5。

依次完成所有家庭成员的调查。表2至表5必须由本人回答，儿童或无应答能力者可由母亲或最知情者回答。

三、调查表代码

1. 县(市/区)行政区划代码，统一采用《中华人民共和国行政区划代码》国家标准，见五、附录(一)“全国第六次卫生服务调查样本县(市、区)及其行政区划代码”。

2. 乡镇(街道)代码，采用国家统计局统计用区划代码和城乡划分代码，代码共3位；具体查询培训材料光盘“样本乡镇(街道)、村(居委会)名单及其区划代码表”或进入调查系统查找。

3. 村(居委会)代码，采用国家统计局统计用区划代码和城乡划分代码，代码共3位。具体查询培训材料光盘“样本乡镇(街道)、村(居委会)名单及其区划代码表”或进入调查系统查找。

4. 住户代码3位，由县级负责抽样的工作人员根据抽样结果确定。第一次抽中户代码为001－060，备用户代码从061开始编，原则上要求使用的备用户不超过10户。

5. 家庭成员代码2位，其中01是户主，02号往后根据调查的先后顺序依次编码。

6. 疾病代码共3位，具体代码查指导手册疾病代码表。例如：结核病，填写代码006。

四、调查表的指标解释

(一)封面

户主：在本村(社区)花名册上登记的户主姓名，通过此人可以找到该户。

(二)表1　家庭一般情况调查表

本表由最熟悉家庭情况的人回答。

1. 户籍人口数：如果抽中户中成员户口均不在本房屋，或者所住房屋是租的，则户籍人口数填0。

4. 医疗卫生机构类型：妇幼保健机构、专科疾病防治机构按照相应的级别归入相应的选项中，归不到选项中的，放入其他。民营医院：是指除了资产全部归国家所有或者全部归集体所有的公立医疗卫生机构之外的，通过股份合作、联营、有限责任公司、股份有限公司出资或者个人投资设立的非公立的医疗卫生机构。

6. 从您家到最近医疗卫生机构最快需要多少分钟：指以步行或搭乘交通工具等容易获得的最快方式到达距被调查户最近的医疗卫生机构所需的时间，单位以分钟计。

7. 饮水类型：

(1)自来水：指在楼内、宅内、院内或街内，经过公用设施净化处理的利用管网集中式供水。

(2)受保护的井水、泉水：指采用井台加高、加井盖、定期投药消毒等措施保护的水井；采取了充分的保护措施，使水源不受到外界的污染，尤其不受排泄物污染的泉水。

(3)不受保护的井水、泉水：没有采取任何保护措施的井水、泉水。

(4)收集雨水：接受雨水，窖存饮用。

(5)江河湖泊沟塘水：河流、溪流、水坝、湖泊、池塘、水渠、灌溉渠道。

(6)其他：归不到其他类别的饮水类型。

8. 厕所类型

(1)水冲式卫生厕所：包括三格(四格)化粪池、双瓮式、沼气池式、普通家用化粪池以及通过管网到污水处理系统。

三格(四格)化粪池：主要由便器、过粪管、化粪池组成。三格(四格)化粪池是由三个(四个)相互连通的密闭的粪池组成，粪便由进粪管进入第一池依次顺流至第三池(第四池)。

双瓮式厕所：双瓮式厕所主要由便器、过粪管、前后两个瓮型粪池组成。

沼气池式厕所：沼气池式厕所由厕所、猪圈和水压式沼气池三者连通建造而成。其地下部分主要由便器、进粪(料)口、进粪管、沼气池(由发酵间和贮气池组成)、出料管、水压间(出料间)、贮肥池、活动盖、导气管等几部分组成。

通过管网到污水处理系统：具有完整的下水道系统，将粪污通过管网收集，集中排放到污水处理厂进行处理，使经过处理的污水达到国家允许的排放标准。

(2)水冲式非卫生厕所：粪便没有经过任何处理，直接冲水排到沟塘洼地。

(3)卫生旱厕：具有完整的厕室结构和储粪池，粪便没有暴露；包括粪尿分集式、双坑交替式、阁楼式、深坑防冻式等。

粪尿分集式厕所：粪尿分集式厕所要求粪、尿不混合分别收集，厕所结构由主要便器(粪尿分流便器)、贮尿池、贮粪池、晒板组成。

双坑交替式厕所：双坑式厕所，是由两个结构相同又互相独立的厕坑组成。先使用其中的一个，当该厕坑粪便基本装满后用土覆盖将其封死，再启用另一个厕坑；第二个厕坑粪便基本装满时，将第一个坑内的粪便全部清除重新启用；同时封闭第二个厕坑，这样交替使用。

阁楼式：厕所粪坑部分全部建在地面以上，用土坯或干打垒砌成粪坑壁和厕所围墙，粪坑壁与厕室围墙衔接处架以多根木檩，供放置木制蹲板用。取粪口设在粪坑侧壁，取粪口旁设有发酵粪坑(池)，粪便经堆肥处理后肥田。厕所旁有多层台阶供人上下，形似阁楼

深坑防冻式：将储粪池顶部半封闭，设置掏粪口，且储粪部分修建在当地冻土层以下，可用长方体或用水缸(水缸上部用砖、石头、水泥砌成)，防止因冬季储粪池冻结膨胀而使池壁胀裂。

(4)非卫生旱厕：厕所结构较简单，粪便有暴露，包括浅坑式和敞口的储粪池，以及直接排便到低地的厕所。

(5)公厕。

(6)无厕所。

(7)其他：不能归入上述类型的厕所。

9. 家庭总收入：指调查户所有家庭成员在调查期内获得的工资收入、经营净收入、财产收入和转移收入的总和，既包括现金收入，也包括实物收入。需要扣减个人所得税、社会保障支出、赡养支出、利息支出等，不包括出售财物和借贷收入，也不包括遗产或一次性馈赠所得款项等。

10. 家庭总消费支出：指住户用于满足家庭日常生活消费需要的全部支出，既包括现金消费，也包括实物消费。一般包括食品烟酒、衣着、居住、生活用品及服务、交通通信、教育文化娱乐、医疗保健、其他用品及服务等。

食品支出：指调查户用于购买食品和饮食服务的相关支出，包括购买粮、油、菜、肉、禽、蛋、奶、水产品、糖、饮料、干鲜瓜果等食品的支出，也包括在外饮食支出和食品加工服务费。

医疗支出：指调查户用于购买医疗器具、药品和医疗服务的相关支出。包括医疗卫生器具、药品以及门诊和住院的医疗总费用。包括从各种医疗保险或其他医疗救助计划中获得的报销款额。不包括保健相关支出。

保健支出：指调查户用于购买保健器具、用品和保健服务的相关支出。包括保健器具、滋补保健品以及各种保健服务的总费用。

11. 贫困户：家庭年人均收入低于贫困线的家庭，需经扶贫办等部门认定。

12. 低保户：家庭人均收入低于低保标准，享受国家最低生活保障补助的家庭，需经民政等部门认定。

(三)表2　家庭成员个人情况调查表

住户成员代码：每位住户成员对应一个 2 位的代码，每户第一人为户主，代码为 01，其他成员按调查的先后顺序，从 02 号开始，依次编。

户主：为其家庭成员所公认的、在家庭中起基本决定作用的、在大多数情况下是家庭经济的主要支撑者，其与户口本上的户主可能是同一个人，也可能不是同一个人。当调查本户时，调查员应当依据此定义经过了解后，来确定户主。

14. 成员姓名：没有正式姓名的可填小名或 * * 氏，婴儿未起名的可填写“未起名”。

16. 与户主的关系：每户第一人为户主，选1；其余人口按其与户主的关系选择相应代码，其中：

(8)(外)孙子女：包括户主的孙子女、外孙子女、孙媳婿和外孙媳婿。

(9)兄弟/姐妹：包括户主的兄弟姐妹及他们的配偶。

(10)其他：包括姑、叔、表亲等其他亲属及同事、同学等非亲属。

17. 问题由谁回答：由调查员据实判断选择，原则上要求所有调查问题均应由被调查者本人回答，但若因本人未在现场或没有能力回答，则可由最熟悉该调查对象的知情者代答。

19－20. 出生日期：指被调查者出生的公历年月，年份用4位数来表示，月份用2位数表示。若被调查者使用十二生肖纪年，可通过“十二生肖纪年对照表”予以推算。

24. 文化程度：文化程度是指截止到调查时间，本人接受国内外教育所取得的最高学历或现有文化水平所相当的学历，共有9个选项，分别归入相应的文化程度。

（1）没上过学：指从未上过学，并且识字不到一千五百个，不能阅读通俗书报、写便条的人。

（2）小学：指接受最高一级教育为小学程度的毕业、肄业及在校生，也包括未上过小学，但识字超过一千五百个，能阅读通俗书报，能写便条，达到扫盲标准的人。

（3）初中：指接受最高一级教育为初中程度的毕业、肄业及在校生，相当于初中文化程度的人。

（4）高中：指接受最高一级教育为普通高中、职业高中、农业高中的毕业、肄业及在校生，相当于高中文化程度的人。

（5）技工学校：指接受最高一级教育为技工学校的毕业、肄业及在校生，相当于技工学校文化程度的人。

（6）中专（中技）：指接受最高一级教育为中等专业学校、中等技术学校的毕业、肄业及在校生，相当于中专/中技文化程度的人。

（7）大专：指接受最高一级教育为大学专科的毕业、肄业及在校生，经过国家统一举办的自学考试取得大学专科证书的，按国家教委颁布的大学专科教学大纲进行授课的广播电视大学、厂办大学、高等院校举办的函授大学、夜大学等其他形式的大学毕业生、肄业生、在校生。

（8）本科：指接受最高一级教育为大学本科的毕业、肄业及在校生，通过自学和进修大学课程，经考试取得大学本科证书的，按国家教委颁布的大学本科教学大纲进行授课的广播电视大学、厂办大学、高等院校举办的函授大学、夜大学和其他形式的大学毕业生、肄业生、在校生。

（9）研究生：指接受的最高一级教育为硕士、博士研究生的毕业、肄业及在校生。

27*A*. 城镇职工基本医疗保险：用人单位的职工参加的、由用人单位（雇主）和职工双方共同负担的，社会统筹和个人账户相结合的医疗保障形式。

27*B*. 城镇居民基本医疗保险：由政府组织实施，针对城镇非固定就业人口，实行个人缴费与政府支持、社会捐助相结合，以提供大病住院和门诊特殊病治疗费用保障的一种基本的社会医疗保障制度（未与新农合合并）。

27*C*. 新型农村合作医疗：由政府组织、引导、支持，农民自愿参加，个人、集体和政府多方筹资，以大病统筹为主的农民医疗互助共济制度（尚未与城镇居民基本医疗保险合并）。

27*D*. 城乡居民基本医疗保险：部分地区将新型农村合作医疗与城镇居民基本医疗保险合并（至少在管理层次上实现统一），城乡居民参加同一医疗保障制度。

28. 其他社会医疗保障：除上述以外的其他形式，如：公费医疗、劳保医疗（劳保是指全民所有制工矿企业等单位的职工，一些集体所有制的企业等单位参照劳动保护条例给其职工及其亲属提供的劳动医疗待遇）等。

29. 大病保险：即城乡居民大病保险，是在基本医疗保障的基础上，对大病患者发生的高额医疗费用给予进一步保障的一项制度性安排，是基本医疗保障制度的拓展和延伸，是对基本医疗保障的有益补充。大病保险保障对象为城镇居民医保、新农合的参保(合)人，制度上与城镇居民医保、新农合相衔接，在参保(合)人患大病发生高额医疗费用的情况下，对城镇居民医保、新农合补偿后需个人负担的合规医疗费用给予保障，并采取向商业保险机构购买大病保险的方式来承办。

30. 商业医疗保险：是指个人与商业保险公司自愿签订保险合同并按合同规定缴纳保险费，以被保险人的身体为保险标的，使被保险人在疾病或意外事故所致伤害时发生的费用和损失获得补偿的一种人身保险，当被保险人有医疗费用支出时，由保险公司为参保人支付一定比例的医疗费用，不包括附着于人寿险(以人的寿命为保险标的)，能够报销小部分医疗相关费用的险种。不包括从城乡居民基本医疗保险(城镇职工医疗保险、新农合)中拿出一部分基金，由医保管理部门统一交由保险公司管理的基本医疗保险。

32. 健康档案：指医疗卫生机构为城乡居民提供医疗卫生服务、公共卫生服务过程中的规范记录，是以居民个人健康为核心、贯穿整个生命过程、涵盖各种健康相关因素的系统化文件记录。

33. 家庭医生签约：与医生或者医生团队签订过长期、稳定的服务关系，在基本医疗、公共卫生和约定的健康管理等方面提供包括常见病和多发病的中西医诊治、合理用药、就医路径指导和转诊预约以及涵盖国家基本公共卫生服务项目和规定的其他公共卫生服务。

34. 婚姻状况：

(1)未婚：无配偶的单身人士。

(2)已婚：已结婚有配偶，包括初婚、再婚、复婚。

(3)丧偶：已结婚但配偶已去世且未再婚。

(4)离婚：已离婚且未再婚无配偶的单身人士。

(5)其他：除上述四种情形外的其他状况及被调查者未说明的情况。

35. 就业状况：

(1)在业：指15岁及以上人口，从事一定的社会劳动并取得劳动报酬或经营收入，自主灵活就业人员包含在内。

(2)离退休：指已经离休或退休的干部、职工和依靠领取退休金生活的人员，不包括离退休后又参加社会劳动，并领取工资补差(劳动报酬)的人。

(3)在校学生：指调查时为在校学习的人员(不包括在职教育的学生)。

(4)失业：指具备工作能力谋求工作，但未得到就业机会的人员，包括：因就业机会不足长期待业的青年劳动力；土地被城市征用但在城镇还找不到合适职业的农民。

(5)无业：指无固定职业的人群(排除在校学生)，包括：因残障或长期卧病不能就业的城乡居民；超过劳动年龄不再参加社会工作的城乡居民。

36. 职业类型：询问在业和离退休人员，离退休人员填写离退休之前的职业类型。

(1)国家公务员：指依法履行公职、纳入国家行政编制、由国家财政负担工资福利的工作人员。

(2)专业技术人员：从事科学研究和专业技术工作的人员。

(3)职员：在国家机关、党群组织、企业、事业单位中从事行政业务、行政事务工作的人员和从事安全保卫、消防、邮电等业务的人员。

(4)企业管理人员：在国有或私有企业中担任行政和业务管理工作的人员。

(5)工人：指为挣工资而被雇佣从事体力或技术劳动的人，他们本身不占有生产资料，只能通过自己的劳动才能获得工资性质的收入，包括除农业外各类工业、生产业和服务业的有关工人。

(6)农民：指长时期从事农业生产的有关人员。

(7)现役军人：现服役的军人。

(8)自由职业者：不隶属于任何组织的脑力劳动或服务的提供者，不向任何雇主作长期承诺而从事某种职业的人，他们在自己的指导下自己找工作做，经常但不是一律在家里工作

(9)个体经营者：指由个人投资，以个人或家庭劳动为主，从事经营活动，依法经核准登记，取得经营资格的经营者。

(10)其他：不便分类的其他从业人员。

37 - 42. 身体功能：关于入户当天被调查者身体状况的健康相关生命质量的问题，调查员将问题读出来，按照被调查者自己的理解给出的答案填写，需要作解释时再稍作解释。

43. 您现在吸烟吗：①吸烟：指从抽第一支烟开始，累计吸烟达 100 支，并且现在还在吸；②已戒烟：指累计吸烟曾经达 100 支，但现在已经不再吸烟了；③从不吸烟：指从不吸烟或累计吸烟量未达 100 支者。

45. 开始吸烟的年龄：指吸烟者或戒烟者完整(基本完整)抽完第一支烟的年龄。

46. 饮酒：指每周至少饮酒一次，持续半年或以上。

48. 参加体育锻炼：指有意识地为强体健身而进行的活动，不包括干农活、从事体力劳动等。

54. 血压是否正常：由被调查者根据最近一次血压测量的结果回答。

57. 高血压随访：按照高血压管理的规定，医务人员通过上门随访、主动就诊、电话等方式对高血压患者的血压情况、用药情况、控制效果等进行随访和管理。

63. 血糖是否正常：由被调查者根据最近一次血糖测量的结果回答。

66. 糖尿病随访：按照糖尿病管理的规定，医务人员通过上门随访、主动就诊、电话等方式对糖尿病患者的血糖情况、用药情况、控制效果等进行随访和管理。

69. 其他慢性病：除了高血压病、糖尿病以外的慢性病，与慢性非传染性疾病定义不同，其含义是长期迁延不愈的疾病，具体标准为：①调查前半年内，经过医务人员诊断明确有慢性病(如冠心病、高血压等等)；或②调查半年以前经医生诊断患有慢性病，在调查前半年内时有发作并采取了治疗措施如用药、理疗，或者一直在治疗以控制慢性病的发作等。过去曾有过慢性病，目前已痊愈，或在近半年内无发作或无症状体征者，不计为慢性病患者。

77. 通过网络咨询医生：通过正规医院的网站、互联网诊疗提供机构(如春雨医生等)进行疾病诊治方面的诊疗，提供疾病诊治的应为具有执业资格的医生，直接在网络搜索症状、疾病治疗方式、健康知识等不计在内。

被调查成员代码：调查前两周内患病的被调查成员代码与表 2 相同，若同一被调查成员两周内患过两种或以上病伤，则每种疾病分别填写一列，被调查成员代码不变。

80. 您患的是什么病或伤：如就诊过，则根据医生诊断填写；如未就诊，则由调查员根据

患者主诉症状、体征等临床表现推断。对应的疾病代码可查“全国第六次卫生服务调查疾病分类——代码表”。

82. 病伤发生的时间：

（1）两周内新发：指不适或病伤情况在调查前两周内发生。

（2）急性病两周前发病：指患急性病在调查两周前发生但持续至调查前两周内。

（3）慢性病持续到两周内：指患慢性病并持续至调查前两周内，或在两周内有用药或治疗。

83. 自感严重程度：由被调查者根据自己的判断回答。

84. 病伤在两周内持续天数：指在本监测期内病伤的持续天数，最长不超过本监测期的天数。

85. 卧床天数：指两周内，因该病伤卧床休息的天数，最长不超过两周。

86. 休工天数：指两周内，在业人员因该病伤没有去工作的天数，最长不超过两周。休学天数：指两周内，学生因该病伤没有去上学的天数，最长不超过两周。

87. 因该病治疗：指被调查者发生身体不适后为控制疾病和减缓症状采取的医疗手段，包括看医生（含遵医嘱持续治疗）和自我处治（用药、包扎、理疗等）。

89. 自我治疗：主要包括未经医生处方，直接在药店购药，使用家中原有或者非医生赠予的药物；在非医疗卫生机构接受针灸、推拿等服务。不包括按照医生针对本次患病开具的处方自己买药。

92－93. 服用药品中，是否是处方药，是否有抗生素：被调查者不清楚时，调查员可根据被调查者提供的药品进行判定。

95. 是否就诊：指患病或受伤后，是否前往各类医疗卫生机构接受过医生的诊断和治疗。

96. 两周内就诊次数：医生询问过病情，做过诊断，或开过处方即为一次就诊。在村卫生室进行连续性注射和输液时，一个疗程算作一次就诊。

99. 利用中医类服务：接受中医诊治（望闻问切等），有中医处方、药物或接受了中医诊疗技术等任何一种就是使用了中医服务，包括西医医生开中药，但不包括中成药。

101. 此次就诊，是转诊还是直接就诊：转诊指按照医生的建议到本次就诊的机构接受治疗；直接就诊是未经过医生的明确推荐，直接到本次就诊机构接受治疗。

104. 挂号方式：挂号方式中的第六项“（6）其他”，包括“往次就诊已预约，本次就诊不挂号而直接就诊”等各种原因的未挂号。

106E. 此次就诊是否接受了门诊手术治疗：指有没有接受日间手术。日间手术是指：选择一定适应症的患者，在一个工作日内安排患者的住院、手术、手术后短暂观察、恢复和办理出院，患者不在医院过夜。

109. 门诊就诊中自己负担了多少元：指此次就诊中总医药费用中被调查者个人直接负担的费用，不包括报销及个人医疗保险账户中支出的费用。

110. 为就诊，交通及食宿等其他费用：指此次就诊为了去医疗卫生机构就诊和治疗而发生的交通费、食宿费等除医药费以外的全部其他费用。

117. 调查前两周因本病未就诊，现按照医嘱持续治疗（用药）：针对慢性病持续到两周内及急性病两周前开始发病者询问，上述患者在两周前到医疗卫生机构就诊，最近两周没有再就诊，但是按照医嘱持续治疗。

118. 医生诊断需住院而未住院：指调查前一年内，被调查者在医疗卫生机构经诊断患有需要住院治疗的疾患或病伤，而由于各种原因实际并未住院治疗的情况。

119. 需住院而未住院的次数：同一种疾病医生连续多次诊断，计为 1 次。

121. 住院：指调查前 1 年内(2017 年 9 月—2018 年 8 月)，因病、伤、分娩或体检等原因进行过住院诊断、治疗和康复，并且调查时已经出院。

被调查成员代码：调查前一年内有住院经历的被调查成员，成员代码与表 1 一致。若家庭成员多次住院并出院，需分别询问每次的住院情况并填写多列，该家庭成员的代码不变。应注意，若被调查者正在住院，还未出院，不算住院患者，只计入两周患病。

124－125. 出院诊断名称：填写病人出院时医生诊断的住院或损伤中毒名称。对应的疾病代码可查“全国第六次卫生服务调查疾病分类——代码表”。

133. 等候入院的时间：从医生建议住院到医院通知您住院，总共间隔了多长时间。当天入院定义为 1 天，第二天入院定义为 2 天，以此类推。

139. 住院医药费用：指该次住院的全部医药费。包括住院费、检查治疗、医药费等。包括自己支付和减免或报销的费用。

140. 住院中自己负担了多少元：指住院医药费用中被调查者个人直接负担的费用，不包括可报销或从个人医疗保险账户中支出的费用。

142. 交通、住宿、伙食、陪护等其他费用：指被调查者及陪护人员该次因为住院所产生的交通费、住宿费、住院期间的伙食、陪护等费用总支出。

143. 院外购买药品、耗材、手术等费用：指本次住院因医院药品、耗材数量、价格、品种以及服务能力等导致的，需要患者到非本次住院的机构购买药品、耗材或做检查、手术的花费。

(四)表 3　15～64 岁女性调查表

本表由年龄在 15～64 岁(1954 年 8 月—2003 年 8 月出生)之间的女性回答，建议由女调查员来单独询问，男调查员及无关人员请不要在场。

151. 妇科检查：指妇女健康体检(常见病筛查)中的妇科检查，不包括因疾病或怀孕到医院就诊做的妇科检查。

152. 宫颈涂片检查：宫颈癌筛查方法之一，如果调查对象不记得是否参加宫颈涂片检查，可以稍微解释一下，比如“就是医生用一个小刷子，在你的阴道上面的地方刷一下，然后制成一个涂片，有没有做过这种检查”。

153. 乳腺检查：指妇女健康体检(常见病筛查)中以乳腺癌筛查为目的的乳房检查，包括医生体检、超声检查和 X 线钼靶检查。

155. 曾经生过几个孩子：指活产儿数，既妊娠满 28 周及以上(如孕周不清楚，可参考出生体重达 1000 克及以上)，娩出后有心跳、呼吸、脐带搏动、随意肌收缩 4 项生命体征之一的新生儿数。

159. 产前检查：指常规产检，是孕产妇在怀孕期间为检查胎儿情况做的检查，仅化验是否怀孕不算是产前检查，不包括因病住院检查和出院后的随访，也不包括在临产当天入院进行的检查。

160. 产前检查费用：指本次怀孕期间，所有产前检查的全部费用。

161. 产前筛查和诊断：产前筛查针对全部产妇，具体指用于胎儿畸形的检查，包括早孕期或中孕期通过血清学和超声检查等排除胎儿患有唐氏综合征和其他染色体异常的风险以及在中孕期通过超声进行胎儿结构异常的"大畸形筛查"、无创产前基因检查(*NIPT*)。产前诊断针对高龄产妇以及存在一定风险的产妇，包括绒毛膜活检，羊膜腔穿刺，脐带血穿刺等侵入性方法以及影像学(超声、磁共振)等。

166. 分娩总费用：指交给医院的费用，不包括交通、吃饭、陪护费等。可参考住院账单中的总费用。

168－169. 产后访视：指分娩后 28 天内产妇接受检查、母婴保健和母乳喂养指导。

(五)表 4　6 岁及以下儿童调查表

本表调查对象是 6 岁及以下儿童(2012 年 8 月及以后出生)，由孩子的父母或由最了解孩子情况的人回答，优先由母亲回答。

170－171. 该儿童母亲、父亲的编码。填写该儿童母亲、父亲在表 2 中的编码。

174. 第一次吃母乳：让孩子试嘬也算。

175. 纯母乳喂养：指过去 24 小时内，孩子没有吃母乳以外的其他液体和食物。即孩子仅从母亲或者乳母接受母乳喂养(包括挤出母乳喂养)，除了可以口服或点滴输入维生素、矿物质(钙、铁、锌)、药用少量液体、糖浆以外，不能吃入其他液体或者固体食物。

176. 辅食添加：是指母乳喂养儿添加动物蛋白(肉、蛋、鱼、虾等)、植物蛋白(豆类及其制品)、碳水化合物(米、面及其制品，如点心、饼干等)、水果蔬菜(包括新鲜果汁及罐头食品)。添加食物应为经常添加，偶尔添加不计为辅食添加。

178. 健康体检：指儿童健康检查，不包括为治疗疾病而做的检查。

182. 诊断为贫血：指经过医生明确诊断为贫血。

(六)表 5　60 岁及以上老年人口调查表

本表调查对象是 60 岁及以上老年人口(1958 年 8 月及以前出生)，意识不清或无回答问题能力的，可由最熟悉情况的家人代答。

184－191. 生活日常能力情况：根据老年人当日的实际情况填写，如老年人因故不能回答或不能正确回答(如痴呆或失语)，则可根据家属或监护人员的观察、评定填写。

192. 听力方面：在正常的生活、交往环境中，能够听到交谈者说话的情况，戴助听器者，回答戴助听器时的情况。

193. 辨认出 20 米外熟人的困难程度：在正常的能见度条件下的情况，戴眼镜者，考虑戴眼镜时的情况。

196. 参与社会活动：其中，帮助照看孩子既可以是照顾自家孩子也可以照顾别家孩子。

附件六

湖南省第二次卫生服务调查户抽选权重表

样本村(居委会)	户抽选权重
安仁县安平镇坪上村委会	3255.33
安仁县安平镇桥石村村委会	1918.66
安仁县华王乡大塘村村委会	1100.37
安仁县华王乡天际村委会	1661.16
安仁县灵官镇古鹊村委会	2243.82
安仁县灵官镇官桥村村委会	1862.45
安仁县永乐江镇大桥村村委会	2789.80
安仁县永乐江镇排山村村委会	7802.72
安仁县永乐江镇新丰村村委会	3755.02
安仁县永乐江镇永乐村村委会	4707.79
安乡县安丰乡千弓山村委会	979.87
安乡县安丰乡珊泊湖社区	859.06
安乡县大湖口镇夹港村委会	3581.91
安乡县大湖口镇天福村委会	3177.24
安乡县大鲸港镇三咀村委会	1566.00
安乡县大鲸港镇铁板洲村委会	678.60
安乡县三岔河镇格道湾村委会	1534.93
安乡县三岔河镇和平社区居民委员会	1551.09
安乡县下渔口东成湖村委会	2165.55
安乡县下渔口刮家洲村委会	1834.46
北塔区茶元头街道兴隆社区	292.67
北塔区茶元头街道樟木社区	123.67
北塔区陈家桥乡田庄村委会	223.67
北塔区陈家桥乡万桥社区	399.21
北塔区田江街道邓家村	120.67
北塔区田江街道苗儿村	167.33
北塔区新滩镇街道新渡社区居委会	176.67
北塔区新滩镇街道新滩镇社区居委	181.25
北塔区状元洲街道观音庵社区居委	242.25

续上表

样本村(居委会)	户抽选权重
北塔区状元洲街道资枣社区居委会	334.88
茶陵县洣江街道荣华村	2032.32
茶陵县洣江街道星桥村	1382.72
茶陵县思聪街道思聪村	1936.87
茶陵县思聪街道左垅村	1789.71
茶陵县桃坑乡马溪村	1068.86
茶陵县桃坑乡夏乐村	1218.00
茶陵县严塘镇田心村	1862.63
茶陵县严塘镇尧水村	1677.03
茶陵县秩堂镇东首村	902.81
茶陵县秩堂镇马吉村	1813.58
慈利县高峰乡康乐村委会	2709.43
样本村(居委会)	户抽选权重
慈利县高峰乡鸳鸯池村委会	1706.86
慈利县江垭镇美世坪村委会	4458.75
慈利县江垭镇双湖村	7884.38
慈利县零溪镇金龙村委会	5805.18
慈利县零溪镇锣鼓村委会	4732.70
慈利县零阳镇金台居委会	1407.02
慈利县零阳镇南洋村委会	1788.68
慈利县苗市镇界溪村委会	2573.75
慈利县苗市镇苗市居委会	6873.00
道县东门街道下关村委会	1636.01
道县东门街道新立村委会	2861.89
道县梅花镇东风村委会	1361.67
道县梅花镇修宜村委会	992.55
道县上关社区白岩石社区	1224.96
道县上关社区水南社区	2692.36
道县四马桥镇滴水营村委会	1435.50
道县四马桥镇立山村委会	1990.56

续上表

样本村(居委会)	户抽选权重
道县祥霖铺镇高坝洞村委会	4316.53
道县祥霖铺镇桐溪尾村委会	3237.39
鹤城区城北街道宝家山居委会	2661.75
鹤城区城北街道嫩溪垅居委会	1082.25
鹤城区城中街道铁树湾居委会	1607.50
鹤城区城中街道西兴居委会	2437.50
鹤城区河西街道舞阳居委会	1388.33
鹤城区河西街道新园居委会	1510.83
鹤城区迎丰街道太平桥居委会	2540.00
鹤城区迎丰街道天生塘居委会	2881.00
鹤城区盈口乡红星村村委会	1170.00
鹤城区盈口乡榆市村村委会	1279.42
娄星区大埠桥街道办事处大埠村委会	775.13
娄星区大埠桥街道办事处宋家村委会	1525.88
娄星区大科街道大科社区居委会	1446.25
娄星区大科街道黄泥社区居委会	1450.31
娄星区乐坪街道金谷社区居委会	6656.00
娄星区乐坪街道蜜峰社区居委会	12350.00
娄星区石井镇石井村委会	4888.54
娄星区石井镇松江村	7996.63
娄星区双江乡天壶村委会	815.21
娄星区双江乡义坪村委会	506.46
南县浪拔湖镇南红村	2464.59
南县浪拔湖镇太阳山村	4698.00
南县麻河口镇东胜村委会	2673.39
南县麻河口镇向阳村	4153.63
样本村(居委会)	户抽选权重
南县青树嘴镇白鹤堂村	3445.20
南县青树嘴镇青树嘴镇社区	1148.40
南县武圣宫镇白蚌口村	1610.74

续上表

样本村(居委会)	户抽选权重
南县武圣宫镇百联村	1819.54
南县中鱼口乡小北洲村	4269.21
南县中鱼口乡中富村	2677.11
天心区城南路天心阁社区居委会	1103.67
天心区城南路吴家坪社区居委会	1024.33
天心区坡子街街道创远社区居委会	1673.00
天心区坡子街街道登仁桥社区居委会	2625.00
天心区坡子街街道青山祠社区居委会	2129.75
天心区坡子街街道文庙坪社区居委会	2056.25
天心区文源街道梅岭社区居委会	2266.25
天心区文源街道文源社区居委会	1712.08
天心区裕南街东瓜山社区居委会	2741.67
天心区裕南街石子冲社区居委会	2282.29
永顺县灵溪镇城中社区居委会	36593.29
永顺县灵溪镇果园社区居委会	13815.83
永顺县灵溪镇那必村委会	1323.88
永顺县灵溪镇新华村委会	3258.77
永顺县砂坝镇桃子溪村委会	3223.04
永顺县砂坝镇中立村委会	3122.99
永顺县石堤镇麻岔村委会	2042.09
永顺县石堤镇兴隆社区	5997.64
永顺县小溪镇官坝村委会	3432.67
永顺县小溪镇羊毛村委会	1362.59
雨湖区先锋街道建新村村委会	639.00
雨湖区先锋街道中心村村委会	290.00
雨湖区窑湾街道龙子巷社区	2158.75
雨湖区窑湾街道唐兴寺社区	1696.25
雨湖区雨湖路街道风车坪社区	1099.50
雨湖区雨湖路街道雨湖路社区	1523.25
雨湖区长城乡繁白村村委会	563.44

续上表

样本村(居委会)	户抽选权重
雨湖区长城乡花园村村委会	294.38
雨湖区长城乡上新村村委会	229.69
雨湖区长城乡羊牯村村委会	361.88
云溪区陆城镇陆逊社区居民委员会	191.11
云溪区陆城镇香铺村民委员会	161.11
云溪区云溪镇安居园社区	660.11
云溪区云溪镇东风村民委员会	262.89
云溪区云溪镇金盆社区	549.61
云溪区云溪镇青石村民委员会	243.39
云溪区长岭街道办事处臣山村民委员会	203.67
样本村(居委会)	户抽选权重
云溪区长岭街道办事处南山社区	325.67
云溪区长岭街道办事处四化社区	447.00
云溪区长岭街道办事处文桥社区	141.33
蒸湘区呆鹰岭镇新阳社区居委会	991.88
蒸湘区呆鹰岭镇振兴村委会	411.88
蒸湘区红湘街道南华社区居委会	412.00
蒸湘区红湘街道学院路社区居委会	423.00
蒸湘区联合街道风口社区居委会	860.50
蒸湘区联合街道张家山居委会	1663.00
蒸湘区蒸湘街道大立村委会	389.25
蒸湘区蒸湘街道红湖社区居委会	761.63
蒸湘区蒸湘街道廖家湾社区居委会	1983.38
蒸湘区蒸湘街道阳辉桥社区居委会	993.38